MALADIES

DES

ORGANES GÉNITAUX

EXTERNES

DE LA FEMME

Paris. — Imprimerie de E. MARTINET, rue Mignon, 2.

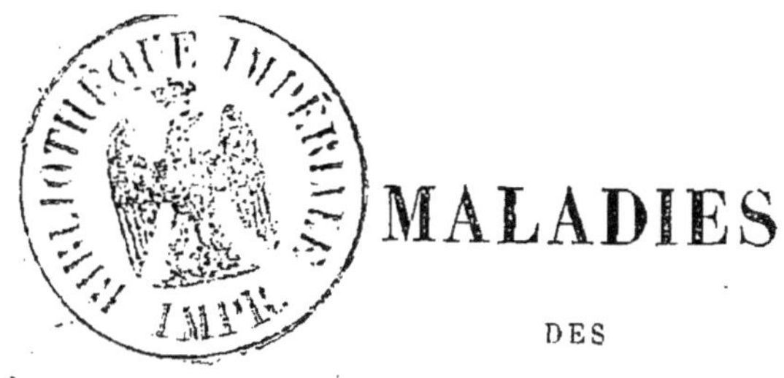

MALADIES

DES

ORGANES GÉNITAUX

EXTERNES

DE LA FEMME

LEÇONS PROFESSÉES A L'HOPITAL DE LOURCINE

PAR

LE DR ALPHONSE GUERIN

Chirurgien de l'hôpital Saint-Louis, ex-chirurgien de l'hôpital de Lourcine,
Membre titulaire de la Société de chirurgie,
Commandeur de l'ordre de Pie IX, chevalier de plusieurs ordres, etc.

RÉDIGÉES PAR LE PROFESSEUR

sur les notes recueillies au cours par M. PICARD, interne des hôpitaux

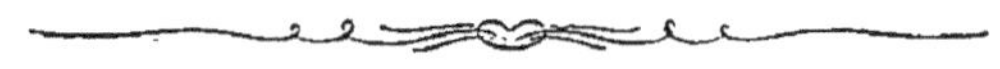

PARIS

ADRIEN DELAHAYE, LIBRAIRE-ÉDITEUR

PLACE DE L'ÉCOLE-DE MÉDECINE

1864

INTRODUCTION

Le rôle physiologique des organes de la génération constituant pour la femme une sorte d'état intermédiaire entre la santé et la maladie, le plus léger trouble dans le fonctionnement de ces organes y détermine un état pathologique. On peut se faire une idée de la facilité avec laquelle l'équilibre est rompu quand on compare les sexes sous le rapport de leur organisation.

La force et la santé ont été départies à l'homme, et comme si sa vie n'était pas suffisamment protégée par des organes puissants, la société lui a donné pour les maux d'autrui une placidité et une indifférence qui, en assurant ses digestions, le rendent encore plus fort.

La femme a une organisation bien différente : charmante de forme, de visage et de grâce, elle a eu en partage la bonté, le dévouement et l'abnégation, vertus qui, tôt ou tard, altèrent les constitutions les plus vigoureuses. Mieux elle est douée au moral et plus elle a de chances d'être souffrante. Compatissante pour tous les maux, elle s'identifie avec toutes les douleurs; ne mesurant jamais la tâche qu'elle s'impose aux forces dont elle est douée, elle oublie ses souffrances pour celles des personnes qu'elle aime. Les passions, les émotions de l'âme de toute nature, les fatigues du corps, tout contribue à compromettre son existence.

L'état normal étant troublé, rien n'est plus difficile que de rétablir l'harmonie qui constitue la santé. Nous devons rendre cette justice aux médecins de tous les temps, qu'ils se sont vivement préoccupés des maladies des organes génitaux de la femme. Malheureusement la profondeur à laquelle ces organes sont cachés étant en rapport avec l'importance de leur rôle physiologique, les moins accessibles à la vue et au toucher sont ceux qui sont le plus souvent malades, d'où résultent de grandes difficultés pour l'étude des maladies des organes de la génération.

Comme l'esprit humain a une grande tendance à rapporter les effets aux causes qu'il apprécie facilement, les douleurs que les femmes ressentent si fréquemment dans les lombes et dans l'abdomen ont été attribuées généralement à une lésion du col de la matrice. Il n'est guère de médecins qui ne pensent que ce sont des douleurs sympathiques que la distribution des plexus rénaux et hypogastrique explique suffisamment; mais par une singulière distraction, au lieu de placer le siége du mal dans le corps de l'utérus, c'est aux lésions de la surface du col que l'on attribue toutes les souffrances, oubliant que des anatomistes habiles ont nié l'existence des nerfs dans le museau de tanche. Pour le plus grand nombre des praticiens, la métrite existe à peine, les ulcères du col sont la cause de tous les maux qui affligent les femmes.

Cette opinion s'est tellement généralisée, qu'une femme ne peut ressentir la moindre douleur dans le ventre ou au voisinage, sans que l'on pense tout de suite à un ulcère du col de la matrice. Cette lésion étant admise, il n'y a guère qu'une voix pour reconnaître qu'elle doit être combattue par le fer rouge, par les caustiques de toute espèce, sinon par l'amputation de la partie malade. Les médecins ont montré à ce sujet plus de sang-froid que d'imagination, et cela est dans la nature de notre esprit, les libres penseurs les plus orgueilleux trouvant eux-mêmes le moyen de sacrifier de temps en temps à la tradition, tant il est commode de se servir des idées reçues. Bien que la métrite et les phlegmons des ligaments larges ne soient pas méconnus par tout le monde, c'est, dans l'immense majorité des cas, l'ulcération du col que l'on invoque pour expliquer les souffrances des femmes. Cette ulcé-ration répond à tout : douleurs du ventre et des reins, dyspepsie, hystérie, affections nerveuses de toute es-pèce, tout est expliqué par une excoriation du col de la matrice.

Après avoir examiné des milliers de femmes, je me crois en droit d'affirmer :

1° Que les ulcérations ne peuvent donner lieu aux douleurs qu'on leur a attribuées ;

2° Que ces douleurs sont produites, dans l'immense majorité des cas, soit par une métrite, soit par une inflammation phlegmoneuse des ligaments larges, par une ovarite, une pelvi-péritonite, ou bien une hématocèle ; soit enfin par une lésion intestinale, à laquelle les médecins ne pensent plus quand ils ont découvert une ulcération du col, quelque légère qu'elle soit.

Pourquoi une lésion superficielle, telle que l'altération de la membrane muqueuse du col de l'utérus, produirait-elle d'aussi grands troubles dans l'organisme ? Est-il une autre inflammation aussi bornée d'un organe aussi peu sensible, qui produise quelque chose d'analogue à la prétendue symptomatologie de ces ulcérations ? L'œil est sans doute une des parties du corps humain qui éveille les plus violentes sympathies. Eh bien ! si l'on s'en rapportait à ce que l'on professe partout, le col de l'utérus en éveillerait de plus persistantes. On aura une tout autre opinion, si l'on étudie la question sans idée préconçue. Il y a, par exemple, une grande ressemblance entre les granulations du col de la matrice et celles qui affectent les paupières. Si cette lésion était la cause des douleurs que l'on attribue aux ulcérations granuleuses du col, il faudrait admettre, par analogie, que la blépharite granuleuse est nécessairement très-douloureuse ; or, bon nombre de malades ne soupçonnent même pas l'existence de la maladie quand elle est à son début.

Les ulcérations idiopathiques du col de l'utérus n'ont, à mon sens, aucune gravité. Les femmes en ont toujours eu, le plus souvent sans souffrir et même sans se douter qu'elles eussent quelque chose qui ressemblât à une maladie. On ne s'est ému de cette lésion qu'à l'époque où l'on a appliqué le spéculum à l'étude des maladies de la matrice. A dater de ce moment, on a pu compter les femmes qui ont échappé aux investigations des médecins et au traitement qui est à peu près invariablement le même; aussi les femmes de la fin du xviiie siècle, qui ont vu toute la jeunesse si charmante de notre époque constituer une sorte d'infirmerie, ont été tentées de croire que la révolution de 1793 était la cause de tant de maux !

Les ulcérations idiopathiques du col de la matrice se guérissent facilement, et le plus souvent d'elles-mêmes. Il en est autrement de celles qui sont liées à une lésion plus profonde ; mais, dans ce cas, n'étant qu'un symptôme de la métrite, elles ne réclament pas d'autre traitement que celui qui convient à l'inflammation de la matrice.

Depuis l'invention du spéculum, on a pensé que cet instrument peut dispenser le médecin de tout autre mode d'exploration, et je crois qu'il n'y en a pas de plus propre à nous induire en erreur. Que découvre-t-on, en effet, avec le spéculum ? La membrane muqueuse du vagin et le col de la matrice. On peut juger de la couleur de ces parties, constater le volume du col et les ulcérations dont cet organe est le siége. Mais si une vaginite ne peut pas échapper à cette investigation, il est bien évident que nous sommes fort peu avancés pour le diagnostic des maladies de la matrice, quand nous avons reconnu que le museau de tanche est plus gros qu'à l'état normal, qu'il est rouge et ulcéré. — Sauf le cas d'un ulcère cancéreux, je ne pense pas que l'on puisse, à l'aide du spéculum, se faire une opinion exacte sur la cause des douleurs pour lesquelles on est généralement consulté. Le toucher est pour moi un moyen de diagnostic infiniment plus précis; mais comme parmi les femmes qui réclament nos soins dans les hôpitaux, il y en a quelques-unes qui ne connaissent d'autres soins de propreté que ceux qui consistent à se laver la figure et les mains, je comprends bien que le spéculum soit plus de notre goût que le toucher vaginal. C'est pour cette raison sans doute que la plupart des médecins ne savent pas *toucher*.

Cette accusation ne paraîtra pas injuste à ceux qui, faisant un retour sur eux-mêmes, se demanderont si, dans tous les cas où ils ont été consultés par des femmes pour une affection de l'abdomen, ils ont bien exploré avec le doigt toutes les parties susceptibles de donner lieu à des symptômes qui sont généralement attribués aux lésions du col de l'utérus.

L'exploration digitale n'est pas aussi facile qu'on le pense; pour cela, comme pour tout ce qui dépend de nos sens, ce n'est qu'avec de l'habitude que l'on arrive à bien discerner les parties que l'on explore, et en dehors de l'habitude, il existe des précautions sans lesquelles l'exploration est illusoire. Pour ne citer qu'un exemple, j'ai vu cent fois des praticiens, habiles d'ailleurs, pratiquer le toucher sans palper l'abdomen en même temps, et je suis convaincu que de cette manière on ne peut bien connaître ni la direction de l'utérus, ni son volume, ni sa forme, ni l'état des culs-de-sac du vagin, où les tumeurs sanguines phlegmoneuses ou autres sont si facilement appréciables, quand on presse la paroi abdominale avec la main gauche, pendant que l'on recherche avec le doigt indicateur de la main droite toutes les lésions susceptibles de se développer au voisinage de la matrice ou dans cet organe lui-même.

Je voulais développer ces idées et en donner la démonstration clinique. Démontrer que la thérapeutique des maladies de la matrice peut se passer des liquides et des pâtes caustiques, du fer rouge et du bistouri, avait pour mon esprit un attrait qui m'a fait vaincre mon peu de goût pour la publicité.

J'ai commencé mes leçons à l'hôpital de Lourcine avec la pensée que je rendrais quelque service à la science et à l'humanité, en contribuant à vulgariser des idées opposées à celles qui sont généralement adoptées ; mais pour procéder méthodiquement, j'ai dû commencer par l'étude des maladies de la vulve, et bientôt l'importance de cette première partie de mon cours m'a entraîné au delà des limites que je m'étais imposées. Après vingt-trois leçons consacrées à l'étude des maladies des organes génitaux externes, j'ai eu peur de fatiguer mon auditoire, et j'ai senti le besoin de me reposer.

Ainsi limitée, cette œuvre ne sera pas, je l'espère, sans quelque utilité : car jusqu'ici on a exclusivement étudié la syphilis chez l'homme, et comme si les organes sur lesquels elle se manifeste étaient sans influence sur les formes sous lesquelles elle peut se montrer, on a cru faire assez pour les affections vénériennes de la femme, en ajoutant pour elles quelques pages aux livres dans lesquels on traite longuement des maladies des organes génitaux de l'homme. Il résulte de là un embarras réel pour les médecins qui, n'ayant étudié la syphilis qu'à l'hôpital du Midi, sont appelés à donner des soins aux femmes vénériennes. Le chancre induré, que l'on était habitué à trouver presque exclusivement comme la première des manifestations syphilitiques, fait alors défaut, et l'on se demande avec étonnement s'il existe pour la femme une période supplémentaire dans l'évolution de la vérole.

A l'hôpital de Lourcine, ce sont les plaques muqueuses qui dominent, et leurs formes sont assez variables pour qu'elles méritent une description spéciale.

On pourrait dire que tous les accidents vénériens

sont modifiés par les tissus sur lesquels ils se produisent. Ainsi, la blennorrhagie de la femme diffère de celle de l'homme par la multiplicité de son siége, par la douleur, par l'extension dont la maladie est susceptible, et par des complications existant dans l'un des deux sexes et manquant dans l'autre. Pour ne citer qu'un exemple de ces différences, n'est-ce pas une chose curieuse que la femme ne soit susceptible de contracter ni l'arthrite, ni l'ophthalmie blennorrhagiques?

L'étude de la syphilis est plus facile chez l'homme que chez la femme, à cause de la conformation différente des organes de la génération. Chez la femme, en effet, les premières manifestations peuvent se produire dans l'interstice des nymphes et des grandes lèvres, ou bien à l'orifice du vagin. Or, on sait qu'à l'époque des règles ou sous d'autres influences passagères, les femmes sont susceptibles d'éprouver des sensations de chaleur, de démangeaison ou même de douleur dans ces parties. Si l'on réfléchit à l'inexpérience des malades qui contractent la syphilis pour la première fois, on comprendra que leur attention peut n'être éveillée qu'à une période avancée de la maladie. C'est à cause de cela que quelques syphilographes ont admis que si le chancre induré paraît plus rare chez la femme que chez l'homme, cela dépend uniquement de l'époque à laquelle on est appelé à émettre un avis. Nous verrons jusqu'à quel point cette manière de voir est admissible; mais en dehors des théories, il faut bien reconnaître que la sensibilité n'est pas excitée de la même manière dans les deux sexes : l'uréthrite est à peine douloureuse chez la femme; elle cause, au contraire, les douleurs les plus vives chez l'homme.

Non-seulement la conformation des organes génitaux a de l'influence sur les symptômes des maladies vénériennes, mais les malades des deux sexes n'ont pas la même tolérance pour la douleur. Tandis que les hommes geignent et accusent le ciel des souffrances qu'ils endurent, les femmes ont parfois la vulve couverte de plaques muqueuses qui rendent la marche presque impossible, sans que la douleur leur arrache une plainte. Si l'on ajoute au courage dont la femme est douée la prudence qui l'empêche de prendre un confident de ses fautes, on aura l'explication de ce qu'elle peut souffrir sans se plaindre.

L'habitude de la souffrance entraîne aussi l'ignorance du mal. Dès qu'une jeune fille devient nubile, elle est condamnée à ressentir chaque mois des sensations qu'elle peut plus tard confondre avec la douleur que la blennorhagie produit. A la même époque, les sécrétions des organes génitaux deviennent plus abondantes, et s'il est souvent difficile pour un médecin expérimenté de distinguer l'écoulement blennorrhagique de celui qui suit les menstrues, la difficulté est bien plus grande pour une femme qui ne peut deviner un mal dont le nom même lui est inconnu.

Ces considérations doivent nous faire admettre des circonstances atténuantes en faveur des femmes qui ont transmis une maladie vénérienne. Elles nous expliquent comment on ne peut bien étudier les maladies des organes génitaux de la vulve et du vagin que dans un hôpital, d'où toute honte doit être bannie.

Jusqu'ici, une administration trop ombrageuse ayant cru trouver des inconvénients à l'entrée des médecins et des élèves dans un établissement où les femmes viennent demander des soins pour des maladies que l'on désire cacher, des hommes éminents avaient dû passer à l'hôpital de Lourcine, sans pouvoir disputer à l'hôpital du Midi le monopole de l'étude de la syphilis ; c'est à M. Husson que je dois d'avoir pu faire le cours que je publie. Comprenant ce qu'il y a d'élevé dans la profession que nous avons l'honneur d'exercer, mettant l'intérêt de la science et de l'humanité au-dessus d'une pudeur qui n'est pas plus respectable à Lourcine que dans les autres hôpitaux, et rompant avec une tradition mal éclairée, le directeur de l'Assistance publique m'a donné, de la meilleure grâce du monde, l'autorisation de professer devant les médecins et les élèves qui demandaient à s'initier à l'histoire des maladies des organes génitaux de la femme. Je lui exprime ici ma reconnaissance pour que mes collègues des hôpitaux lui sachent gré d'une décision qui est un hommage rendu au corps médical et à la liberté de l'enseignement.

MALADIES

DES

ORGANES GÉNITAUX

EXTERNES

DE LA FEMME

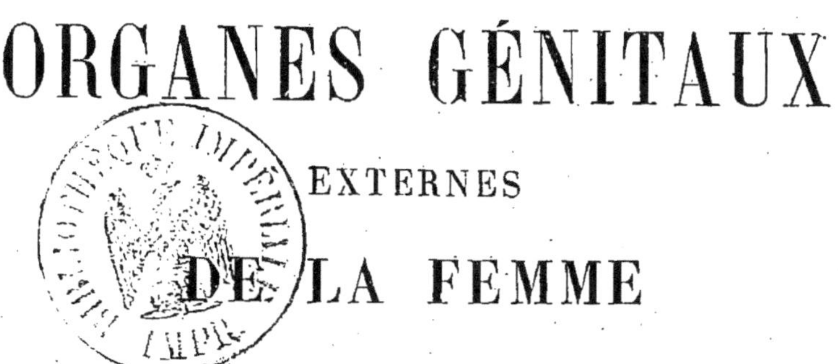

PREMIÈRE LEÇON

PRÉLIMINAIRES.

Hôpital de Lourcine. — Examen des malades. — Syphilis et maladies de
l'utérus. — Difficulté de l'étude de la syphilis chez la femme. —
Enthousiasme de l'école du midi. — Calme de notre époque. — Doctrines diverses. — Éclectisme. — Interprétations variées des résultats
de l'inoculation. — Virus. — Incubation.

Le cours que je me propose de faire comprendra toutes
les maladies auxquelles les femmes sont exposées par la
disposition anatomique de leurs organes génitaux et par
les fonctions qui sont dévolues à ces organes. Nous ne
nous occuperons donc pas seulement des maladies vénériennes, mais encore les affections non spécifiques de la
vulve, et les lésions de l'utérus et de ses annexes ren-
treront dans le cadre que je me suis tracé.

Les malades qui viennent demander des soins à l'hôpital ne distinguant souvent ni la source ni la nature

1

de l'écoulement qui les inquiète, entrent à Lourcine dans la pensée qu'elles ont une maladie vénérienne. Cette crainte oblige le chirurgien à les soumettre toutes à l'examen le plus scrupuleux ; aussi depuis longtemps nous sommes-nous habitué à indiquer avec soin la nature de la maladie, à préciser son siége ; et toujours le résultat de nos recherches est consigné par écrit sur la pancarte et sur un registre spécial, pour que nous puissions, au bout de quelques jours, constater les changements survenus dans l'état de nos malades.

En procédant ainsi, nous trouvons dans nos salles plus de 30 femmes sur 100 qui ont des affections de l'utérus ou de ses annexes. Aussi je ne crois pas que l'on puisse m'accuser de partialité en faveur de l'hôpital de Lourcine, quand je dirai qu'il n'en est pas un autre à Paris où l'on soit mieux placé pour étudier ces maladies.

Dans les hôpitaux non spéciaux, on ne traite que les affections de l'utérus qui se manifestent d'une manière douloureuse pour les malades. On ne peut pas examiner au spéculum une femme qui est entrée à l'hôpital pour une pneumonie ou pour une fracture ; un pareil examen aussi peu justifié, blesserait la pudeur des femmes et déconsidérerait bien vite le médecin qui le réclamerait.

Ici, au contraire, il faut que nous examinions les malades de la tête aux pieds. Nous inspectons d'abord les organes génitaux externes, puis le toucher nous indique l'état du col, sa consistance, les ulcérations, l'induration dont il peut être affecté, l'élargissement de son orifice, le volume de l'utérus, les tumeurs des divers culs-de-sac, la direction générale de la matrice, l'état de gestation, les tumeurs des ligaments larges, etc.

Quand déjà nous avons des notions très précises sur l'état de la malade, nous complétons notre diagnostic par l'examen au spéculum, que nous regardons comme indispensable, et qui cependant a pour nous une moindre importance que le toucher. Le médecin qui ferait à l'hôpital de Lourcine sa visite sans recourir à ce dernier moyen, ne verrait que la moitié des maladies. Quand les organes génitaux ont été ainsi examinés, on les connaît dans leurs moindres replis. L'anus ayant été visité, nous interrogeons les aines, nous cherchons derrière le cou, sous la mâchoire, au-dessus de l'épitrochlée, dans le creux de l'aisselle, soit les pléiades ganglionnaires caractéristiques, soit les ganglions suppurés. Puis, ayant découvert la malade, nous recherchons les exanthèmes cutanés. Enfin, l'investigation de la bouche, de la langue, du voile du palais, des amygdales, du pharynx et de la cavité nasale vient nous révéler les plaques opalines, les ulcérations, les gommes et les autres symptômes tardifs de la syphilis.

Ces examens longs et minutieux, ces recherches nombreuses et délicates sur tous les points accessibles aux sens, sont rendus indispensables par les difficultés dont est hérissée l'étude de l'*étiologie* des affections vénériennes.

Le mystère qui préside aux actes par lesquels la syphilis se transmet, explique comment les lois de cette transmission ne sont pas interprétées de la même manière par tout le monde.

Presque tous les malades trompent leur médecin, avec intention ou par ignorance.

S'il est permis de se tenir en garde contre les tendances

que les hommes ont à amoindrir leurs fautes, c'est une précaution indispensable quand on doit interroger une femme, qu'un sentiment inné porte presque toujours à cacher des relations que la morale réprouve.

La dissimulation des malades n'est pas le seul obstacle qui s'oppose à ce que l'on connaisse tous les modes de propagation des maladies vénériennes.

Les personnes étrangères à la médecine croient pour la plupart que si, huit jours après le coït, il n'y a aucune manifestation locale de la syphilis, elles n'ont plus rien à craindre.

De cette tranquillité d'esprit qui porte à de nouvelles relations, naît une extrême difficulté pour remonter à l'origine de la maladie.

S'il m'était permis de me servir d'une comparaison peut-être triviale, je dirais que, lorsqu'on s'est assis sur un paquet d'épines, on ne sait pas par quelle épine on a été piqué.

La cause la plus fréquente d'erreur provient peut-être de ce que certains accidents syphilitiques ne causent pas de douleurs, et passent ainsi inaperçus :

Tout récemment, un jeune homme très soigneux de sa personne vint me consulter pour un rétrécissement du méat urinaire ; il avait toujours redouté la vérole, et il croyait n'avoir jamais eu qu'une blennorrhagie.

En l'examinant, je découvris trois plaques muqueuses sur la face inférieure du gland et sur la partie voisine du prépuce.

Je sais bien que les partisans de l'identité des virus ne verront dans ce fait qu'un exemple de la transmission de la syphilis par la blennorrhagie ; mais ils n'expliqueront pas comment ce jeune homme n'avait pas vu les trois larges plaques muqueuses qu'il était si facile de voir, et dont il ignorait si bien l'existence, qu'il eut une longue syncope quand je lui eus fait connaître la vérité.

De la meilleure foi du monde, un homme peut donc laisser passer inaperçus les symptômes primordiaux de la syphilis. La chose est bien plus facile pour une femme, dont les organes génitaux ont une conformation qui soustrait le mal aux investigations. Comment ferait-elle la part de l'écoulement leucorrhéique, de la vulvite simple, des boutons, des clous, etc.? Les femmes ne soupçonnent la vérité que lorsqu'elle se traduit de la manière la plus irrécusable.

Cet aperçu préliminaire des difficultés qui entourent l'étude de la syphilis, vous fera comprendre combien la clinique des maladies vénériennes doit soulever de questions épineuses. Chacun apporte à cette étude les qualités et les défauts de son esprit.

On s'est toujours beaucoup ému des doctrines dont la syphilis a été l'objet, mais jamais, je pense, elles n'ont excité plus de passions qu'à l'époque où M. Ricord publia son *Traité des maladies vénériennes*. C'était le beau temps de l'enthousiasme et de l'effervescence; on se battait le soir aux représentations d'*Hernani*, d'*Angèle* ou de *Marion Delorme*; le lendemain matin, on trouvait à l'hôpital du Midi un nouveau théâtre pour exhaler son admiration et son intolérance.

Les temps sont bien changés. Les maîtres et les disciples se sont calmés avec l'âge. De nouveaux faits se sont produits, il a bien fallu en tenir compte. Pour moi, en entrant à l'hôpital de Lourcine comme chirurgien, j'ai fait tous mes efforts pour ne pas trop m'attacher à des opinions qui m'étaient chères, parce que je les avais crues vraies jusqu'à ce jour, et puis aussi parce qu'elles étaient celles d'un homme que j'ai toujours aimé et estimé. Mais on ne fait pas de la science avec du sentiment. J'ai voulu étudier sans idée préconçue avant de me rattacher à une des écoles qui avaient arboré leurs drapeaux à l'hôpital du Midi et à Saint-Louis. Aujourd'hui je n'oserais pas dire que j'appartiens sur tous les points de doctrine à l'une ou à l'autre. Un de ces drapeaux a, d'ailleurs, tellement changé de couleur que sa vieille devise est à peu près effacée.

Ce calme des esprits est très favorable aux études sérieuses et à la recherche de la vérité. Profitant de cet armistice entre les partis opposés, je veux m'efforcer de vous faire connaître ce que l'expérience m'a appris. Vous me trouverez tantôt dans un camp pour repousser l'identité des virus, tantôt dans un autre pour soutenir la transmissibilité des accidents secondaires.

Nous aurons bien des questions à discuter. Si parfois une sévère observation ne me permet pas de les résoudre, je vous dirai le pour et le contre, pour que vous prononciez vous-mêmes.

De quel droit prétendrions-nous être toujours dans la vérité? Depuis bientôt quatre cents ans, on discute la plupart des questions que je m'efforcerai de résoudre devant vous. Il y en a sans doute qui, dans quatre cents ans, attendront encore une solution définitive.

C'est du moins le sentiment de découragement que j'ai puisé dans les nombreux ouvrages qui s'occupent des théories et des doctrines de la syphilis. Il semble, en effet, que toutes les raisons ont été de tout temps invoquées, et toujours il y a eu des dissentiments sur la plupart des points importants de l'histoire de la syphilis.

A certaines époques, on voit bien dans la lice un lutteur vigoureux, qui combat et renverse quelques-unes des idées reçues et en relève qui avaient été abandonnées. En le voyant écraser de son dédain et de son éloquence ceux qui osent ne pas penser comme lui, on pourrait croire qu'il va dire le dernier mot de la science et clore l'ère des discussions; puis à l'apogée de sa réputation, il rencontre un contradicteur modeste, qui remet tout en cause, tout en question.

Ce que nous voyons dans l'histoire de la syphilis est, hélas! propre à la plupart des œuvres de l'esprit humain. L'homme est dans le monde pour rechercher la vérité, et sa destinée paraît être de ne jamais la découvrir tout entière.

Dans la discussion des doctrines émises jusqu'à ce jour, je pourrai froisser quelques-unes de vos convictions. Vous me pardonnerez, j'espère, en pensant que je ne combats que des idées. Je ne serai pas le panégyriste des hommes dont je critiquerai les opinions, mais je m'efforcerai d'être juste envers eux. Si ma parole allait au delà de ma pensée, je m'empresserais de corriger une expression qui pourrait blesser ou affliger quelqu'un, ou me donner l'apparence d'une injustice.

Pour arriver à un traitement rationnel des maladies, il est indispensable que l'on soit bien fixé sur leur caractère de bénignité ou de malignité : c'est là, il faut bien le dire, une des questions les plus difficiles et les plus importantes de l'histoire des affections vénériennes; nous en demanderons la solution à l'observation clinique qui est le meilleur guide, lorsque l'on peut s'y livrer sans passion et sans idées préconçues.

Pendant quelques années on a pu croire que l'on avait trouvé dans l'inoculation une pierre de touche infaillible pour distinguer les maladies vénériennes entre elles.

Un homme dont vous avez tous admiré la verve et l'esprit, crut pouvoir affirmer que *tout accident primitif de nature à infecter la constitution était nécessairement inoculable ; que tout accident vénérien primitif qui n'était pas inoculable, était incapable de donner naissance à une affection constitutionnelle.*

De pareilles lois étaient trop simples et trop commodes pour qu'elles n'eussent pas un grand nombre de partisans.

Un malade se présentait avec une plaie ulcérée de la verge, on recueillait du pus de cette plaie sur une lancette et on l'introduisait dans le derme, comme pour l'inoculation du virus-vaccin. Si une pustule apparaissait au point où l'inoculation avait été pratiquée, si elle se développait de manière à donner un chancre, lorsque la croûte tombait, on disait que le malade *avait un accident primitif infectant.*

Eh bien ! voyez combien il est difficile de trouver un bon guide ! Nous croyions en avoir un, et des meilleurs, et pourtant, si aujourd'hui le même malade se présentait à nous, si, après l'avoir inoculé, nous avions la pustule dont je vous parlais, nous dirions que l'accident pour lequel nous avons été consulté n'est point *infectant.*

Je sais bien que quelques partisans de l'unicité du virus croient encore que le pus du chancre infectant est inoculable sur le malade lui-même. Mais M. Ricord est bien ébranlé dans ses anciennes croyances, et comment ne le serait-il pas, quand un de ses élèves publie une statistique de 198 chancres indurés dont *un seul* a fourni du pus inoculable!

Comment les résultats de l'inoculation ont-ils pu être interprétés aussi différemment? Comment le même fait qui nous autorise à dire aujourd'hui que le malade inoculé n'a pas la vérole, a-t-il pu être considéré comme l'indice d'une infection constitutionnelle?

C'est que l'on proportionnait l'infection à l'inoculabilité. La blennorrhagie étant considérée comme un accident purement local; M. Ricord reconnaissant que le produit de sécrétion de cette maladie n'était pas inoculable, crut que le chancre qui se reproduisait par l'inoculation devait différer essentiellement de la blennorrhagie. Si celle-ci était un accident local, le chancre *inoculable devait donner lieu à des accidents constitutionnels.*

C'est sur cette idée que reposait toute l'école de l'inoculation.

Le chancre étant susceptible de se transmettre par le contact et par l'inoculation, et le pus des plaques muqueuses n'étant pas inoculable à la manière de ce chancre, on décréta la *non-contagion des accidents constitutionnels.*

Puis, comme après avoir détruit le chancre inoculable dans les quatre premiers jours de son apparition, on n'observait pas de symptômes constitutionnels, on formula une autre loi en vertu de laquelle *la syphilis devint une maladie qui, d'abord locale, ne se généralisait que plusieurs jours après la première manifestation du chancre.*

Toute cette série d'erreurs reposait uniquement sur un fait méconnu par M. Ricord : c'est que toute affection contagieuse destinée à infecter l'économie tout entière a nécessairement une période d'*incubation*.

M. Ricord professait que le jour de l'inoculation le chancre commençait son travail d'évolution. Ni Hunter, dont il avait annoté le livre, ni M. Cazenave, dont la dialectique vigoureuse était pourtant de nature à inspirer des doutes à l'homme le plus convaincu, ne purent l'amener à croire à l'incubation (1).

Aujourd'hui le chancre, que l'on regardait comme le type, comme l'accident primitif de la vérole, n'est plus pour nous qu'un accident local, dont les manifestations ne dépassent jamais le premier groupe des ganglions où vont se rendre les vaisseaux lymphatiques de la région sur laquelle le chancre a pris naissance. Tandis qu'il s'inocule sur le malade lui-même, le chancre induré n'est inoculable que sur un individu vierge de syphilis. Or, toutes les observations publiées par M. Ricord dans son *Traité des maladies vénériennes* sont des faits d'inoculation de malades avec le pus de leurs propres chancres.

Ce livre ne prouve donc rien de ce qu'il a paru prouver pendant vingt-cinq ans. Il n'est pas moins l'expression d'une idée ingénieuse qui a pu contribuer à féconder la théorie de la dualité du virus, admirablement développée par M. Bassereau, écrivain et praticien modeste

(1) J'ai démontré expérimentalement (Hunter, notes de Ricord, p. 414, édit. 1852) que la formation du chancre n'était pas précédée d'une incubation, et que du moment où la cause spécifique était mise en contact avec les tissus, de manière que ceux-ci pussent s'infecter, un travail incessant s'établissait pour arriver sans interruption, d'une manière plus ou moins régulière et rapide, à la production de l'ulcère complet.

qui n'a pas jusqu'ici retiré de son remarquable travail tout le profit qu'il devait en espérer.

Pour ne point empiéter sur les leçons que je consacrerai à l'étude du chancre, je vous demanderai de ne point discuter les questions que je viens de soulever. Il me suffira de vous les avoir indiquées, pour que vous sachiez dès à présent quelles sont mes croyances.

Je terminerai cette leçon en vous donnant une définition du mot *virus*, expression dont je me suis déjà souvent servi, et que je devrai employer plus souvent encore.

Hunter l'a défini : un *poison morbide* qui jouit de la propriété de produire une maladie semblable en modifiant l'économie tout entière.

C'est un principe en vertu duquel certaines maladies ont la propriété de se transmettre par le contact ou par l'inoculation. Cette transmission s'opérant par un produit de sécrétion qui ne paraît en rien modifié, ressemble à cette opération chimique que Berzelius a appelée *catalyse*.

Les maladies qui se transmettent de cette manière sont dites *virulentes*.

Quand un temps plus ou moins long s'écoule entre l'époque où la contagion s'est exercée et la première manifestation de la maladie communiquée, on dit qu'il y a *incubation*.

Cette explication de la transmission des maladies contagieuses par l'intermédiaire d'un virus n'est pas très ancienne. C'est, je crois, Fernel qui l'a formulée pour la première fois.

Une fois admis, le *virus* devint bientôt le sujet des théories les plus étranges. On le regarda comme ayant des qualités acides, puis alcalines. D'autres soutinrent qu'il était constitué par la présence d'animalcules (opinion émise de nouveau par M. Donné, qui a trouvé des *vibrio lineata* dans le pus du chancre du gland et de la vulve).

On soutint aussi que le virus pouvait se transmettre par l'air, et le premier ministre d'Henri VIII, affecté de syphilis, fut dénoncé en plein parlement pour avoir parlé de trop près à l'oreille du roi.

On pensait encore que de cette manière, la vérole avait pu pénétrer dans des couvents de moines.

Je vous ai fait entrevoir les difficultés que nous aurons pour résoudre quelques questions importantes de l'histoire de la syphilis.

L'étude des maladies de l'utérus a bien aussi ses questions délicates. Vous savez déjà combien peu sont d'accord les auteurs qui ont écrit sur le phlegmon et l'hématocèle péri-utérins. Ils s'entendent un peu mieux pour donner aux ulcérations du col de l'utérus une importance que je m'efforcerai de réduire à sa juste valeur. Loin de considérer cette affection comme devant nécessiter toujours l'intervention des caustiques et du fer rouge, je soutiendrai que ces moyens thérapeutiques ont fait plus de malades qu'ils n'en ont guéri (1).

---

(1) L'étude des maladies des organes génitaux externes ayant absorbé plus de vingt séances, j'ai été forcé d'ajourner mes leçons sur les maladies de l'utérus.

DEUXIÈME LEÇON

DU CHANCRE.

Dans ma première leçon, en jetant un coup d'œil sur
les doctrines syphilitiques, je vous ai fait pressentir une
distinction qu'il importe d'établir entre les ulcérations
chancreuses. Vous avez pu prévoir que je décrirais deux
chancres : l'un que l'on désigne sous le nom de *chancre
mou* ou *non infectant ;* l'autre qui est l'indice d'une infection générale et que l'on appelle *chancre induré.* La
consistance de la base de l'ulcère qui a valu au premier
le nom de *chancre mou,* n'étant pas constante, je préfère
la qualification de chancre non infectant.

Nous commencerons par étudier les caractères de
celui-ci, l'étude du chancre infectant ne viendra que plus

tard ; puis, quand vous connaîtrez bien ces deux ulcères si essentiellement distincts, je m'attacherai à vous faire comprendre l'importance de la doctrine fondée sur ce que l'on appelle la *dualité* du virus chancreux.

Chancre mou ou non infectant.

Symptômes. — Le chancre non infectant a une forme arrondie, son fond est irrégulier, grisâtre comme diphthéritique, aspect qui semble résulter de la formation d'une fausse membrane à la surface de l'ulcère. Si de loin, ses bords semblent lisses, quand on les examine de près, on n'a pas besoin d'une loupe pour reconnaître qu'ils sont comme frangés. Dès que cette espèce de chancre a une certaine étendue, il est facile de voir que ses bords s'avancent un peu vers son centre, sans adhérer aux parties sous-jacentes. Parfois, l'ulcération paraît s'être produite dans un follicule (c'est le chancre folliculaire), et alors il y a une cavité dont l'orifice est la partie la plus étroite, orifice par lequel on peut introduire un stylet et soulever les bords décollés.

Les auteurs qui ont le mieux décrit les ulcères syphilitiques, ne paraissent pas attacher autant d'importance à cet aspect si caractéristique du chancre non infectant, qu'à la consistance des tissus dans lesquels il est implanté. La mollesse des bords de ce chancre et des tissus sur lesquels il repose, doit toujours, en effet, être prise en considération pour le diagnostic.

Vous ne pouvez pas encore bien comprendre toute la valeur de cette consistance ; vous l'apprécierez mieux quand vous aurez pu comparer la mollesse de la base du chancre non infectant avec la dureté des tissus dans lesquels le chancre induré est comme incrusté, et dont la consistance rappelle un peu celle des cartilages. Mais, n'oubliez pas aussi, que si l'aspect grisâtre et diphthéritique du chancre non infectant ne suffit pas pour le distinguer de celui qui est comme la préface des accidents constitutionnels, il peut toujours vous mettre sur la voie des autres symptômes.

Le caractère qui repose sur la consistance de la base et des bords est très net en théorie. Il est souvent très difficile à préciser sur le malade. Dans certains cas, la chose est évidente : la base de l'ulcère se confond avec les tissus environnants ; point de dureté, point de noyau, point de résistance. Dans d'autres cas, la base est épaissie par l'inflammation : vous connaissez l'espèce d'empâtement inflammatoire que l'on rencontre à la base d'un furoncle. C'est une résistance qui va se perdant peu à peu, à mesure qu'on s'éloigne du point enflammé. Eh bien ! cette résistance, cet épaississement inflammatoire, vous le rencontrez à la base du chancre mou, quand ce dernier a été irrité, ou bien quand il siége sur des tissus riches en vaisseaux. Je vous montrerai plus tard des chancres infectants. Vous verrez la dureté presque cartilagineuse, l'induration brusquement limitée, peu ou point douloureuse à la pression, cette espèce de *pois cassé* enfoui dans les tissus, le plus souvent distinct des parties environnantes. Dans les cas types, vous n'hésiterez pas un seul instant. Mais souvent chez les femmes, vous trouverez des cas extrêmement embarrassants, car l'induration vous paraîtra manquer sur des chancres qui donneront lieu plus tard aux accidents constitutionnels. C'est la grande objection que l'on fait à la distinction fondamentale des deux espèces de chancres, mais pour les distinguer, il existe un moyen infaillible, c'est l'*inoculation*.

En effet, tandis que le chancre non infectant est remarquable par son inoculabilité sur le malade qui en est affecté, le chancre induré n'est susceptible de se reproduire que sur un individu jusque-là vierge de syphilis.

Un caractère assez remarquable du chancre non infectant, c'est sa multiplicité ; son inoculabilité en est la cause. Il est rare qu'une femme ait moins de cinq à six chancres mous ; leur nombre peut s'élever à douze ou vingt, et chez une de nos malades, nous avons compté plus de soixante follicules transformés en autant de chancres mous.

Siége. — Le siége de cette espèce de chancre est variable, on peut le rencontrer sur toutes les parties du corps, quoiqu'on ait affirmé le contraire. Par ordre de fréquence, on le trouve chez la femme sur les petites lèvres, à l'entrée du vagin, près des caroncules myrtiformes, à la fourchette, dans la fosse naviculaire, dans les plis rayonnés de l'anus, à la face interne des grandes lèvres ; nous l'avons quelquefois rencontré à l'orifice de l'urèthre. Il affecte souvent la forme folliculeuse à la face externe des grandes lèvres, au périnée et dans les plis génito-cruraux.

Diagnostic. — Les chancres mous sont aisés à reconnaître, lorsqu'ils siégent sur les organes génitaux externes. Mais le diagnostic devient plus difficile lorsqu'ils existent sur les parois du vagin ; là ils échappent facilement à la vue et au toucher. Cependant leur forme reste la même, et s'il est difficile de les découvrir, il est assez facile,

quand on les voit, de savoir quelle est la nature des
ulcérations. Il n'en est pas de même des chancres mous
siégeant sur le col de l'utérus. M. Bernutz, dont les travaux ont jeté une vive lumière sur les affections de la
matrice, m'a, dans une communication verbale, affirmé
que pour lui, tous les chancres du col peuvent donner
naissance aux accidents constitutionnels; et pourtant il
ajoutait qu'ils sont tous inoculables. Malgré l'estime que
j'ai pour les travaux de M. Bernutz, il m'est impossible de
ne pas vous dire qu'il y a pour moi une contradiction dans
ces deux assertions. Fidèle à l'opinion que les deux espèces
de chancres sont essentiellement distinctes partout où on
les observe, je reconnais qu'il existe sur le col de l'utérus des chancres mous dans toute la signification que
j'ai donnée à ce mot en commençant cette leçon, chancres
qui n'exposent pas les malades aux accidents syphilitiques
constitutionnels.

Le chancre non infectant du col diffère, quant à l'aspect, de celui que l'on observe à la vulve ou sur toute autre
partie du corps, mais cette différence n'est pas aussi radicale qu'elle paraît à première vue; il est constitué par
une plaque grisâtre ou blanche, ressemblant à une fausse
membrane de diphthérite, très nettement circonscrite et
faisant un relief plus ou moins considérable au-dessus de
la membrane muqueuse du col utérin. Quand on voit ce
chancre pour la première fois, on serait tenté de le
prendre pour une plaque opaline, semblable à celles qui,
dans la vérole, siégent sur les amygdales et les piliers du
voile du palais. Quand on en a vu un bon nombre, il
est encore permis d'être embarrassé pour dire de quelle
nature est la plaque blanche, comme diphthéritique, que

l'on a sous les yeux, et plus d'une fois j'ai dû, pour lever mes doutes, recourir à l'inoculation : quand le résultat était négatif, j'affirmais que ce n'était point un chancre mou ; s'il était positif, je savais que l'ulcère ne donnerait pas lieu aux accidents constitutionnels de la syphilis. Il y a, du reste, certaines précautions à prendre pour que cette inoculation réussisse. La tache blanche et saillante, forme sous laquelle le chancre non infectant du col se manifeste le plus ordinairement, peut être recouverte d'une pellicule mince analogue à celle des plaques mu · queuses qui ont le même siége. Cette pellicule, espèce de fausse membrane, doit être préalablement enlevée, pour que l'on puisse prendre sûrement avec la pointe du bistouri le pus séreux qui se trouve au-dessous. Sans cela on est exposé à inoculer du muco-pus provenant du col ou des culs-de-sac, et non le produit de sécrétion de l'ulcération utérine.

L'inoculabilité est pour moi un caractère de la plus haute importance. Je ne me dissimule pourtant pas que pour le chancre du col de l'utérus, on pourrait objecter que le pus de cet ulcère, en se mêlant aux liquides utérins et vaginaux, peut être modifié dans sa virulence, et ne plus être inoculable au même degré, quand il est mêlé à des produits de sécrétion dont il est difficile de le séparer. Mais les chancres mous du vagin s'inoculent toujours, quoiqu'ils subissent le contact des mêmes liquides, et je ne doute pas qu'avec les précautions dont je viens de vous parler, l'inoculation ne soit assurée, quel que soit le siége du chancre non infectant.

Le chancre du col paraît ordinairement en dehors de l'orifice, plus souvent sur la lèvre antérieure que sur

la postérieure (1). Il existe presque toujours simulta-
nément avec des chancres mous du vagin et de la fourchette, qui, nous le répétons, sont semblables aux chancres
de même espèce qui se développent à la vulve. Les chancres
non infectants des parois vaginales ne ressemblent donc
point à ceux du col. Tandis que ceux-ci sont formés par une
plaque blanche presque opaline, les autres sont, comme
tous les chancres mous, remarquables par leurs bords
décollés, leur fond grisâtre, diphthéritique, leur base
molle et leur forme irrégulièrement arrondie.

Je vous ai dit, en commençant, que le chancre mou peut
avoir son siége sur toutes les parties du corps. On a pourtant longtemps professé que tous les chancres céphaliques sont des chancres infectants ; que le chancre mou ne
peut siéger ni aux lèvres, ni sur les joues, ni sur le front
ou le cuir chevelu. M. Ricord disait qu'en vingt-cinq années de pratique, il n'avait jamais rencontré de chancre
mou à la tête (2); et comme personne ne pouvait avoir
une expérience plus étendüe que lui, on admettait généralement que la forme du chancre dépend, non de l'espèce, non de la *graine* (pour employer l'expression consacrée), mais uniquement du terrain, c'est-à-dire du
siége de l'ulcère.

Cette opinion reposait sur l'observatiom de faits nombreux. Ainsi M. Fournier, en publiant les leçons de
M. Ricord, analysait 126 cas de chancres céphaliques
qui tous, sans exception, étaient infectants. Mais la cli-

(1) J'attribue cette immunité à ce que la lèvre postérieure est, plus souvent que l'antérieure, séparée de la substance virulente par une nappe de
mucus albumineux venant de la cavité utérine.

(2) *Leçons sur le chancre*, p. 15 et 18.

nique se trouva bientôt en désaccord avec l'expérimentation.

Dès 1857, on avait inoculé du pus de chancres non infectants sur la peau qui recouvre l'apophyse mastoïde,
chez un vieillard cancéreux ; bientôt des chancres mous s'y
développèrent avec les caractères propres à cette espèce
d'ulcère, et la guérison se fit sans qu'il y ait eu alors et
depuis aucun indice de symptômes constitutionnels. —
En 1858, M. Nadau (des Islets) publia sur le même sujet
une excellente thèse, et, par un assez grand nombre de
faits, rendit évidente pour les plus incrédules la possibilité de l'existence des chancres mous à la face et au cuir
chevelu. Depuis ce dernier travail, on a généralement
admis que l'induration chancreuse est indépendante des
tissus.

Le chancre mou fournit une sécrétion très abondante ;
le chancre induré suppure beaucoup moins. Il faut avoir
souvent inoculé du pus pour bien apprécier sa consistance. Celui du chancre mou est homogène, bien lié ; il
est un peu visqueux, adhérant à l'aiguille dont on se sert
pour l'inoculer.

Rien n'est plus facile que de reproduire le chancre
mou, il est inoculable presque à l'infini. La syphilisation
est venue nous démontrer combien cette puissance est
étendue. M. L..., le docteur allemand qui fut présenté
à l'Académie, s'inocula successivement 2200 chancres
mous ; arrivé à ce chiffre, il ne les compta plus. Vous
voyez combien il est difficile d'épuiser cette faculté
reproductrice.

Que se passe-t-il quand l'aiguille chargée de pus virulent est introduite sous le derme? Le poison se mani-

feste-t-il tout de suite, ou bien l'évolution du chancre nécessite-t-elle une période d'incubation?

Dès le lendemain du jour de l'inoculation on voit s'élever une aréole rouge au point inoculé ; bientôt on distingue une vésicule, dont le contenu, clair d'abord, se trouble et se change en pus véritable ; la vésicule devient vésico-pustule, puis une véritable pustule. Vers le troisième jour, elle se développe et ne tarde pas à se rompre ; elle se recouvre d'une croûte que d'autres repoussent bientôt en se superposant par étages. Il est parfois difficile, à première vue, de distinguer les croûtes de cette pustule de celles du rupia et de l'ecthyma. Au-dessous d'elles, on trouve l'ulcération que nous avons précédemment décrite, à fond grisâtre, à bords déchiquetés et décollés. Cette ulcération a une durée presque indéfinie quand elle est abandonnée à elle-même. Elle peut durer plusieurs mois. Ceci nous servira encore à distinguer le chancre non infectant du chancre induré, dont l'existence est généralement plus bornée. C'est le contraire qui le différencie de l'herpès ulcéré, qui se guérit en très peu de jours. Ainsi le chancre non infectant se développe sans qu'il y ait une période d'incubation ; nous verrons plus tard qu'il n'en est pas de même pour l'espèce d'ulcère qui est liée à une infection constitutionnelle.

Diagnostic. — Si l'on ne suppose que les cas les plus simples, le chancre non infectant ne présente pas de grandes difficultés sous le rapport du diagnostic. Quand nous aurons étudié ensemble le chancre induré et les plaques muqueuses, vous verrez qu'il s'en distingue le plus souvent par des caractères bien tranchés. Mais à côté de ces cas faciles, il en est d'autres dans lesquels on a besoin de se souvenir de tous les signes propres à chacune de ces lésions pour se prononcer avec certitude.

En dehors de la distinction qu'il faut nécessairement établir entre le chancre mou et les accidents qui sont une manifestation d'une infection constitutionnelle, le diagnostic peut encore présenter quelques difficultés.

Vous savez tous que les petites ulcérations d'herpès qui se développent sur les organes génitaux de l'homme ont embarrassé plus d'un praticien. Elles ne sont pas d'un diagnostic moins difficile quand elles siégent sur les grandes ou les petites lèvres, ou au voisinage de la vulve. Pour l'herpès comme pour le chancre non infectant, les petits ulcères reposent sur une base molle, leurs bords sont mous, leur couleur est grisâtre, et leur fond est irrégulier ; mais les bords du chancre non infectant sont déchiquetés et décollés, ce qu'on n'observe pas au même degré pour l'herpès. Dans l'une et dans l'autre de ces affections, les ganglions qui reçoivent leurs vaisseaux de la partie sur laquelle les ulcères reposent, peuvent s'enflammer et suppurer, mais les bubons sont plus rares avec l'herpès qu'avec le chancre non infectant.

Enfin, quand il y a quelque doute, on peut le faire cesser par l'inoculation.

Je vous ai déjà dit que le pus de cette espèce de chancre est inoculable, tandis que le pus de l'herpès ne l'est pas, bien que mon ami M. Bernutz ait soutenu le contraire.

Lorsque l'on doit se prononcer sur la nature d'une ulcération siégeant au dehors de la vulve ou sur la face externe des grandes lèvres, il faut savoir que chez les femmes, surtout chez celles qui n'ont pas de grands soins de propreté, on observe aux plis cruro-vulvaires, sur le mont de Vénus, ou au voisinage de ces parties, des follicules enflammés qui, en s'ulcérant, peuvent en imposer pour des chancres folliculaires. Il en est de même des petits furoncles ouverts que l'on rencontre assez souvent dans cette région. Je sais bien que le diagnostic est toujours facile au bout de quelques jours. Mais quand vous êtes consulté par une personne impatiente de savoir si elle a contracté une maladie vénérienne et si elle a pu transmettre l'affection pour laquelle elle vous demande votre avis, il est bon de pouvoir vous prononcer séance tenante.

J'attache une grande importance, pour le diagnostic, aux bords décollés et déchiquetés du chancre. Ce signe, dont je vous ai déjà souvent parlé, n'existe jamais au même degré dans le furoncle et dans l'acné. C'est grâce à lui que j'ai pu formuler nettement, dans des cas difficiles, une opinion que l'inoculation corroborait.

Avant que l'on eût établi la distinction des deux chancres, on leur reconnaissait trois périodes : périodes de *progrès*, d'*état* et de *réparation*. Je comprendrais à la rigueur cette division pour la marche de l'ulcère infectant, bien que l'inoculabilité sur le malade, qui était un des caractères de la première période, ne soit plus admissible qu'en théorie. Mais pour le chancre mou, qui est inoculable depuis sa naissance jusqu'au moment où il va disparaître, je ne sais à quel signe on pourrait distinguer dans son développement autre chose que ce qui existe pour tout autre ulcère.

Si je consens à ce qu'on distingue la naissance du chancre induré de sa période dite d'*état*, c'est que pour moi, l'inoculation et la contagion physiologique ne sont possibles que dans les premiers moments de l'existence de cet ulcère; mais qui fixera cette époque? Depuis plusieurs années on ne peut plus saisir le moment de l'inoculabilité, tant sa durée est éphémère.

La classification que l'école du Midi avait admise était ingénieuse; malheureusement elle reposait sur une confusion, n'en parlons donc plus, et contentons-nous d'étudier le développement normal du chancre mou et ses complications.

Nous avons déjà dit qu'à partir du moment de l'inoculation, commence un travail pathologique qui, dès le lendemain, est déjà très appréciable. C'est sur ce fait que M. Ricord se fondait pour soutenir qu'il n'y a pas d'incubation dans l'évolution de la vérole. Nous verrons bientôt que cette erreur dépend encore de la confusion entre les deux espèces de chancres.

Quand les croûtes qui se forment sur les chancres de la peau sont tombées, on voit un ulcère qui est susceptible d'acquérir des dimensions considérables. Les chancres des membranes muqueuses sont généralement plus petits.

Ils restent longtemps déprimés, tandis que le fond du chancre induré s'élève promptement au niveau ou au-dessus de la peau. Tant qu'ils ont un aspect grisâtre, diphthéritique, ils fournissent du pus inoculable. Quand cette couleur disparaît, les bords se recollent et la cicatrisation arrive très vite.

Les organes génitaux de la femme sont disposés de manière que les conséquences de la longue période d'inoculabilité du chancre non infectant sont très fâcheuses. La difficulté de s'opposer à ce que le pus d'une petite lèvre ne touche pas la membrane muqueuse de celle du côté opposé et de la face correspondante de la grande lèvre ; le pus qui provient soit des lèvres, soit d'un chancre du vagin coulant dans le pli interfessier en passant sur la fourchette, expliquent pourquoi les chancres mous sont en plus grand nombre chez la femme que chez l'homme.

Une des complications les plus importantes et les plus fâcheuses du chancre mou, est la déviation phagédénique.

On désigne, sous le nom de *phagédénisme*, la destruction illimitée par l'ulcération. Cet état peut se produire dans les deux chancres, mais il est plus fréquent dans le chancre mou. Il prend diverses formes. Tantôt le chancre phagédénique est pseudo-membraneux ; le pus est alors chargé de détritus ; il ressemble au pus d'une plaie atteinte de pourriture d'hôpital. Tantôt il est gangréneux : dans ce cas, le chancre s'agrandit par la destruction de ses bords et de sa surface que la gangrène envahit d'heure en heure. Nous avons eu, dans la salle Sainte-Marie, une femme qui a succombé à un chancre de cette espèce qui occupait tout l'abdomen, depuis le creux épigastrique jusqu'à la commissure supérieure des grandes lèvres, d'une épine iliaque à l'autre. Cet ulcère répandait une odeur infecte caractéristique de la gangrène. C'était un chancre phagédénique, transformé en ulcère gangréneux. Enfin, le chancre phagédénique peut affecter la forme serpigineuse ; c'est la plus bénigne : à mesure que l'ulcération progresse d'un côté, le plus souvent elle guérit de l'autre.

Quelques personnes ont pensé que le phagédénisme pouvait former un groupe à part. Mais cette terrible affection peut s'attacher soit à un chancre mou., soit à un chancre infectant, comme je le disais tout à l'heure. Seulement, dès qu'un chancre est phagédénique, l'inoculation transmet soit un chancre mou, soit un chancre induré, suivant le caractère de l'ulcération primitive ; mais elle ne peut transmettre le phagédénisme, qui est un accident local dépendant de la constitution du sujet, de sa saleté, de son épuisement, des mauvaises conditions hygiéniques dans lesquelles il vit, et sûrement aussi de son état moral.

J'ai eu plusieurs fois l'occasion de constater l'influence de cette dernière cause sur la marche des ulcérations phagédéniques. Je n'ai jamais vu cette action s'exercer plus heureusement que chez un jeune homme affecté depuis deux ans d'un chancre phagédénique serpigineux. La maladie avait résisté à tous les traitements ; les médicaments internes, tisanes, ferrugineux, purgatifs, etc., avaient été aussi impuissants que les cataplasmes, pommades, emplâtres, lotions de toute espèce, cautères actifs et potentiels ; le malade ne pouvait plus se tenir droit, ayant la peau du ventre et de l'aine détruite par un large ulcère dont les bords ne s'écartaient l'un de l'autre qu'en causant une douleur assez vive. Il était permis de croire que ce jeune homme succomberait à cette maladie, lorsqu'un changement de fortune le faisant riche, de pauvre qu'il était, le guérit en quelques mois.

Je pourrais citer un bon nombre de faits analogues.

TRAITEMENT. — Quand on assiste au début d'un chancre dont on connaît la nature non infectante, comme dans le cas où l'on a inoculé sur le malade lui-même le pus d'un ulcère dont il est affecté dans une autre région, le premier soin du chirurgien doit être d'enrayer la marche de l'ulcération, et il ne doit pas la laisser s'étendre pour en mieux apprécier les caractères. Je sais que quelques médecins, riant de l'impatience des syphilographes qui désirent savoir tout de suite de quelle nature est un ulcère, semblent se complaire dans l'observation de l'évolution d'un chancre, et ne pensent à le guérir que lorsqu'il a déjà acquis un développement considérable. Je sais aussi qu'on peut m'objecter qu'il n'est pas nécessaire de se presser beaucoup, quand on suppose que l'ulcère n'est pas de ceux qui infectent la constitution ; mais si vous vous rappelez ce que je vous ai dit de l'inoculabilité du pus du chancre non infectant, vous comprendrez que l'existence de cet ulcère est une cause incessante de production de nouveaux chancres. Ce danger est encore plus imminent chez la femme que chez l'homme, car, tandis que, sur la verge, un chancre peut facilement être isolé par un pansement simple, ceux de la vulve se trouvent dans des conditions toutes différentes. La charpie et les linges dont on se sert pour recouvrir les chancres de la femme restent en place difficilement, et quand ils se dérangent, ils portent la contagion dans le voisinage.

Le premier soin du chirurgien appelé à soigner un chancre non infectant doit donc être de tarir sa sécrétion ou d'en changer la nature.

Bien des moyens ont été employés dans ce but. La *cautérisation* est un de ceux qui vous donneront le moins de déceptions. Commençons donc par étudier l'action des caustiques.

Quand on cautérise avec le crayon de nitrate d'argent, il est rare que l'on parvienne à détruire le chancre : après avoir eu recours à ce moyen, j'ai souvent constaté que le pus de l'ulcère était encore inoculable ; pour en tirer un profit réel, il faut appliquer le caustique à plusieurs reprises, et chaque fois, pendant plusieurs minutes. C'est la seule manière d'atteindre le but qu'on se propose, à moins qu'on ne cautérise à l'époque où il n'y a encore qu'une vésico-pustule qui ne repose pas sur des tissus ulcérés profondément. — La cautérisation superficielle avec le nitrate d'argent est pourtant la plus usuelle pour les chancres des organes génitaux.

Pour ceux qui proviennent de l'inoculation, comme leur siége est ordinairement sur la cuisse ou sur le bras, la pâte de Vienne est le caustique auquel on a recours le plus habituellement. Après en avoir laissé une couche sur la surface du chancre pendant cinq minutes, il est bien rare que l'ulcération virulente ne soit pas complétement détruite. Quand l'eschare se détache, il reste une plaie en suppuration qui ne diffère en rien de celle qui succède à un cautère ordinaire.

Tout autre caustique pourrait produire le même effet, à la condition, toutefois, qu'il dépassât la limite du chancre en surface et en profondeur ; mais ici, plus que partout ailleurs, il importe de préciser l'étendue de la cautérisation, car on pourrait, en se servant de potasse caustique, par exemple, donner lieu à des cicatrices disproportionnées avec le chancre qu'elle serait destinée à guérir.

Quand on a recours à un caustique, il ne faut pas seulement chercher à modifier la surface de la partie ulcérée ; en agissant ainsi, on s'exposerait à donner naissance à des bubons. En cautérisant profondément, il y a bien moins de danger, parce que les réseaux lymphatiques sont moins riches qu'à la surface de la peau, et puis aussi parce que la lymphite que l'irritation d'une plaie produit si facilement, ne naît pas ordinairement sous l'influence d'une destruction complète des vaisseaux lymphatiques.

On obtient avec le fer rouge un résultat aussi sûr qu'avec la potasse caustique, mais c'est un moyen plus effrayant et peut-être moins bien supporté par les malades.

Il peut se faire que des femmes affectées de chancres reculent devant la cautérisation, qu'elle quelle soit. Dans ce cas, on doit avoir recours à des substances propres à modifier l'ulcère d'une manière plus lente ; et il faut bien le dire, ce sont les moyens dont nous allons parler qui sont le plus souvent employés, parce que cette cautérisation profonde, la seule qui soit instantanément efficace, produit des pertes de substance que l'on doit toujours chercher à éviter. On a pendant longtemps vanté l'application des pommades mercurielles. Hunter et, après lui, un grand nombre de médecins ont soutenu que le mercure est un des topiques les plus efficaces contre les chancres, tandis que de nos jours on admet assez généralement que les chancres non infectants subissent fréquemment la transformation phagédénique sous l'influence des pansements mercuriels.

Je crois que, sous ce rapport, il y a confusion, et qu'il importe de faire une distinction entre les différentes préparations qui ont le mercure pour principe actif. Presque jamais je n'ai eu à me louer de l'emploi des pommades mercurielles pour le traitement du chancre mou, mais je dois dire que les autres pommades ne m'ont guère mieux réussi; je pense donc que les corps gras sont plutôt nuisibles qu'utiles pour le pansement de cette espèce d'ulcère. J'ai au contraire employé avec avantage la charpie imbibée d'eau phagédénique, qui est, comme on le sait, composée de sublimé et de chaux éteinte; j'ai également recours au calomel, dont je saupoudre la surface ulcérée deux ou trois fois par jour, et jamais je n'ai vu, sous l'influence de ce traitement, se produire la déviation phagédénique; presque toujours, au contraire, la cicatrisation m'a paru activée par ces agents.

La charpie sèche, une poudre inerte ou un peu stimulante, la poudre de sous-nitrate de bismuth ou de sabine, peuvent, en absorbant le pus, s'opposer à la production de nouveaux chancres; je ne crois pas que ces moyens aient une autre action. Il n'en est pas de même du vin aromatique, qui semble agir comme un des modificateurs les plus puissants de l'ulcération et de la sécrétion des chancres; après avoir lavé la surface ulcérée, on la recouvre de charpie imbibée de ce vin, et l'on refait le pansement trois, quatre, cinq et six fois par jour, suivant l'abondance du pus sécrété.

Les premières applications sont douloureuses, mais la sensibilité de l'ulcère ne tarde pas à s'émousser.

Il est une autre préparation qui a beaucoup d'analogie avec le vin aromatique et dont l'efficacité est incontestable, quoiqu'elle soit moins vantée. C'est la décoction vineuse de tan.

M. Ricord a, pendant quelque temps, préconisé la solution suivante :

Tartrate ferrico-potassique..... . 10 grammes.
Eau distillée................. 100   —

Nous avons trouvé dans cette solution un astringent dont je n'ai point à dire de mal, mais non un spécifique.

Les lotions avec l'eau blanche dessèchent très vite les chancres, et préviennent ainsi les inoculations qui se font par le contact du pus avec les surfaces muqueuses.

La teinture d'iode modifie notablement la surface de l'ulcération, et présente l'avantage de détruire, après un petit nombre d'applications, l'inoculabilité des sécrétions chancreuses.

Je me sers de la teinture du Codex, en ayant soin de l'appliquer exclusivement sur les surfaces ulcérées.

Le perchlorure de fer produit aussi de très bons effets. Je vous recommande seulement, si vous en usez, de prendre la solution à 45 degrés, de préférence à celle qui n'en a que 30 ; mais dans ce cas, comme pour la teinture d'iode, il faut que la substance médicamenteuse ne touche que la partie malade.

Quel que soit le caustique ou l'astringent que vous choisissiez, il importe beaucoup que vous fassiez des pansements fréquents. Par cette méthode, vous vous opposez à ce que le pus aille contaminer les parties voisines, et vous prévenez l'action délétère qu'il aurait sur la plaie, avec laquelle il resterait trop longtemps en contact. Par des pansements souvent renouvelés, vous diminuez rapidement la sécrétion et vous augmentez les chances d'une guérison rapide.

D'après cela, vous devinez facilement ce que je pense du pansement par occlusion, appliqué au traitement des chancres mous.

Il arrive souvent que cette espèce d'ulcère détermine

des douleurs très vives. Dans ce cas, il faut avoir recours aux préparations opiacées. Tantôt vous devez prescrire des applications de charpie imbibée d'un mélange à parties égales d'eau tiède et de laudanum ; tantôt vous pourrez associer l'action calmante de l'extrait d'opium à l'action astringente du vin aromatique. La formule suivante m'est souvent d'un grand secours :

> Extrait gommeux d'opium...   40 à 50 centigrammes.
> Vin aromatique..........   30 grammes.

On peut aussi incorporer l'opium à la glycérine, pour revenir au vin aromatique seul, dès que la douleur s'est calmée.

Bien que je considère le chancre mou comme un accident local, il est toujours bon de reconstituer le malade affaibli. La nourriture de l'hôpital n'est souvent pas assez fortifiante : la diète, la nourriture insuffisante ont une influence fâcheuse sur la marche du chancre mou. Quand les ulcères prennent un aspect blafard ; lorsque la suppuration, loin de se tarir, a une tendance à augmenter, j'ai l'habitude de prescrire chaque jour 150 ou 200 grammes de vin de quinquina.

J'ai eu aussi beaucoup à me louer, pour ces cas, de l'emploi du sirop de perchlorure de fer dont M. le docteur Deleau a donné la formule suivante :

> Solution de perchlorure de fer à 30 degrés.   4 grammes.
> Sirop de sucre..................... 500   —

Je donne une cuillerée à soupe de ce sirop une ou deux fois par jour.

Pour qu'il ne soit pas décomposé, il faut éviter de

mêler le perchlorure de fer à la gomme ou à un autre mucilage.

Le chancre *phagédénique* présente deux indications importantes : empêcher le chancre de s'étendre, modifier la plaie et lui rendre les caractères d'une plaie simple.

Cette espèce d'ulcère, loin d'être une affection purement locale, me semble être liée le plus souvent à un état viscéral particulier. Dans une autopsie de chancre phagédénique, j'ai trouvé le foie de la malade complétement gras. Cette altération rendrait compte en partie de l'abattement, de la tristesse, du découragement profond des malades dont les ulcérations subissent la dévia-- tion phagédénique.

Du reste, vous savez que l'on trouve le foie gras dans plusieurs affections, parmi lesquelles le pemphigus, qui n'est pas moins étrange que le phagédénisme, occupe le premier rang.

Ce n'est pas sans doute exclusivement sur le foie que porte son action la cause sous l'influence de laquelle le phagédénisme est engendré. Je crois que d'autres vis· cères doivent également en souffrir; mais, sous ce rapport, l'anatomie pathologique laisse beaucoup à désirer.

Avec cette opinion sur la nature du chancre phagédénique, je dois nécessairement admettre un traitement général en même temps que le traitement local.

Un grand nombre de médicaments ont été conseillés pour le traitement local. En première ligne, nous trouvons la cautérisation au fer rouge, moyen qui serait excellent, si l'on était certain de détruire tous les tissus déjà affectés.

Mais l'action du fer rouge est presque toujours insuffi-

sante, parce qu'on hésite à cautériser profondément les
petites lèvres, à cause de la difformité, et l'orifice du
vagin, à cause du tissu inodulaire qui pourrait le rétrécir
ou le fermer.

D'un autre côté, quand l'ulcère phagédénique a son
siége aux aines, on ne peut faire une cautérisation profonde sans s'exposer à la lésion des vaisseaux cruraux et
à de grandes hémorrhagies. La potasse caustique a été
rejetée, parce qu'on n'est pas maître d'en limiter l'action.
M. Ricord a employé une pâte composée d'acide sulfurique et de charbon. Cette préparation, dont on a fait tant
de bruit, n'est autre que le caustique dont M. Velpeau
se sert depuis longtemps. Seulement le chirurgien de la
Charité emploie le safran, au lieu de charbon, pour maintenir l'acide sulfurique. Ce traitement est très douloureux
et il n'est pas plus efficace qu'un autre caustique.

L'acide nitrique anhydre est presque toujours insuffisant. Le chlorure de zinc est ici, comme ailleurs, un
agent qui présente de très grands avantages : vous consulterez sur ce sujet un article intéressant de M. Philip-
peaux, qui vante ce caustique que Bonnet (de Lyon)
préférait à tous les autres.

Le tartrate ferrico-potassique, cet ennemi né du phagédénisme d'après M. Ricord, a été abandonné par celui-là
même qui l'avait tant vanté. On lui a substitué le stéarate
de fer incorporé dans un onguent. Après avoir donné de
si magnifiques résultats à l'hôpital du Midi, il est venu
échouer à Lourcine. Dans deux cas, en effet, sous l'influence de ce traitement, la marche de l'ulcération a paru
plutôt activée que ralentie.

Après avoir en vain tout essayé, j'ai, en désespoir de

cause, eu recours à un moyen que tout le monde s'accorde à regarder comme mauvais : je veux parler de l'emplâtre de Vigo *cum mercurio*. Quel ne fut pas mon étonnement en voyant que, dès le lendemain de son application, les douleurs avaient notablement diminué. La plaie heureusement modifiée cessa de s'agrandir, et les malades guérirent. Ce résultat me surprit beaucoup, car j'étais prévenu contre l'emploi de l'emplâtre de Vigo dans le traitement des affections phagédéniques. Je n'y ai eu recours qu'après avoir lu dans l'ouvrage de Vidal le bon effet des bandelettes de Vigo, résultat que l'ancien chirurgien du Midi attribuait, non au mercure, mais à ce que la plaie était soustraite au contact de l'air extérieur.

Les douleurs causées par le chancre phagédénique sont souvent très intenses. J'ai réussi à les calmer en faisant arriver sur la plaie un mélange d'acide carbonique et de chloroforme, au moyen de l'appareil Fordos.

Quant au traitement général, il consiste dans l'emploi des toniques, des fortifiants, des viandes succulentes, du vin généreux, des ferrugineux, du quinquina, etc.

N'oubliez pas aussi que le moral de vos malades n'est pas à négliger dans le traitement du phagédénisme. A cause de cela, il importe de prescrire l'air de la campagne qui vivifie, et les voyages, quand ils sont compatibles avec l'état de l'ulcère. Pour comprendre ce dernier conseil, souvenez-vous qu'il y a des chancres serpigineux, qui, revêtant la forme chronique, peuvent durer plusieurs années, sans que les malades soient retenus au lit.

Il est bien évident que le phagédénisme aigu ne laisse

ni le temps d'aller à la campagne, ni la possibilité de faire un voyage quelconque.

Complications. — Pour terminer l'histoire du chancre non infectant chez la femme, je dois vous entretenir de quelques-unes de ses complications. L'une des plus fréquentes est cette lésion que nous désignons en France sous le nom de *condylome* de l'anus.

Cette affection consiste dans une tumeur aplatie latéralement, ayant la forme d'une crête de coq épaisse, rouge ou pâle, suivant son état d'acuité, souvent ridée en travers, et ayant son siége le plus ordinaire sur la limite postérieure du périnée. Vous connaissez la petite saillie normale que le raphé périnéal fait en se terminant près de l'anus. Eh bien ! dans l'immense majorité des cas, c'est ce petit tubercule qui, en s'hypertrophiant, constitue le condylome de l'anus ; plus rarement la maladie affecte un autre point de l'orifice anal.

Je ne doute pas que cette affection ne puisse se développer isolément, mais je ne crois pas l'avoir observée sans qu'elle fût le siége d'une ulcération qui parfois est une manifestation d'une affection constitutionnelle (plaque muqueuse), mais qui, le plus souvent, est un véritable chancre non infectant.

Ce que je vous ai dit de l'inoculabilité de ce chancre sur le malade qui en est affecté, vous fera comprendre le mécanisme de la production du condylome. Il résulte, suivant moi, de l'irritation produite par les liquides irritants qui proviennent du vagin et de la vulve. Je ne parlerai ici que du condylome qui provient de l'action du virus chancreux. Constituée par une hypertrophie du derme, à laquelle le tissu cellulaire participe fort peu, cette saillie, cutanée est remarquable par une ulcération qui se dissimule si bien dans la partie intra-rectale du condylome, qu'il faut souvent la rechercher avec soin pour la découvrir. Le condylome est le plus souvent insensible; mais dans quelques cas rares il est le siége d'une sensibilité excessive. La défécation dans ce cas est très douloureuse, et le frottement occasionné par la marche peut causer assez de douleur pour arracher des cris. Heureusement les condylomes affectent dans le plus grand nombre des cas la forme chronique, et lorsqu'ils durent deux, trois et six mois, ils ne sont guère plus douloureux que les productions verruqueuses de la peau.

Quand le condylome présente le caractère franchement inflammatoire, les cataplasmes émollients calment dans les premiers temps les douleurs et la tension pénible des parties malades. Mais vous n'aurez recours à ces moyens que d'une manière essentiellement transitoire, car ils pallient le mal et ne le guérissent pas.

Une indication importante est de cicatriser l'ulcère. Certains malades se croient guéris de la vérole et gardent à l'anus des ulcérations peu douloureuses, à moitié cachées par les replis rectaux, confondues au milieu des saillies hémorrhoïdales et des marisques desséchées, qui échappent à l'œil de l'observateur. Dans ce but, il faut fortement déplisser les replis rectaux pour atteindre le point ulcéré, et l'attaquer soit par des caustiques, soit par des astringents, soit par des toniques.

Quand cette ulcération et le condylome sur lequel elle repose dépendent du virus chancreux non infectant, on ne saurait conseiller l'excision, tant que le chancre subsiste. La nouvelle plaie deviendrait chancreuse, et l'on doit autant que possible éviter cette complication. La cautérisation profonde serait moins contre-indiquée. Il est pourtant quelques médecins qui à ces destructions radicales préfèrent des caustiques n'agissant superficiellement que pour hâter la cicatrisation de l'ulcère. Pour mon compte, craignant le phagédénisme, je n'ai jamais excisé de condylome, j'ai rarement employé des cautérisations profondes pour le détruire. Je me contente de l'emploi du nitrate d'argent laissé plus ou moins longtemps à la surface de l'ulcère. J'ai récemment obtenu de bons résultats en introduisant dans l'anus des trochisques composés de tannin ou d'extrait de ratanhia. Le principe actif des trochisques est incorporé dans du beurre de cacao, auquel on ajoute un peu de cire, si l'on trouve que le mélange fond trop vite.

OEdème. — Je terminerai l'histoire du chancre mou en vous parlant d'une complication fréquente chez la femme. Je veux parler de l'œdème. Quand les petites lèvres en sont le siége, elles ne se développent pas dans le sens de leur lárgeur, c'est-à-dire de haut en bas ; c'est leur partie antérieure qui seule augmente de volume, et ceci dans le sens de leur petit diamètre. Il se forme alors une ou deux tumeurs faisant saillie entre les grandes lèvres. Ces tumeurs translucides, globuleuses, sont souvent le siége d'une douleur très vive.

Les grandes lèvres peuvent aussi s'œdématier. Mais cet accident complique plus souvent le chancre induré que le chancre mou. L'œdème est différent, dans les deux cas, sous le rapport de la sensibilité : avec le chancre mou, il est douloureux ; dans le chancre induré, au contraire, il est indolent.

Cet accident est plus fâcheux qu'on ne serait tenté de le croire, avant d'avoir constaté combien cette complication du chancre est longtemps rebelle à la plupart des moyens auxquels on a recours pour en triompher. Lorsqu'il est douloureux, il serait rationnel de donner issue à la sérosité par une ou plusieurs mouchetures. Mais si l'on considère combien il est dangereux de faire dans le voisinage d'un chancre mou une plaie qui, dans ce cas, est toujours exposée à devenir chancreuse par le fait de l'inoculation, on comprendra qu'il ne faut avoir recours à ce moyen qu'autant que la douleur devient intolérable et qu'elle a résisté aux topiques émollients et résolutifs.

Les mouchetures ne seraient d'ailleurs qu'un palliatif momentané, puisque la cause de l'œdème ne peut être combattue par l'écoulement de la sérosité.

Pour instituer un traitement rationnel, il faudrait connaître l'état anatomique sous l'influence duquel cette petite hydropisie prend naissance.

Il est probable qu'elle dépend de l'oblitération d'un certain nombre de vaisseaux lymphatiques ou d'un obstacle au cours de la lymphe dans un ganglion.

Cette *phlegmasia alba* des lèvres dépend-elle d'une lymphite ou d'une altération spécifique de la partie du système lymphatique qui est en rapport avec le chancre? C'est là une question sujette à discussion. Je serais tenté de repousser la première de ces opinions, si je devais conclure d'après l'efficacité du traitement.

L'expérience nous a en effet démontré combien sont peu efficaces les émollients, qui semblent même augmenter le mal, tandis qu'ils devraient avoir une heureuse influence si l'affection était une lymphite simple. Les astringents au contraire agissent de la manière la plus prompte. Nous avons, dans la salle Saint-Louis, une femme qui, outre des chancres mous, avait un œdème douloureux des deux petites lèvres. Ces organes, remplis d'une sérosité jaunâtre, étaient distendus, luisants, et faisaient saillie entre les grandes lèvres œdématiées elles-mêmes. La ponction ne fournit qu'un très faible dégorgement; pendant huit jours les cataplasmes n'eurent aucun effet. Trois applications de charpie imbibée de vin aromatique firent disparaître toute tuméfaction, en même temps que les douleurs.

TROISIÈME LEÇON

DU BUBON.

Sommaire. — *Diagnostic différentiel du bubon.* — Bubon virulent; virulence d'un seul ganglion.—Bubon inflammatoire.— Adénopathie syphilitique. — Hernie inguinale ; hernie crurale. — Anévrysme crural. *Pronostic.* — Tout bubon peut guérir sans cicatrice.

Je vous ai entretenus, dans la dernière leçon, du chancre non infectant et de quelques accidents dont il peut se compliquer ; une de ses complications les plus fréquentes est le bubon.

On donne généralement ce nom à toute inflammation des ganglions, aiguë ou chronique, mais plus particulièrement à l'adénite de la région de l'aine ; le nom de *poulain*, sous lequel cette maladie a été longtemps désignée, est à peu près abandonné.

Tantôt le bubon est simplement inflammatoire ; tantôt il est le résultat de l'action du virus chancreux : il est dit alors *virulent*, ou bubon d'*absorption*. Ce dernier provient d'un chancre induré ou d'un chancre non infectant.

De ces deux espèces de l'adénite virulente, l'une, ordinairement aiguë, a une grande tendance à se terminer par suppuration ; l'autre, caractérisée par une chaîne de ganglions indurés, ne sera étudiée qu'avec le chancre infectant dont elle est le satellite.

Nous distinguerons donc trois variétés de bubons :

1° bubon inflammatoire ; 2° bubon provenant d'un chancre non infectant ; 3° bubon qui est l'indice d'une infection syphilitique.

Bubon inflammatoire.

Cette adénite, qui consiste dans l'inflammation simple, non spécifique, des ganglions de l'aine, est peut-être, chez la femme, aussi fréquente que celle qui reconnaît pour cause l'existence d'un ou de plusieurs chancres non infectants, cette dernière étant d'ailleurs infiniment plus rare chez la femme que chez l'homme.

Une des causes les plus ordinaires de cette adénite est l'ulcération par laquelle s'ouvrent les abcès de la glande vulvo-vaginale. Comme la plupart des femmes qui sont affectées d'abcès de cette glande ne se reposent et ne se soignent que lorsque la douleur les empêche de marcher, presque toutes celles qui viennent pour cette maladie nous demander des soins, ont une adénite de l'aine plus ou moins prononcée.

Comme les hommes, les femmes peuvent avoir des bubons inflammatoires, symptomatiques d'un furoncle siégeant sur les organes génitaux, aux membres inférieurs, ou dans la région fessière.

Dans l'uréthrite et la vulvite, l'inflammation peut aussi s'étendre aux vaisseaux lymphatiques et gagner les ganglions de l'aine.

La cautérisation du méat urinaire ou de l'entrée de la vulve est encore une des causes ordinaires du bubon inflammatoire. Pour bien apprécier l'origine de l'adénite inguinale, il importe de bien connaître les vaisseaux lymphatiques des organes génitaux externes. Hunter a décrit une lymphite de la vulve qui s'étendrait le long des ligaments ronds (1). Il y a là une erreur d'anatomie et d'observation clinique.

S'il y avait des vaisseaux lymphatiques qui allassent de la vulve vers la cavité abdominale, Hunter aurait eu l'occasion d'observer plus d'une fois leur inflammation.

L'adénite inguinale non spécifique n'affecte ordinairement que les ganglions superficiels. Quand plusieurs ganglions sont enflammés, il peut se faire que l'un d'eux soit refoulé en arrière, ou qu'ils semblent à cheval sur le pli de l'aine.

On trouve dans quelques auteurs des erreurs anatomiques qui ne sont pas moindres que celle de Hunter. Ainsi, Astruc pensait que les lymphatiques de l'anus se jettent dans des ganglions situés près de l'aorte descendante, à sa bifurcation en iliaques ; il croyait que le chancre de l'anus peut produire l'engorgement, la suppuration et l'ulcération de ces ganglions. Aujourd'hui les injections au mercure nous ont appris que des vaisseaux lymphatiques de l'anus, les uns viennent en dedans, longeant le pli génito-crural, pour se rendre aux ganglions de la partie interne de l'aine ; les autres, contournant la fesse, vont se terminer dans les ganglions externes, c'est-à-dire dans les plus rapprochés de l'épine iliaque antérieure et supérieure. Cette dernière position anatomique, étant la plus

____

(1) « Lorsque les chancres, dit Hunter, sont situés antérieurement, auprès du méat urinaire, sur les nymphes, sur le clitoris, sur les grandes lèvres, le pus est porté le long d'un des ligaments ronds ou de tous les deux, et les bubons se forment dans ces ligaments, au niveau du point où ils pénètrent dans l'abdomen, mais jamais, je crois, au delà de ce point. »

fréquente, vous guidera souvent pour soupçonner des accidents que les malades ont quelquefois intérêt à cacher, ou qu'ils ignorent parce qu'ils ne peuvent les voir.

L'adénite simple est une maladie facile à enrayer par le repos, par des boissons délayantes, par une diète un peu sévère et par l'application de cataplasmes émollients. C'est pour cette espèce d'adénite, et pour celle-là seulement, qu'une application de sangsues pourrait être utile, si les autres moyens paraissaient insuffisants.

L'inflammation simple des ganglions de l'aine, ressemblant d'ailleurs complétement à celles qui ont leur siége dans les autres régions du corps, je crois devoir ne pas vous en parler plus longuement.

Bubon virulent.

Le *bubon* proprement dit, celui qui reconnaît pour cause l'existence d'un ou de plusieurs chancres mous, le bubon virulent, qui, suivant des auteurs recommandables, suppure fatalement, débute d'ordinaire à la suite de l'irritation du chancre mou. La malade ressent dans l'aine une douleur d'abord peu intense qui n'attire le plus souvent son attention qu'au moment où les questions du médecin l'obligent à s'interroger elle-même à ce sujet. A peine plus volumineux qu'à l'état normal, au début de l'inflammation, le ganglion grossit peu à peu, et bientôt il fait sous la peau une saillie appréciable à la vue, bien que le tissu cellulaire ne prenne pas encore part à l'inflammation. Un peu plus tard la peau rougit, le ganglion malade augmente de volume, la douleur devient plus vive

et gêne l'extension du membre inférieur; c'est pour cela
que les femmes qui ont un bubon volumineux fléchissent
la cuisse sur le bassin et la jambe sur la cuisse. De cette
manière, les muscles, étant dans le relâchement, n'exer-
cent pas de compression sur les ganglions malades.

Les bubons ont un volume qui varie avec le degré d'intensité de l'inflammation. Le plus ordinairement ils sont
moins volumineux qu'ils ne le paraissent, parce qu'ils
sont englobés dans un empâtement inflammatoire du
tissu cellulaire ambiant.

Au bout de quelques jours, le bubon prend une consistance particulière dont l'expérience et l'habitude peuvent
seules donner une idée; il faut toucher souvent et avec
soin pour distinguer sûrement un ganglion enflammé des
autres tumeurs qui peuvent prendre naissance dans la
région de l'aine.

A cette période en succède une autre que l'on peut
appeler période de suppuration. On la reconnaît à la consistance plus molle des parties malades : le ramollissement commence par le centre du ganglion, qui n'est
envahi que peu à peu dans sa totalité; une fois le
pus formé, il tend à se faire jour au dehors. Ce travail
d'élimination s'annonce par l'aspect de la peau qui devient
luisante, tendue, et qui, s'amincissant, finit par se perfo-
rer. Le bubon peut s'ouvrir par une ou par plusieurs ou-
vertures; le plus ordinairement le pus est crémeux, quelquefois au contraire il est séreux et mal lié. Quand la
peau s'est ouverte, les bords de l'ouverture se convertis-
sent en une ulcération ayant tous les caractères du
chancre mou. Au fond de cette ulcération on voit des
bourgeons charnus qui représentent le reste du ganglion

suppuré, quelquefois on aperçoit d'autres ganglions au fond de la plaie.

Chez l'homme, il est aisé de sentir les cordons durs que forment sous la peau les vaisseaux lymphatiques enflammés; souvent on peut les suivre à partir du chancre jusqu'au ganglion où ils se rendent. Quand les femmes sont affectées de lymphite dans la région génitale, il est bien plus difficile de constater par le toucher l'inflammation des vaisseaux lymphatiques, parce que, pour se rendre aux ganglions inguinaux, ces vaisseaux se cachent dans le tissu cellulo-graisseux, plus abondant chez la femme que chez l'homme. — Lorsqu'on a l'occasion de disséquer les ganglions enflammés d'un individu ayant succombé à une affection intercurrente, on peut les trouver avec un aspect variable, suivant la période de leur développement. Tantôt ils ont seulement un volume plus considérable qu'à l'état normal, avec une teinte rouge qui indique le premier degré d'une inflammation à laquelle le tissu cellulaire ne paraît pas encore prendre part; tantôt leur consistance n'est point altérée; tantôt le ganglion devient plus ferme; tantôt enfin on le trouve ramolli. A une période plus avancée, on trouve au centre du ganglion une teinte jaunâtre, provenant d'un dépôt de lymphe plastique. C'est en ce point que la suppuration se fera d'abord, si les moyens employés pour arrêter l'inflammation sont insuffisants

Généralement, à cette époque, le tissu cellulaire ambiant, en s'enflammant, s'oppose au glissement de la peau sur le ganglion, dans lequel le pus ne tarde pas à se former, soit dans son centre, soit en un ou en plusieurs points de sa périphérie. Quand la suppuration s'établit, elle détruit la substance ganglionnaire dans une étendue variable, en formant un abcès qui, d'abord circonscrit, tend bientôt à se faire jour du côté de la peau.

En même temps que ce travail s'opère profondément, le tissu cellulaire qui s'enfonce dans le derme commence à suppurer, et la peau, s'ulcérant en un ou plusieurs points, permet au pus de s'écouler au dehors.

Il peut arriver que le tissu cellulaire, en suppurant dans une grande étendue, produise un large décollement de la peau, et peut-être une gangrène à laquelle succédera une cicatrice difforme.

On a longtemps pensé que le bubon est susceptible de devenir cancéreux ; cette terminaison n'a pu s'observer qu'à une époque où le diagnostic n'avait pas une grande précision. Il est arrivé plus d'une fois sans doute que, méconnaissant un cancer dans une des régions qui sont en communication avec les ganglions lymphatiques de l'aine, on a pris un de ces ganglions, devenu cancéreux, pour un simple bubon. Ayant méconnu la maladie principale et voulant sauvegarder la bonne opinion que chacun de nous a de soi-même, on a dû se rattacher à cette idée que l'inflammation s'était transformée en cancer ; mais, de nos jours, cette terminaison n'est plus acceptable, l'histologie a démontré péremptoirement, ce me semble, que les éléments cancéreux se forment de toutes pièces, par un travail pathologique qui diffère essentiellement de l'inflammation.

La rareté du bubon chez la femme est une des choses les plus curieuses de l'histoire de cette maladie. Tandis qu'il résulte d'une statistique faite à l'hôpital du Midi, que 207 chancres non infectants ont donné naissance à

65 bubons, à l'hôpital de Lourcine, sur le même nombre de chancres, on trouverait à peine une vingtaine de bubons. C'est un résultat que l'on ne pouvait pas prévoir, et qui paraît en désaccord avec l'opinion généralement reçue, que les femmes sont plus disposées que les hommes aux affections des vaisseaux lymphatiques.

A quelle époque apparaît le bubon? Si je répondais à cette question en ne tenant compte que des renseignements donnés par les malades, je serais fort exposé à vous induire en erreur. Parmi eux, en effet, il y en a qui s'observent si mal et font si peu de cas de la douleur, qu'ils ne pensent à rechercher la cause de leurs souffrances qu'à l'époque où l'inflammation est déjà très avancée.

Souvent le bubon commence à se développer à l'époque de l'apparition du chancre ; c'est presque toujours dans le premier septénaire de l'existence de l'ulcération chancreuse qu'il commence à se manifester. Quand il apparaît plus tard, il y a de grandes chances pour qu'il ne soit pas virulent. Le plus souvent il reconnaît alors pour cause un pansement inopportun, ou un frottement exercé à la surface du chancre par une chemise rude ou par tout autre vêtement ; en d'autres termes, le bubon aigu qui se développe tardivement est plus souvent inflammatoire que virulent.

Il me reste à vous parler du *bubon d'emblée*. Les syphilographes sont loin d'être d'accord sur l'existence de cette affection. Pour les uns, on ne l'a admise que dans les cas où l'observation a été insuffisante ; pour les autres, il existerait dans la science des faits incontestables de bubons syphilitiques sans coexistence de chancres, ou, pour m'exprimer autrement, le virus pourrait s'infiltrer dans nos tissus, être absorbé par les vaisseaux lymphatiques sans ulcérer la peau ou la membrane muqueuse qui lui livre passage.

C'est là une des questions les plus difficiles que nous offre l'étude de la syphilis. D'un côté, nous trouvons des observateurs consciencieux et éclairés qui déclarent avoir vu des bubons se manifester primitivement sans qu'un chancre les ait précédés ; de l'autre, des contradicteurs qui affirment que ces prétendus bubons d'emblée ne reposent que sur une observation insuffisante.

Avant de se prononcer, il est une question qu'il faut résoudre : un bubon étant donné, pour qu'il rentre dans la catégorie des bubons d'emblée, on doit établir qu'il est de nature syphilitique, car personne n'a jamais nié que des bubons strumeux ou simplement inflammatoires ne pussent exister sans ulcération préalable des parties d'où viennent les vaisseaux lymphatiques qui se rendent aux ganglions malades.

Mais comment établir la nature syphilitique des bubons? Autrefois on disait qu'une éruption ou la naissance de plaques muqueuses éclaireraient tardivement, il est vrai, mais éclaireraient le diagnostic.

Or, nous savons aujourd'hui que le bubon virulent aigu, celui qui se termine par suppuration, est lié quatre-vingt-dix-neuf fois sur cent à l'existence d'un chancre non infectant.

D'un autre côté, ceux qui, niant l'existence du bubon d'emblée, reprochaient à leurs adversaires de ne pas avoir inoculé le pus du bubon pour constater sa nature syphilitique, avaient recours à un argument qui est maintenant sans valeur, puisque la pierre de touche à laquelle

ils voulaient que l'on eût recours a aujourd'hui une signification opposée à celle qu'ils lui donnaient.

La question n'est plus pour les dualistes ce qu'elle était
il y a douze ans, puisque pour eux l'adénite virulente qui
suppure, l'adénite qui constitue le bubon type, n'est pas
suivie des accidents constitutionnels de la syphilis ; reste
à décider si les ganglions indurés qui constituent les
chaînes ganglionnaires du cou et de l'anus peuvent exister
sans ulcères préalables. Pour résoudre cette question, il
faut une série de nouveaux faits recueillis avec soin et
intelligence. Je ne chercherai donc point à vous convaincre, ne trouvant dans la science que des observations
sujettes à contestations, mais je dois vous dire que je n'ai
point encore trouvé de femme qui, ayant eu un bubon
virulent, n'ait été précédemment affectée d'un ulcère
syphilitique. Quelques malades m'ont bien affirmé qu'elles
n'avaient point eu de chancres, mais un examen attentif
me démontrait une cicatrice ou une coloration anormale
des organes génitaux.

Le virus, en circulant dans nos vaisseaux, offre une particularité très remarquable, si l'on en croit M. Ricord et
ses élèves ; il ne se rencontrait jamais au delà des premiers ganglions en rapport direct avec les chancres qui
ont été la source de cette contagion ; en d'autres termes,
il trouverait un obstacle infranchissable dans le premier
ganglion lymphatique qu'il rencontre, de telle sorte que
deux ganglions de l'aine venant à suppurer sous l'influence d'un chancre, l'un étant superficiel, l'autre profond, le pus du second, c'est-à-dire de celui qui reçoit
ses vaisseaux du premier, ne serait pas inoculable, ce
qui veut dire que les vaisseaux afférents contiendraient

un liquide inoculable, tandis que le pus qui se forme dans les vaisseaux efférents ne serait pas entaché de virulence. Je crois volontiers à cette théorie, n'ayant point eu l'occasion d'en contester l'exactitude au lit des malades ; mais je ne puis pourtant m'empêcher de faire remarquer que l'on a dû, malgré la vérité de cette opinion, rencontrer plus d'une fois deux ganglions virulents sur la même personne. Or, pour que la théorie de M. Ricord fût bien démontrée, il faudrait qu'il en fût autrement ; si, en effet, je rencontre du pus inoculable dans deux ganglions, ne pourra-t-on pas m'objecter que celui du second provient du même chancre que celui du premier ; car quand plusieurs bubons se forment et suppurent, il n'est pas toujours aisé de distinguer ceux qui sont nés profondément de ceux qui primitivement étaient superficiels, le pus des uns et des autres tendant également à s'ouvrir au dehors.

Cette question me semble d'autant plus difficile à résoudre d'une manière rigoureuse, que le bubon qui nous occupe (le bubon qui doit suppurer) provient d'une espèce de chancre dont la multiplicité est un des caractères essentiels. Ne savons-nous pas que des chancres qui avoisinent l'anus produisent un bubon au côté externe de la chaîne ganglionnaire ?

Supposons qu'il y ait deux bubons : l'un affectant un ganglion rapproché du pubis, l'autre n'étant pas très éloigné de l'épine iliaque. En se développant, ils se rapprocheront, tous les deux contiendront du pus virulent ; comment reconnaîtrons-nous, au milieu des tissus indurés de leur base, qu'ils sont en *rapport direct* avec des chancres ?

M. Ricord a encore soutenu que le pus ganglionnaire est seul virulent, et que celui qui se forme dans le tissu cellulaire ambiant n'a que les qualités du pus ordinaire. C'est une idée ingénieuse, mais j'avoue que dans bien des cas on doit avoir de la peine à en démontrer la réalité. Pour cela, il faut d'abord n'inciser que la peau et prendre avec la lancette le pus développé dans le tissu cellulaire, car si l'on ouvrait l'abcès ganglionnaire lui-même, le pus qui s'en écoulerait se mêlerait promptement à celui qui s'est formé autour du ganglion, et rendrait ainsi l'expérience impossible. Mais je doute que l'on puisse rencontrer souvent un abcès du tissu cellulaire parfaitement distinct du bubon proprement dit, et je serais bien plus convaincu de la vérité de cette théorie, si les médecins qui traitent les bubons par les incisions voulaient répéter les inoculations nécessaires pour rendre incontestable une idée que quelques personnes considèrent encore comme une loi inattaquable.

Diagnostic. — L'inoculabilité du pus d'un bubon a eu une certaine importance au point de vue du diagnostic, à l'époque où, n'ayant pas suffisamment distingué les diverses espèces d'adénites, on pensait que les manifestations constitutionnelles de la syphilis n'étaient jamais plus assurées que dans le cas où il existait un bubon donnant du pus inoculable. Nous verrons, en parlant du chancre infectant, combien cette opinion est erronée. Je vous ai déjà dit plusieurs fois que le pus inoculable appartient à l'espèce de chancre dont l'action ne s'étend pas au delà d'une sphère très bornée.

L'inoculabilité du pus ne pourrait donc servir qu'à distinguer le bubon causé par le chancre non infectant de celui qui est simplement inflammatoire. Ce diagnostic ne me semble pas avoir une assez grande utilité au point de vue de la thérapeutique pour justifier l'inoculation.

Il est plus important de ne pas confondre un bubon avec une hernie. La hernie inguinale ne pourrait causer quelque embarras que si l'on admettait les lymphatiques qui, d'après Hunter, suivraient les ligaments ronds pour se terminer à un ganglion situé près de l'anneau interne, et, dans ce cas, le diagnostic pourrait présenter des difficultés insurmontables. Mais je vous ai déjà dit ce que je pense de cette opinion; il n'y a point de ganglions dans cette direction. Ce n'est donc que par une distraction impardonnable que l'on pourrait prendre une hernie inguinale pour un bubon.

Le diagnostic n'est pas aussi facile pour la hernie crurale. La *Gazette des tribunaux* rendait compte récemment d'un procès fait à un médecin qui, ayant pris une hernie crurale pour un bubon, l'avait largement ouverte et avait ainsi donné lieu à un anus contre nature. Il faut bien le dire, messieurs, ce diagnostic peut être entouré de difficultés qui suffisent à excuser une erreur. La hernie crurale, quand elle est petite, résistante, appuyée sur une large base, douloureuse au toucher, ressemble singulièrement à un bubon. Mais, dans ces deux affections, la consistance est un peu différente, à quelque période qu'on puisse les étudier, et puis le bubon est sans pédicule, il n'augmente pas de volume par la toux ou par un effort quelconque d'expiration. Dans un cas de hernie, si la peau est flasque, on peut arriver au pédicule; si elle est tendue, et que la malade ait beaucoup d'embonpoint, le diagnostic est moins facile. La percussion détermine un son tympanique dans quelques hernies; on peut aussi produire le gargouillement, quand l'intestin hernié est réductible. Dans ce cas, la réduction s'opérant, la tumeur disparaît et lève toute incertitude.

Mais il n'est personne qui, ayant vu beaucoup de malades, n'aient pas trouvé des cas embarrassants. Tout le monde sait que Sabatier appliqua un bandage herniaire sur un bubon dont il avait méconnu la nature. La compression étant un des modes de traitement de l'adénite, cette erreur ne pouvait pas avoir de bien graves inconvénients.

Dans quelques cas, le diagnostic présente de grandes difficultés : ainsi, une hernie peut se former au-dessous d'un ganglion, on peut alors ou méconnaître un étranglement herniaire, ou prendre le ganglion pour la hernie. Dans le premier cas, l'abstention du chirurgien causera infailliblement la gangrène de l'intestin ; dans le second, après avoir découvert le ganglion pour ne pas s'apercevoir qu'il y a derrière lui autre chose, il faudrait être bien dénué des qualités les plus vulgaires de l'opérateur.

Un abcès formé dans un vieux sac herniaire peut en imposer pour un ganglion suppuré ; à cela il n'y a pas grand inconvénient, si ce n'est qu'il serait bien plus urgent de donner issue au pus du sac que d'ouvrir l'abcès ganglionnaire.

C'est, sans aucun doute, une bien grosse faute que celle qui fait ouvrir une hernie pour un bubon ; mais si quelque chose peut consoler le chirurgien qui a eu ce malheur, c'est de penser que le plus souvent on voit échapper à la mort les malades qui ont été victimes de ces erreurs de diagnostic. Jean-Louis Petit raconte qu'un vendeur d'orviétan incisait toutes les tumeurs de l'aine, hernies ou bubons, ce qui n'empêchait pas les malades de guérir (1).

Il est une autre erreur de diagnostic non moins fâcheuse que la précédente. Je veux parler de la méprise qui ferait prendre un anévrysme pour un bubon. A l'époque où l'auscultation était peu connue, ces erreurs devaient être plus fréquentes que de nos jours où les signes stéthoscopiques ne tarderaient pas à faire reconnaître un anévrysme, si l'expansion de la tumeur et ses battements isochrones avec le pouls n'avaient déjà suffisamment éclairé le chirurgien. Parmi les erreurs de ce genre, on cite toujours celle de Cullerier l'ancien, qui ouvrit un anévrysme pour un bubon.

Dans ce cas encore l'accident ne fut pas mortel : l'artère ayant été comprimée et la plaie étant tamponnée, l'hémorrhagie ne se reproduisit pas, et le malade guérit.

Terminaison. — Les bubons peuvent se terminer par résolution, par suppuration, par ulcération simple, par ulcération phagédénique, et par gangrène. Le bubon ouvert peut encore rester fistuleux, c'est une des terminaisons les plus ordinaires et les plus fâcheuses.

Il y a de grandes probabilités de résolution pour ceux qui sont simplement inflammatoires ou symptomatiques d'une blennorrhagie. Il y a, au contraire, de grandes chances pour la suppuration, quand des chancres non infectants sont la cause qui leur a donné naissance ; pour M. Ricord, ces derniers (les bubons virulents) se terminent fatalement par suppuration. Nous verrons

____

(1) Voyez l'observation à la fin du livre.

bientôt que ce pronostic est d'une gravité très exagérée.

Quand les bubons se terminent par gangrène, ce ne sont pas les ganglions malades qui se mortifient, mais la peau qui les recouvre. En voyant la large plaie qui en résulte, on est tenté de croire que la guérison se fera longtemps attendre. Eh bien ! il n'en est pas toujours ainsi ; j'ai vu, au contraire, dans ces cas-là, la cicatrisation se faire avec une rapidité merveilleuse, sans doute parce que la cause qui avait mortifié la peau avait en même temps détruit la virulence de la plaie.

Les bubons virulents qui s'ouvrent naturellement se transforment fatalement en ulcères semblables aux chancres mous. Ils se guérissent donc lentement, et la cicatrice qui leur succède est souvent irrégulière et difforme. C'est bien autre chose pour ceux qui se terminent par un ulcère phagédénique. Vous comprendrez la gravité de cette terminaison, si vous vous rappelez ce que je vous ai dit du phagédénisme, en vous faisant l'histoire du chancre non infectant.

Donc obtenir la terminaison des bubons par résolution ou détruire leur virulence, est le but que l'on doit s'efforcer d'atteindre. Nous rechercherons dans la prochaine leçon si cela est possible, et je tâcherai de vous prouver qu'il est pour cela un moyen infaillible.

QUATRIÈME LEÇON

TRAITEMENT DU BUBON.

Sommaire. — *Traitement général.* — Mercure, saignée, purgatifs, vomitifs.

Traitement local. — Émollients, cataplasmes, sangsues, eau blanche, glace; pommade mercurielle, teinture d'iode, emplâtre de ciguë et de Vigo; compression, vésicatoire et teinture d'iode; ponctions abortives, ouverture du bubon. Ponction unique, ponctions multiples; séton filiforme; incision suivie d'injections de teinture d'iode; pansement du bubon ouvert.

Vésicatoires multiples. — Résumé du traitement.

Nous avons vu que le bubon purement inflammatoire peut se terminer par résolution; quelques auteurs, au nombre desquels se trouve M. Ricord, prétendent que lorsqu'il est virulent, il doit fatalement suppurer et s'ouvrir. J'espère pouvoir vous convaincre qu'un traitement convenable peut arrêter le bubon dans sa marche, le faire rétrocéder et le guérir sans donner issue au pus qu'il renferme.

Qu'il soit virulent ou non, le bubon ne suppurera pas si vous avez recours au traitement dont je m'efforcerai de vous prouver l'efficacité. Je vois d'ici poindre une objection que l'on peut assurément m'adresser. Les malades que vous guérissez si bien, me direz-vous, ont des adénites inflammatoires, et non des bubons virulents; s'ils avaient des bubons suppurant sous l'influence du virus chancreux, ils s'ouvriraient malgré vous. Comme les bubons que vous guérissez ne suppurent pas, vous êtes dans l'impossibilité de démontrer leur virulence. A cette fin de non-recevoir, je répondrai : Si je ne réussissais qu'une ou deux fois par hasard, vous auriez raison; mais que direz-vous si, dans un service comme celui de l'hôpital de Lourcine, il n'est pas *un seul* bubon traité par moi qui laisse une cicatrice? Vous voyez que je ne dis pas : qui suppure, car il me faudra vous expliquer un mécanisme particulier de la transsudation du pus; mais enfin, par un procédé que je ne saurais trop vous recommander, par l'application de vésicatoires multiples, je guéris les tumeurs ganglionnaires aiguës, alors même qu'elles renferment une notable quantité de pus, et que la peau qui les recouvre, lisse, bleuâtre et amincie, semble à la veille de s'ouvrir. Les élèves de mon service ont, tous les jours, l'occasion de constater ce fait.

Si vous pouviez suivre ma visite, vous seriez, comme moi, convaincus que le bubon, quelle que soit son espèce, ne suppure pas nécessairement, fatalement. Pour le guérir, on a vanté un grand nombre de méthodes et de procédés que nous allons examiner successivement.

Mercure. — Dans la pensée que le bubon suppuré est l'indice d'une infection constitutionnelle, on admettait autrefois que le moyen le plus sûr d'en triompher était de le traiter par le mercure, et par ce traitement on espérait non-seulement hâter la guérison de la plaie qui succède à l'ouverture spontanée de cet abcès, mais encore détruire l'infection dont le bubon ne paraissait être qu'une des nombreuses manifestations.

D'après l'opinion que j'ai professée devant vous sur la nature de cette affection, ai-je besoin de vous dire que je

repousse toute espèce de traitement interne ayant pour
but de combattre l'infection constitutionnelle qui manque quatre-vingt-dix-neuf fois sur cent dans le cas de
bubon suppuré ? Je m'expliquerai d'ailleurs plus longuement à ce sujet en vous parlant du traitement par les
frictions mercurielles.

Saignée. — Si avec Broussais et ses élèves Jourdan,
Desruelles, etc., on ne voyait dans les accidents de la
syphilis que des manifestations diverses de l'inflammation,
il faudrait bien admettre avec eux que les antiphlogistiques sont le moyen le meilleur et le plus prompt de guérir toute affection qui tient de près ou de loin à la vérole.
A ce titre, le traitement du bubon réclamerait des saignées générales et locales. Je vous dirai bientôt ce que je
pense des applications de sangsues dont le but est d'agir
sur le ganglion enflammé. Je dois me borner pour le
moment à vous parler de la saignée du bras. Le bubon
qui est lié à l'existence d'un ou de plusieurs chancres
non infectants est pour nous une affection purement
locale, c'est en outre une maladie septique. Or, la première de ces conditions réclame rarement de grandes
émissions de sang ; la seconde en est, à mon sens, une
contre-indication formelle.

Il faut bien se garder de l'impression que peut faire
naître sur un médecin inexpérimenté le début du bubon.
A cette période de la maladie, on pourrait croire qu'il
s'agit d'une franche inflammation, mais l'expérience a
surabondamment démontré l'inefficacité de la saignée
pour enrayer la marche de cette affection.

Bien que le virus du chancre mou et du bubon suppuré
ne donne pas naissance aux plaques muqueuses et aux

autres accidents constitutionnels, il n'en est pas moins
vrai que le malade qui a un bubon virulent est profondément atteint dans sa force vitale, et qu'une saignée ne
pourrait qu'aggraver cet état.

Les vomitifs ont été très vantés : j'avoue qu'ils me
semblent un adjuvant utile; mais je pense qu'employés
seuls, ils seront le plus souvent insuffisants pour guérir un
bubon : dans le cas où le malade aurait un état saburral
des premières voies digestives, et particulièrement pendant une épidémie d'érysipèle, c'est cependant un moyen
qu'il ne faut pas négliger. Il est incontestable que les
vomitifs ont parfois agi d'une manière bien efficace
dans le traitement du bubon. Hunter, qui est partisan de
cette méthode, raconte le fait suivant : « Un officier, qui
avait contracté un bubon à Lisbonne, m'a présenté, dit-
il, un exemple remarquable de l'influence des vomitifs.
Le bubon avait suppuré franchement ; il était sur le
point de s'ouvrir : la peau était mince et enflammée, et
l'on apercevait une fluctuation manifeste. J'avais décidé
de pratiquer une incision sur la tumeur ; mais comme le
malade devait s'embarquer le lendemain pour l'Angleterre, je jugeai convenable de différer l'opération. A
peine était-il à bord, qu'on mit à la voile, et le vent fut
si violent, que rien ne put être fait pendant quelques
jours. Pendant tout le temps, il eut un violent mal de
mer et vomit beaucoup. Quand les maux de cœur se dis-
sipèrent, le bubon avait disparu, et il ne reparut plus
ensuite (1). »

Les purgatifs peuvent, eux aussi, avoir une bonne in-

(1) Hunter, édit. de 1852, p. 534.

fluence dans le traitement du bubon ; mais, seuls, ils seraient insuffisants. Quoi qu'il en soit, je vous conseille d'avoir recours aux purgatifs et aux vomitifs comme moyens adjuvants ; mais si vous espérez guérir la grande majorité des tumeurs ganglionnaires avec ces seuls moyens, vous aurez de fréquentes et pénibles déceptions.

Les purgatifs et les vomitifs peuvent donc être de quelque efficacité sur la marche du bubon, tandis que le traitement interne par le mercure ne peut qu'être nuisible. Je vous l'ai dit pour le chancre mou, je vous le répète pour le bubon virulent, son fidèle satellite, n'employez jamais à l'intérieur les préparations mercurielles (je ne saurais trop insister sur ce point) : elles sont nuisibles ; elles prédisposent au phagédénisme ; elles ne peuvent avoir qu'une influence fâcheuse, aussi bien sur le bubon virulent que sur le bubon inflammatoire.

C'est donc au traitement local que nous devrons avoir recours.

Traitement local. — En première ligne, nous trouvons les émollients, les cataplasmes et les compresses imbibées d'un liquide mucilagineux. C'est là un traitement illu- soire. Les bubons inflammatoires s'améliorent sous l'influence du repos et des cataplasmes ; il y en a même qui peuvent guérir par ces petits moyens ; mais les bubons virulents n'étant jamais modifiés par ce traitement, je trouve dangereux d'y avoir recours, puisqu'il retarde une thérapeutique plus efficace.

J'ai peu de confiance dans les applications de glace ou de linges imbibés d'eau blanche. S'il fallait choisir entre ce moyen et les cataplasmes, c'est encore au froid que je donnerais la préférence. La glace est un sédatif

puissant qui fait merveille en chirugie : je traite tous mes
opérés par l'eau froide ou par la glace, suivant le degré de
la réaction; mais j'ai bien peu de confiance en ce moyen
dans le traitement du bubon, et M. Denis, qui a une vieille
expérience, pense même que la glace exaspère la maladie.

De tous les moyens employés contre le bubon, les saignées locales sont certainement celui qui inspire le plus
de confiance à l'immense majorité des praticiens.

On croit avoir beaucoup fait pour la guérison quand on
a appliqué des sangsues, souvent à plusieurs reprises,
sur la peau qui recouvre le ganglion malade.

L'efficacité du traitement par les sangsues étant admise,
M. Marchal (1) a cherché à en expliquer le mécanisme :
« Pour déterminer une inflammation, dit-il, le virus
vénérien, comme tout agent irritant, a besoin de sang;
si l'on applique des sangsues sur le point où il a été
transporté, et que par ce moyen, aidé de quelques autres, on le prive de l'élément sanguin indispensable,
il restera inefficace dans le point indiqué, mais rien
ne dit qu'il ne pourra être résorbé et porter ailleurs
sa funeste influence. » Et, plus bas, il ajoute : « Les
sangsues sont plus que tout autre moyen capables de
borner ces effets physiologiques du virus. »

Eh bien, mon opinion est que l'emploi des sangsues
est une très mauvaise pratique. Je ne parle pas de l'adénite inflammatoire, qui peut céder, comme toute inflammation simple, aux émissions de sang locales et générales;
mais non-seulement les sangsues sont impuissantes à
détruire la virulence du bubon, à en borner l'action et à

(1) *Annales de chirurgie*, 1841.

prévenir la suppuration, elles agissent encore dans un sens favorable au développement de la maladie, en affaiblissant le malade et en lui enlevant les forces qui lui auraient permis de lutter, inégalement sans doute, mais enfin de lutter contre le mal. Ce n'est pas le seul reproche que j'adresse aux sangsues; les petites plaies qu'elles ont faites se sont trop souvent transformées en chancres, pour que l'on ne redoute pas de recourir à un pareil moyen. Les émissions de sang, quelles qu'elles soient, ont le grand inconvénient de débiliter les malades, de les prédisposer au phagédénisme. Les saignées locales et générales me paraissent si manifestement nuisibles dans le traitement du bubon, que je ne crois pas devoir insister sur ce moyen.

J'ai essayé les lotions avec la teinture d'iode, et il m'a semblé qu'elles n'étaient pas sans influence sur la marche de l'adénite aiguë. Je dois dire pourtant qu'elles m'ont paru n'avoir sur les ganglions qu'une action proportionnée à celle qu'elles ont sur la peau. Vous savez que, par des applications répétées, on parvient à produire une espèce de vésication. C'est ainsi que l'on modifie l'hydarthrose. Dans ce cas, il peut se faire que la teinture d'iode n'ait pas une action spéciale due à sa composition. Je suis pourtant disposé à croire que, même à travers la peau, elle peut agir de manière à modifier la sécrétion provenant de l'adénite. Son action serait, dans ce cas, semblable à celle que nous l'avons vue exercer sur le pus du chancre. Ces lotions, qui ont été vantées par Richond des Brus, sont encore employées à l'infirmerie de la prison de Saint-Lazare.

La pommade mercurielle a été fort vantée. Hunter la

recommandait, et Delpech lui attribuait une action puissante. Le chirurgien de Montpellier pensait qu'on peut s'opposer à l'évolution de la vérole en frictionnant la verge, les aines, la vulve, et en faisant ainsi par le mercure une espèce de barrage au virus cheminant dans les lymphatiques.

Longtemps avant Delpech, on avait vanté le traitement mercuriel par les frictions. Hunter dit que ce fut à Belle-Ile, en 1761, que ce mode de traitement du bubon lui fut suggéré.

Il conseille de faire les frictions sur la peau des fesses et au voisinage de l'anus, lorsque l'on traite une femme, à cause du peu de surface qu'il y a entre la vulve et les ganglions inguinaux.

Je fais grand cas de l'opinion de Hunter, et je serais disposé à tenir compte de son assertion, lorsqu'il affirme que l'on arrête la marche du bubon par ce traitement; mais l'explication de Delpech est loin de me satisfaire. Savons-nous, en effet, si le mercure, quand il est absorbé, suit le trajet des vaisseaux lymphatiques et chemine dans leur intérieur?

Jusqu'à présent cette explication n'est qu'une hypothèse, et fût-elle autre chose, il faudrait encore prouver l'efficacité de la méthode. Je sais bien que la pommade mercurielle a une action résolutive incontestable dans certaines affections; je crois qu'elle peut être utile dans les péritonites puerpérales, dans les simples inflammations des séreuses. J'admettrai, si l'on veut, son influence médicatrice sur le bubon inflammatoire; mais ni l'analogie, ni l'observation clinique, ne me permettent de croire que la virulence du bubon est détruite par le mercure.

Souvenez-vous de la fâcheuse influence de ce médicament sur le chancre non infectant. Comment admettre que le mercure, qui tend à transformer le chancre mou en chancre phagédénique, puisse guérir un bubon, qui n'est autre chose qu'un ganglion en voie de se transformer en une large ulcération, en tout semblable au chancre non infectant ?

On devait attribuer au mercure de grandes vertus pour guérir le bubon, à l'époque où toute adénite coïncidant avec un ulcère des parties génitales, était considérée comme une manifestation d'une infection constitutionnelle ; mais, aujourd'hui, que nous regardons comme des accidents locaux, et le chancre inoculable sur le malade lui-même, et le bubon qui l'accompagne, nous ne pouvons plus appliquer à cette dernière maladie le traitement qui peut convenir dans le cas d'infection de l'économie tout entière.

Hunter, Delpech et quelques autres médecins ont parlé de malades dont les bubons ont paru se guérir sous l'influence des frictions mercurielles, mais je suis tenté de croire que quelques-uns de ces malades ont dû avoir l'adénopathie multiple, qui n'a aucune tendance à se terminer par suppuration.

J'emploie effectivement contre cette adénopathie symptomatique, soit les frictions mercurielles, soit l'emplâtre de Vigo *cum mercurio*, et je crois, dans ce cas, à l'action résolutive de cette médication ; mais contre le bubon qui est voué à la suppuration, la pommade mercurielle m'a toujours semblé complétement inutile.

Vous voyez que je ne partage pas l'avis de la plupart des praticiens de Paris. Entrez dans un hôpital quelconque, et même dans certains services spéciaux, voyez quel est le traitement dirigé contre le bubon : applications de sangsues, cataplasmes, frictions d'onguent mercuriel. Quelques-uns ajoutent les emplâtres fondants de ciguë ou de Vigo *cum mercurio*. Suivez les malades, et vous verrez les bubons inflammatoires souvent modifiés, s'arrêtant et se guérissant lentement; mais les bubons virulents s'ouvrant toujours, fournissant un pus abondant, donnant lieu à des décollements étendus et à des trajets fistuleux qui deviennent de véritables ulcères. Le traitement ne paraît réussir que dans les bubons syphilitiques qui, abandonnés à eux-mêmes, ne suppurent pas une fois sur cent, et qui se résolvent sous l'influence du traitement général.

Je ne vous ai parlé que de l'inefficacité du traitement du bubon par le mercure. Je dois ajouter que la stomatite est la conséquence presque inévitable des frictions mercurielles, et que, parfois, la salivation qui en résulte est assez abondante pour constituer une maladie plus pénible que celle contre laquelle on avait dirigé le traitement.

Fergusson, chirurgien inspecteur des armées de la Grande-Bretagne, préconisait la *compression*. Je l'ai employée quelquefois ; on l'exerce avec des compresses graduées, que l'on maintient à l'aide du spica de l'aine. Mais ce traitement, dans le bubon inflammatoire, devenant intolérable par les douleurs qu'il cause, ne peut être utile que pour résoudre l'adénite indolente.

J'ai dû renoncer à cette méthode.

M. Sirus Pirondi a proposé une méthode de traitement qui porte son nom. Voici en quoi elle consiste : un vésicatoire ayant été appliqué sur la peau qui recouvre le bubon, et l'épiderme soulevé par la vésication ayant été enlevé, on badigeonne la surface dénudée avec de la teinture d'iode.

Je n'ai jamais eu recours à ce traitement; mais mon ami, M. Cullerier, dont l'opinion a pour moi une grande valeur, le déclare très efficace.

Le procédé de M. Malapert a une grande analogie avec le précédent. Je vais vous l'expliquer en peu de mots : on applique sur le bubon un vésicatoire de la largeur d'une pièce de 2 francs; on le laisse huit à dix heures; l'épiderme est détaché, et l'on recouvre la plaie avec de la charpie trempée dans la solution suivante :

> Sublimé......................... 1 gramme.
> Eau distillée 30   —

Il se produit une eschare superficielle qui ne suppure pas, et peu à peu le bubon disparaît. Ce traitement est fort douloureux, et je ne vous engage pas à y avoir recours. MM. Malapert et Regnault prétendent avoir vu, au moment où l'eschare se détachait, une sorte de *transpiration purulente*. Le fait est réel : il ne s'agit pas, comme vous pouvez bien le penser, d'une sécrétion purulente des conduits sudoripares ; mais le pus se fait jour par des pertuis, et le mot *transpiration* exprime une opération analogue à la filtration du mercure à travers une peau molle ou un linge à tissu serré.

Les bubons peuvent être ponctionnés avant que les ganglions aient suppuré, ou bien lorsqu'ils contiennent du pus en quantité plus ou moins considérable. Dans le premier cas, les ponctions sont dites *abortives;* dans le second, elles sont *évacuatrices*.

Ponctions abortives. — Dans un article de la *Gazette médicale*, M. Aubry a cherché à prouver que l'on peut, par des ponctions multiples, s'opposer à la suppuration des bubons (1). Dans cette méthode, on ponctionne de bonne heure avec une lancette que l'on enfonce jusqu'au milieu du ganglion, dont on tâche, en plusieurs points, de diviser la coque fibreuse. Outre que ce traitement est fort douloureux, il a l'inconvénient d'épouvanter les malades. Il en est peu qui acceptent une opération semblable, tant qu'ils conservent l'espoir de voir leur bubon ne pas s'ouvrir. Du reste, M. Aubry conseille ce procédé pour les ganglions indurés, et en 1840, époque à laquelle il écrivait, on ne connaissait pas la doctrine des deux chancres.

M. Broca a conseillé les ponctions évacuatrices comme moyen abortif : « Dès que la tumeur naissante, dit-il, a acquis le volume d'une petite noisette, on la saisit entre deux doigts de la main gauche, de manière à fixer à la fois la peau et le ganglion, et l'on plonge directement un bistouri jusqu'au centre du ganglion. Sans lâcher prise, on retire le bistouri, qu'on remplace par une sonde cannelée. Alors on exerce une forte pression latérale sur la petite tumeur. On voit bientôt glisser dans la cannelure de la sonde une matière semi-liquide jaunâtre, visqueuse; c'est le pus encore mal élaboré qui existait au centre du ganglion. Il y en a quelquefois fort peu, mais j'en ai toujours trouvé une quantité appréciable, quelque précoce, du reste, que fût l'opération. On exprime la tumeur jusqu'au sang, afin d'être bien certain de n'y pas laisser de pus. S'il existe plusieurs ganglions engorgés,

(1) *Gazette médicale*, 1840.

on les vide ainsi successivement dans une seule séance par autant de ponctions distinctes. »

Le lendemain et les jours suivants, on écarte les bords de l'ouverture pour donner issue au pus et pour faire une injection de teinture d'iode.

M. Broca a publié treize observations de bubons traités de cette manière, et, dans aucun cas, il n'a vu la plaie se transformer en chancre.

Ce traitement peut bien être efficace, mais je le crois très douloureux, puisque M. Broca parle d'un malade qui poussait de véritables hurlements. Comme le procédé précédent, il ne doit pas être accepté par tout le monde. Je pense qu'il faut prendre en grande considération l'appréhension des malades.

Il me reste à vous parler de l'ouverture du bubon dans le seul but d'évacuer le pus. L'opportunité de cette ouverture n'est pas appréciée de la même manière par tous les auteurs. Hunter dit à ce sujet : « Lorsqu'on juge convenable d'ouvrir un bubon, il faut laisser la peau s'amincir autant que possible. Le grand avantage qu'on retire de cette temporisation, c'est que les téguments, étant devenus très minces, perdent leur disposition à se cicatriser ; de sorte qu'il y a plus de chances pour que le fond de l'abcès se cicatrise en même temps que les parties superficielles. » (Hunter, p. 540.)

Avant Hunter, Astruc n'avait pas été moins explicite : « Nonobstant les marques évidentes de pus, dit-il, il ne faut pas trop se presser d'ouvrir le poulain, mais attendre que la suppuration ait consumé la plus grande partie ; car, comme les callosités se trouvent détruites par ce

moyen, la cure en sera plus prompte et plus heureuse. »
(Page 289.)

Vous le voyez, Hunter et Astruc veulent la complète
suppuration du ganglion : ils traitent le bubon comme
on fait pour les autres suppurations ganglionnaires. C'est
ainsi qu'on laisse suppurer les adénites de l'aisselle, les
ganglions scrofuleux du cou ; mais il faut que la temporisation ait une limite ; aussi peut-on reprocher à Hunter,
qui ne craignait que les trajets fistuleux, et à Astruc,
qui voulait qu'on laissât la peau s'amincir et se détruire,
pour pouvoir aller plus facilement attaquer « les callosités du fond de la plaie », de ne pas s'être assez préoccupés de la cicatrice, qui n'est point une chose indifférente pour l'homme, et qui est un véritable accident pour
la femme.

Quand on s'est résolu à ouvrir le bubon, divers procédés peuvent être employés. Hunter recommandait de
consulter le goût du malade. Je crois que, sous ce rapport, le choix du moyen appartient au chirurgien, qui,
avant de se décider, prendra en considération la douleur
et la promptitude de la guérison. Hunter donnait la préférence à la potasse caustique ; j'aime mieux la pâte de
Vienne, ou la pâte de Canquoin, composée de chlorure
de zinc et de farine. Astruc préfère le caustique au bistouri. S'il nous fallait choisir entre ces deux moyens,
nous préférerions de beaucoup le dernier.

Vidal (de Cassis) et M. Denis préconisent les ponctions
multiples. Comme eux, j'y aurais recours, si j'avais à ouvrir un bubon. Quand on ne fait qu'une ponction, la pression de l'air sur la plaie s'oppose à l'écoulement du pus.
Une contre-ouverture me semble toujours utile, mais

elle est indispensable dans les cas où, suivant une expression de M. Ricord, le bubon ressemble à un puits artésien, tant est considérable la quantité de pus qui s'en écoule.

M. Bonnafont a proposé le séton filiforme. Nous rejetons cette méthode, qui entretient un trajet fistuleux, et s'oppose à la fermeture d'une plaie qui a naturellement peu de tendance à se guérir.

Lorsque vous avez lieu de soupçonner la virulence du bubon, vous devez panser la plaie comme nous l'avons indiqué pour le chancre. Vous vous souvenez sans doute que j'ai donné la préférence à la charpie imbibée de vin aromatique.

Permettez-moi, pour réparer une omission, d'indiquer un liquide que M. Rodet emploie comme moyen abortif dans le traitement du chancre. J'ai employé ce moyen dans mon service, et, s'il n'a pas toujours été héroïque, dans quelques cas, au moins, il m'a semblé modifier heureusement la marche de l'ulcère non infectant.

Voici la composition de ce liquide :

Acide chlorhydrique............	4	grammes.
Acide citrique......................	4	—
Perchlorure de fer	4	—
Eau distillée..	32	—

Avec un pinceau imbibé de ce mélange on barbouille le chancre plusieurs fois par jour. Les bubons virulents, devenant de véritables chancres quand ils sont ouverts, doivent être pansés, soit avec ce liquide, soit avec le vin aromatique, soit avec la teinture d'iode, qui n'est pas moins efficace que le liquide de M. Rodet pour combattre la virulence.

Vésicatoires multiples. — Je vous ai déjà parlé bien longuement du traitement du bubon. Il me reste à vous entretenir d'une méthode que je crois le moyen abortif le plus sûr; elle consiste dans l'application de larges vésicatoires coup sur coup. J'avais déjà eu recours à ce traitement, lorsque je remplaçai Vidal à l'hôpital du Midi, il y a six ou sept ans. Bien que les résultats eussent été généralement satisfaisants, je ne savais pas alors jusqu'à quelle période de la maladie il est permis d'espérer une guérison sans cicatrice.

Les vésicatoires que j'applique ont des dimensions de 12 à 15 centimètres en long et en large. Le plus souvent, le premier vésicatoire est insuffisant; dès qu'il est sec, j'en applique un second, et ainsi de suite, jusqu'à ce qu'il n'y ait plus de liquide dans le ganglion. Je recommande de laisser l'épiderme se recoller.

A l'hôpital du Midi, j'avais vu la peau se détruire largement sous le vésicatoire, et la plaie résultant de cette destruction marcher, à ma grande surprise, à une très rapide guérison.

Jamais, chez les femmes, je n'ai été témoin de faits semblables.

Je puis vous dire en toute assurance que les vésicatoires coup sur coup sont un puissant moyen abortif, arrêtant la suppuration d'un bubon, quelle que soit sa nature, quelle que soit sa période, pourvu qu'il ne soit pas ouvert.

L'efficacité de cette méthode n'est mise en doute par aucun de mes élèves. J'ai moi-même été souvent étonné des succès que j'ai obtenus. J'ai vu des malades qui entraient à l'hôpital avec un bubon qui s'était ouvert spontanément, et un autre sur le point de s'ouvrir à l'autre aine. L'ouverture d'un premier bubon dont la virulence était constatée permettait de supposer que le second était de même nature, surtout quand celui-ci, contenant une masse énorme de pus, n'était plus recouvert que par la peau mince, rouge, luisante; eh bien ! dans ces cas-là, j'ai vu constamment, depuis que je suis à Lourcine, le pus diminuer de quantité sous l'influence des vésicatoires, la peau s'épaissir par sa face profonde, et le bubon se terminer enfin par résolution.

J'ai à l'appui de mon traitement un grand nombre d'observations recueillies par mes élèves. Je ne pouvais vous les communiquer (1), j'ai dû me borner à vous indiquer les résultats obtenus.

Le plus souvent, le bubon s'affaisse, et le pus qu'il contient se résorbe, sans qu'il en sorte une goutte. J'ai parfois été témoin d'une sorte de transsudation purulente, qui m'a rappelé les faits observés par Malapert. Dans ce cas, si l'on ne regardait pas attentivement, on pourrait croire que le pus qui recouvre la surface dénudée provient de la couche superficielle du derme, comme on l'observe toutes les fois qu'un vésicatoire suppure. Mais quand on étudie avec soin les effets du traitement, on dirait que le pus provient de la profondeur du bubon, et qu'il en sort à la manière du mercure qui traverse une peau de chamois.

Dans quelques cas plus rares, une seule ouverture très petite permet au pus de s'écouler. Le bubon se

____

(1) Voyez à la fin du livre quelques-unes de ces observations.

vide par le pertuis avec une rapidité incompréhensible.

Chez plusieurs femmes nous avons eu l'occasion d'expérimenter le traitement par les vésicatoires multiples comparativement avec une autre méthode : deux bubons virulents, qui avaient paru le même jour, à la même période de suppuration, étaient traités, l'un par l'emplâtre de Vigo ou tout autre résolutif, l'autre par les vésicatoires. Le premier s'ulcérait, se creusait, la peau se décollait, des trajets fistuleux se produisaient, tandis que le second cédait en quelques jours sans suppurer et disparaissait sans laisser la moindre trace.

En résumé, je crois que les bubons, qu'ils soient inflammatoires ou virulents, peuvent guérir sans suppuration ; je pense qu'il n'est jamais trop tard pour empêcher l'ouverture de l'abcès. Quelques théoriciens ne comprennent pas comment des vésicatoires peuvent détruire le virus ; je ne comprends guère mieux comment il est annihilé par le vin aromatique ou l'iode, et pourtant je suis bien forcé de reconnaître cette influence. Ce qui éloigne de l'opinion que je soutiens, c'est qu'on s'est habitué depuis longtemps à regarder comme inévitable la suppuration des bubons.

Rejetant l'usage des saignées locales et générales, j'admets l'utilité du mercure exclusivement comme topique pour les bubons inflammatoires, et je rejette comme nuisible le traitement mercuriel à l'intérieur. J'ai condamné l'intervention du bistouri et des caustiques pour donner aux vésicatoires coup sur coup la préférence sur tous les autres moyens thérapeutiques. En adoptant cette méthode, soyez convaincus que vous conjurerez l'ouverture des bubons.

Si vous arrivez trop tard, c'est-à-dire alors que le ganglion est transformé en une vaste ulcération chancreuse, faites ce que vous feriez pour un ulcère de même nature qui siégerait à la vulve ; modifiez ce chancre mou, et, pour cela, ayez recours aux modificateurs puissants qui agissent sur cette espèce de chancre. C'est, je vous l'ai déjà répété bien souvent, soit la teinture d'iode, soit le liquide de M. Rodet, soit le vin aromatique, en ayant soin de renouveler fréquemment les pansements.

Si vous avez recours au traitement par les vésicatoires, n'oubliez pas qu'il en faudra plusieurs. Vous laisseriez votre œuvre inachevée, et vous donneriez au pus le temps de se faire jour au dehors, si vous ne vous pressiez pas d'appliquer un second vésicatoire dès que le premier est sec. Il en faut quelquefois quatre ou cinq pour obtenir une guérison complète ; mais le malade est largement payé de sa peine quand il se voit guéri sans la moindre cicatrice qui soit de nature à éveiller des soupçons.

CINQUIÈME LEÇON

DU CHANCRE INDURÉ.

Les deux chancres ont pendant longtemps été compris dans la même description. Maintenant que nous savons combien ils diffèrent l'un de l'autre, nous ne pouvons plus suivre les errements de nos devanciers.

Nous allons aujourd'hui nous occuper de l'histoire du *chancre infectant*.

Nous avons vu que le chancre non infectant repose sur des tissus mous ; ce qui a le plus frappé les auteurs dans la physionomie du chancre qui est le début de l'affection constitutionnelle, c'est l'*induration* de sa base et de ses bords, d'où son nom de *chancre induré* sous lequel il est généralement connu.

Il ne faut pas croire, en effet, que ce symptôme n'a été bien observé que de nos jours. En 1514, Jean de Vigo parle de l'induration, qu'il regarde comme précédant les véroles pustuleuses.

En 1673, Nicolas Blégny dit nettement que les chancres *calleux indurés* sont appelés chancres *véroliques*, parce qu'ils sont bientôt suivis des autres accidents de la vérole.

Astruc distingue les chancres en *bénins* et *malins*; il signale « le fond d'un rouge foncé, les *lèvres dures, calleuses, proéminentes* du chancre malin. »

Le chancre induré a été décrit avec une grande précision par Hunter : « Sa base est dure, ses bords proéminents; il est circonscrit et ne se perd pas graduellement dans les tissus environnants. »

Mais personne ne s'est prononcé avec plus de netteté sur la valeur de ce symptôme que Babington, l'annotateur de Hunter : « L'application du virus vénérien sur nos tissus entraîne, dit-il, deux phénomènes morbides : l'induration et l'ulcération. L'induration environne l'ulcère de toutes parts ; elle est à la fois au-dessous et autour de lui ; elle lui forme en quelque sorte un lit, en même temps qu'elle encadre son bord de manière à lui servir partout de moyen d'union avec les parties saines environnantés. »

Pour Babington, l'induration est le premier effet de l'infection ; l'ulcération vient ensuite.

Vous le voyez, ce caractère a de tout temps été considéré comme le signe infaillible du chancre infectant.

M. Ricord, comme les auteurs que nous venons de citer, admit l'importance de l'induration. Il croyait que c'était le signe d'une manifestation prochaine des accidents constitutionnels. Cependant il disait qu'elle peut échapper au médecin (1) et même ne pas exister, c'est-à-dire que la vérole constitutionnelle peut provenir de chancres qui ne sont pas indurés (2).

M. Ricord va jusqu'à se plaindre qu'on lui ait fait dire qu'il n'y a pas de syphilis constitutionnelle sans chancre induré, tandis qu'il a soutenu que le chancre induré est l'indice certain du développement de la syphilis constitutionnelle.

Il avait souvent appelé l'attention des élèves sur ce caractère du chancre, mais jamais il n'avait eu la pensée que l'ulcère induré est le seul qui soit syphilitique.

On s'est plu pourtant à répéter que la distinction des deux chancres avait été *pressentie* par le chef de l'école du Midi. Pour moi, je n'ai rien trouvé dans ses ouvrages qui puisse justifier cette assertion.

Cette induration, prélude d'une infection constitutionnelle, était à ses yeux le résultat d'une aptitude de l'individu contaminé ; loin d'être une espèce à part, le chancre induré dépendait non de la *graine* (c'était son expression),

______

(1) « Vous comprenez que l'induration doive échapper fréquemment même aux praticiens les plus exercés et les plus avides d'un diagnostic rigoureux.

» Notez encore que l'induration, si difficilement perceptible sur certaines régions, y est en outre essentiellement passagère. A peine produite, quelques jours suffisent pour la faire évanouir.» (*Leçons sur le chancre*, p.135.)

Dans les notes du livre de M. Hunter, M. Ricord ajoute : « On se tromperait bien souvent si, comme l'indique Hunter et comme semble le vouloir d'une manière plus absolue M. Babington, on voulait toujours reconnaître le chancre à la présence de l'induration de sa base. »

(2) L'induration de la base et des bords du chancre n'a d'importance réelle dans le diagnostic que lorsqu'elle existe, car je le répète, des chancres privés de ce caractère n'en conservent pas moins toutes leurs propriétés, tant sous le rapport de la contagion que sous celui des accidents consécutifs.

mais du terrain. En termes moins pittoresques, l'induration ne résultait pas de la qualité du virus, mais de la nature des tissus sur lesquels il était déposé.

C'est à M. Bassereau que revient l'honneur d'avoir, le premier en France, distingué les deux chancres, et d'avoir établi qu'ils se propagent toujours, chacun dans son espèce : l'un, infectant fatalement la constitution ; l'autre ayant une sphère d'action bornée à la région dans laquelle il a pris naissance, sans que sa virulence puisse aller au delà du premier ganglion auquel se rendent les vaisseaux lymphatiques atteints par l'ulcération.

Je sais bien qu'ayant été interne de l'hôpital du Midi, M. Bassereau a pu laisser croire qu'il était redevable de sa découverte aux savantes leçons de son maître ; mais l'hôpital Saint-Louis, où je l'ai connu interne, a-t-il donc été sans influence sur la direction de ses études? J'ai peine à comprendre comment on pourrait appartenir à une école, quand on a renversé la base sur laquelle elle avait été édifiée. Nous verrons, en effet, que de toutes les théories de l'hôpital du Midi, il en est bien peu que l'on puisse avouer lorsque l'on admet la dualité du virus chancreux.

M. Bassereau, dont je ne saurais trop vanter l'excellent livre, après avoir confronté l'individu infectant avec l'individu infecté, a démontré qu'il y a une variété de chancre inoculable par excellence, aussi bien sur le malade lui-même que sur une personne vierge de syphilis, ulcère qui jamais ne s'indure spontanément, et qui ne peut, dans aucun cas, transmettre la vérole. Ce chancre, communiqué à cent individus, restera local chez tous, et toujours semblable à lui-même. A côté de cette variété, il y en a une autre essentiellement différente, c'est le chancre infectant, remarquable par la tendance que les tissus sur lesquels il repose ont à s'indurer ; il se transmet aussi dans son espèce, sans que jamais il puisse provenir d'un chancre non infectant ; mais il n'est pas susceptible de se reproduire par l'inoculation sur le malade déjà infecté.

D'après cela, le chancre infectant est aussi distinct du chancre mou que de la blennorrhagie, puisque lui seul est apte à communiquer la syphilis.

Comme toute doctrine qui est l'expression de la vérité, la dualité du virus chancreux eut bientôt un grand nombre d'adhérents.

M. Ricord l'admit ; mais, avec M. Fournier, l'un de ses élèves, il ne tarda pas à soutenir que si les deux chancres sont essentiellement distincts l'un de l'autre, il est une circonstance dans laquelle le chancre infectant peut revêtir les qualités objectives du chancre mou. C'est lorsqu'il est communiqué à un individu déjà syphilitique.

Dans ce cas, l'ulcère qui se développe n'est point induré ; il a perdu, par sa transplantation sur un sujet antérieurement contaminé, le signe qui le distinguait du chancre mou ; mais il n'en conserve pas moins la faculté d'engendrer un *chancre induré*, et de donner naissance à des accidents constitutionnels chez une personne vierge de syphilis, à laquelle il sera transmis soit par le coït, soit par inoculation.

M. le docteur Clerc soutient une opinion qui diffère autant de la précédente que de celle de M. Bassereau. Pour lui, il y a deux chancres, l'un, qui est induré, l'autre qui ne l'est pas, et qu'il appelle *chancroïde*. Admettant que la varioloïde est née de la variole communiquée à un sujet qui en avait été déjà précédemment affecté ; que le vaccin ne peut se transmettre que sous forme de faux vaccin à une personne déjà vaccinée, M. Clerc se croit autorisé à soutenir, en s'appuyant sur l'analogie et sur un petit nombre d'observations, que le chancre induré, quand il est communiqué à un sujet ayant eu la vérole antérieurement, perd tous ses caractères originels, devient chancre mou (chancroïde) et est inapte à se reproduire autrement que comme *chancre mou*, aussi bien chez les individus qui n'ont jamais été malades que chez ceux qui sont sous l'influence de la diathèse syphilitique.

Dans cette dernière manière de voir, le chancre mou ne serait autre chose qu'une dégénérescence du chancre induré ; tandis que M. Bassereau, après avoir commenté les auteurs qui ont écrit avant et après 1493, a soutenu que si l'existence du chancre mou remonte aux temps les plus reculés, celle du chancre induré ne date que de l'épidémie de la fin du xve siècle, et que ces deux ulcères forment toujours deux espèces essentiellement distinctes.

Pour moi, sans toucher à la question relative aux âges des diverses manifestations vénériennes, j'adopte entièrement la distinction établie par M. Bassereau. Je crois qu'il y a un chancre qui, dans aucune circonstance, ne peut donner lieu à des accidents constitutionnels ; tandis qu'il y en a un autre qui les engendre fatalement, et qui se reproduit toujours semblable à lui-même.

Je sais bien que si la transformation du chancre induré, quand il est transmis à un syphilitique, s'opérait comme le veut M. Clerc, il faudrait apporter une restriction à la distinction des deux chancres, puisque le chancre infectant dans cette théorie pourrait donner naissance à un ulcère qui perdrait pour lui-même et pour ses descendants la propriété d'infecter la constitution. Mais je ne sais comment MM. Ricord, Fournier et Clerc s'y sont pris pour inoculer le pus d'un chancre induré sur un sujet syphilitique. Vainement j'ai tenté cette inoculation ; dans aucune de mes tentatives je n'ai réussi à développer le chancre le plus simple ; je dirai même une apparence, un semblant de chancre.

Aussi je suis heureux de pouvoir vous assurer que la proposition de M. Ricord, relative à l'unicité de l'infection, est parfaitement vraie d'une manière générale. J'admets bien qu'après plusieurs années, lorsque le malade est arrivé à l'époque des accidents tertiaires, ou bien lorsqu'il a suivi un traitement qui a détruit chez lui le principe syphilitique, j'admets, dis-je, que ce malade peut contracter une seconde vérole ; mais des expériences cent fois répétées m'autorisent à dire que chez un sujet en pleine syphilis l'inoculation du pus infectant, constamment négative, ne donne jamais naissance au chancroïde ou à toute autre ulcération.

Nous examinerons plus tard les objections que l'on peut faire à la doctrine de la dualité du virus, celles qui s'élèvent contre l'unicité, et j'espère vous amener à reconnaître que sans la distinction des deux chancres, il est impossible d'instituer un traitement qui ne soit pas dans les deux tiers des cas inutile et dangereux.

Étudions maintenant les caractères physiques du chancre infectant.

Symptômes. — Le chancre infectant a une forme arrondie, subordonnée à celle des parties qu'il occupe ; circulaire sur les grandes lèvres et à la bouche, il est souvent allongé lorsqu'il chevauche sur les grandes et les petites lèvres à la fois, et surtout lorsqu'il existe à la fourchette. Il peut n'occuper que le bord d'une lèvre, où il fait une échancrure qui rappelle exactement les ulcères qui se développent sur les oreilles des chiens. Son fond est lisse et régulier; il est rouge, avec une teinte jaune. Depuis Fallope, on dit que sa couleur est celle de la chair de jambon.

Il est circonscrit par un anneau dont la teinte blanchâtre tranche sur la couleur rouge jaune du reste de l'ulcère. Cet anneau, proéminent au-dessus des tissus voisins, a valu au chancre induré le nom de *syphilide annulaire*, qui lui a été donné par William Wallace.

Ce bord annulaire et le fond sur lequel le chancre repose ont une consistance qui tantôt peut être comparée à celle d'un fibro-cartilage, tantôt à celle d'une feuille épaisse de parchemin.

L'induration de la base et des bords du chancre sépare nettement cet ulcère des tissus voisins. Benjamin Bell l'a comparée avec beaucoup de justesse à la sensation que donnerait un demi-pois qui serait placé au-dessous de l'ulcération.

Le chancre infectant est parfois tout aussi nettement accusé chez la femme que chez l'homme; mais souvent aussi il a des bords d'une consistance qui ne suffit pas pour établir un diagnostic précis. Il faut, dans ces cas, recourir à d'autres symptômes sur lesquels je fixerai dans un instant votre attention.

C'est surtout à la fourchette qu'il est difficile de distinguer l'induration. Vous savez, en effet, que dans ce point l'entrecroisement des faisceaux musculaires des sphincters et des fibres aponévrotiques forme un plan très résistant, duquel il n'est pas facile d'isoler la base de l'ulcère pour en apprécier la consistance.

Histologie. — On a demandé au microscope de nous éclairer sur la nature de l'induration du chancre. Malheureusement, les micrographes ne sont pas encore d'accord à ce sujet.

Pour M. R. Virchow (1), le fond induré de l'ulcère chancreux présente la même prolifération du tissu conjonctif, la même destruction des éléments en fines granulations graisseuses, le même épaississement que l'on remarque dans la tumeur gommeuse des parties internes. Ceci serait de nature à enlever de son importance à la classification qui reconnaît des symptômes primitifs, secondaires et tertiaires, puisque les altérations dites primitives seraient les mêmes, au point de vue microscopique, que les altérarations subséquentes. Mais l'opinion de M. Virchow n'est pas partagée par tout le monde. M. Lebert a trouvé dans la base du chancre induré les noyaux ovales et ronds du tissu fibro-plastique, un certain nombre de corps fusiformes, et proportionnellement une petite quantité de cellules complètes. Tous ces éléments se trouvent compris entre les fibres du derme, qui sont écartées par cette exsudation fibro-plastique.

M. le docteur Baerensprung a trouvé qu'une partie de la substance granulaire amorphe, formant la base du chancre induré, était colorée en rouge par la solution iodée ; il conclut de ce fait que l'exsudat formant l'indu-

---

(1) *Syphilis constitutionnelle*, p. 181.

ration spécifique du chancre est différent de l'exsudat inflammatoire, et qu'il est identique avec les épanchements qui se forment sous l'influence de la syphilis constitutionnelle dans les divers autres organes. Je vous cite ces opinions sans me prononcer, n'étant pas juge compétent de ces recherches micrographiques.

Le chancre induré est rarement multiple : le plus souvent on n'en trouve qu'un chez la femme ; quelquefois il y en a deux, l'un à droite, l'autre à gauche. Dans ce cas, ils se correspondent souvent : on les voit siéger en face l'un de l'autre sur les petites ou les grandes lèvres. On a pu croire que l'un d'eux était le résultat de l'inoculation du pus provenant de l'autre.

Je crois qu'il est plus rationnel de les considérer comme étant nés ensemble du contact avec le pus virulent qui les a touchés en même temps.

D'après un relevé de M. Puche, la fréquence du chancre induré chez l'homme est à celle du chancre non infectant comme 1 est à 4 ; il y a une vérole pour quatre sujets présentant des chancres mous.

Ce rapport proportionnel est indiqué dans une note de M. Fournier, qui a fait à ce sujet un rapprochement très curieux : il résulte de là, dit-il, que sur trois ou quatre chancres pris au hasard, un seul est suivi d'infection constitutionnelle, et doit produire des accidents spécifiques. Or, des vénériens ayant été à peu près abandonnés aux suites naturelles de leur maladie, on a trouvé que sur quatre un seul avait eu des accidents constitutionnels (1).

Les chancres indurés sont encore plus rares chez la

____

(1) Voyez Virchow, *Syphilis constitutionnelle*, traduction du docteur Picard.

femme que chez l'homme. A Lourcine, avec la plus scrupuleuse attention, nous n'en voyons pas une trentaine par an. Prenant une année au hasard et faisant le relevé des diagnostics, MM. Azémar, Dibos et Mathé, mes externes, ont trouvé que, dans mon service et dans celui de mon collègue M. Lallier, il y avait eu cinquante-quatre individus affectés de chancre induré.

Il y a bien longtemps que l'on a remarqué cette rareté du chancre induré chez les femmes.

Nicolas Massa croyait pourtant que la syphilis est plus fréquente chez la femme que chez l'homme, parce que *les femmes sont plus flegmatiques*; l'observation est fausse, et l'explication n'est pas heureuse. MM. Davasse et Deville ont cru avoir trouvé la raison de la rareté du chancre induré chez la femme. D'après eux, c'est qu'il se transforme rapidement en plaque muqueuse, et cette explication est répétée depuis près de vingt ans par tout le monde. Je ne veux pas nier absolument cette métamorphose, mais je la crois beaucoup plus rare qu'on ne le dit; si elle a paru fréquente, c'est que l'on a pris des plaques muqueuses commençantes pour des chancres en voie de transformation. Je reviendrai sur ce sujet en parlant des plaques muqueuses.

Les chancres infectants peuvent exister partout; le plus souvent, comme ils sont transmis par le coït, on les trouve aux grandes et aux petites lèvres, au clitoris et à son capuchon, à l'urèthre, à la fourchette. Je ne crois pas les avoir jamais observés au vestibule; je les ai vus bien rarement aux plis rayonnés de l'anus. Ils sont au contraire très fréquents à la bouche; je n'ai pas besoin de vous dire pourquoi.

Hunter pensait que les malades y portaient les doigts

couverts de pus. Je crois que le plus souvent la contagion se fait autrement : la volupté apparaît à ceux qu'elle enivre avec une coupe qu'il est dangereux de porter à ses lèvres. Si tout le monde était convaincu de ce danger, les organes génitaux seraient presque exclusivement le siége des premières manifestations de la syphilis ; mais il n'en est pas ainsi, ou du moins si l'on sait à quoi on s'expose, on n'est pas plus prudent pour cela. Nous avons, en ce moment, dans nos salles, une femme qui a un énorme chancre induré du bord gauche de la langue, et je la soupçonne fort de ne pas l'y avoir mis avec ses doigts.

En parlant du chancre mou, je vous ai déjà dit la prédilection du chancre induré pour les téguments de la tête.

Sur 126 chancres céphaliques, M. Fournier n'en avait pas trouvé un qui ne fût induré ; cette rareté du chancre mou à la tête avait fait penser qu'il n'était pas susceptible de s'y développer, lorsque de nouvelles recherches ont démontré le contraire.

Les chancres indurés de la vulve, n'ayant pas toujours des caractères aussi tranchés que ceux de la verge ou de la bouche, peuvent passer inaperçus. Lorsqu'ils siégent dans le vagin et sur le col de l'utérus, il est encore plus difficile de les reconnaître. « Au delà de l'anneau vulvaire, dit M. Ricord, dans le vagin, l'induration perd de sa rénitence, de sa netteté ; elle peut manquer même, ou devenir moins facilement appréciable. »

Nous verrons plus loin que l'induration ne s'observe presque jamais à la base des chancres du col de l'utérus.

Le produit de la sécrétion du chancre infectant diffère de celui du chancre mou. C'est un pus séreux, mal lié, sécrété en petite quantité.

Un des signes importants pour le diagnostic est l'état des ganglions voisins. Les chancres mous s'accompagent d'un seul ou de deux bubons volumineux, empâtés, douloureux, avec tendance à la suppuration. L'adénopathie propre au chancre infectant est une tuméfaction de la plus grande partie ou de la totalité des ganglions qui reçoivent les vaisseaux lymphatiques de la région sur laquelle l'ulcération s'est produite. Tous les ganglions superficiels et profonds sont pris : le premier est plus volumineux ; mais comme lui, les autres sont durs, indolents, roulant sous le doigt qui les presse, séparés des tissus sous-jacents, constituant ainsi ce que l'on a appelé la pléiade ganglionnaire. Souvent on sent à travers la peau les vaisseaux indurés qui les relient les uns aux autres.

Cette adénopathie est connue depuis longtemps. Dès le commencement du XVIᵉ siècle, Guillaume Rondelet, le même qui jouait dans la farce de la *Femme muette*, et qui figure dans Rabelais sous le nom de Rondibilis, savait que « les bubons *rétrocédés et indurés*, qui n'ont pas de tendance à suppurer, donnent la vérole constitutionnelle ».

Il est rare de voir suppurer l'adénopathie multiple syphilitique. Je suis porté à croire que la suppuration de ces ganglions n'est possible que dans les cas où le chancre induré a été irrité par des pansements de mauvaise nature, ou déchiré par le frottement ou l'arrachement d'un linge adhérent à l'ulcère. Depuis quatre ans que je suis à l'hôpital de Lourcine, je n'oserais pas affirmer que j'ai vu une de ces tumeurs ganglionnaires donner lieu à un abcès. Je ne nie pas pourtant que l'on puisse voir un bubon suppuré coexistant avec un chancre infectant. Cela doit avoir été souvent observé dans les cas où les deux variétés de chancre existent chez le même sujet. Dans ce cas, un bubon peut être virulent et avoir de la tendance à suppurer ; alors il a son siége dans le ganglion le plus interne, les autres gardant leur physionomie typique, avec induration, indolence et mobilité sous la peau.

Cette coexistence des deux chancres sur le même individu est un des faits les plus curieux de l'histoire de la syphilis. Elle nous donnera l'explication de plus d'une erreur, lorsque nous nous occuperons de la question relative à la dualité du virus.

Il nous reste à étudier la marche du chancre infectant, son diagnostic et sa terminaison. Je me réserve d'embrasser d'un seul coup d'œil, dans la leçon suivante, les questions de doctrine que vous comprendrez bien plus aisément lorsque vous serez édifiés sur les éléments de la discussion.

Le chancre induré est ordinairement indolent à son début, c'est à peine s'il s'annonce par un peu de prurit ; il naît à la manière des tumeurs malignes, qui envahissent nos tissus sans prévenir et sans crier *gare*.

Les femmes, en particulier, paraissent d'une insensibilité remarquable à ce travail pathologique. Le plus souvent elles ne soupçonnent la vérité qu'à une période avancée de l'ulcération, et parfois leur attention est attirée non par l'existence du chancre, mais par l'œdème qui le complique.

On dit que le chancre débute constamment par une pustule. Je n'ai pas de raisons pour dire le contraire ; mais à l'époque où l'on faisait naître ainsi le chancre induré, n'oublions pas qu'on le confondait avec le chancre mou.

N'ayant point été tenté d'inoculer le chancre infectant sur des sujets sains, je n'ai jamais eu l'occasion d'assister à la naissance de cette espèce d'ulcération, car les femmes n'entrent à Lourcine qu'à l'époque où le volume des parties, un suintement purulent, ou tout autre symptôme attirent forcément leur attention.

M. Ricord professe que l'ulcération peut s'établir d'emblée. Je ne veux pas nier ce fait, mais je crois pourtant que cette opinion repose sur une mauvaise observation. Un malade s'écorche, se fait une plaie qui reste ouverte pendant quelques jours, puis se ferme, et au bout d'un certain temps d'incubation, moindre peut-être que lorsqu'il n'y a pas eu d'écorchure, une ulcération se produit. Comme le travail ulcératif trouve des tissus mal cicatrisés, l'ulcère apparaît vite, et le malade assure que la plaie ne s'est jamais fermée. J'affirme qu'elle a dû se fermer, si par des manœuvres malhabiles ou par un traitement intempestif on ne s'est pas opposé à sa cicatrisation.

L'induration apparaît peu de jours après le début de l'ulcération. M. Ricord pense qu'elle est très rare avant le troisième jour; que le plus souvent elle se produit vers la fin du premier septénaire. Ce n'est que très rarement, suivant cet auteur, que l'on voit un chancre s'indurer dans la troisième semaine. La difficulté que l'on éprouve pour constater l'induration chez la femme serait de nature à faire croire qu'elle se produit vite et disparaît de même; nous verrons plus tard ce qu'il faut penser de cette explication.

Babington a soutenu que l'induration envahit les tissus avant que le travail ulcératif s'y produise. Mais c'est là une erreur. Elle est toujours précédée par un commencement d'ulcération.

On a dit que l'induration est proportionnée à la richesse des vaisseaux lymphatiques de la partie ulcérée. Ce que l'on observe chez la femme me semble en contradiction flagrante avec cette assertion. Les lymphatiques, en effet, forment à la vulve des réseaux extrêmement abondants : il est peu de tissus qui en aient d'aussi riches. Et cependant l'induration est beaucoup moins fréquente chez la femme que chez l'homme. Si vous avez injecté ces vaisseaux au mercure, vous avez pu voir que la vulve entière est couverte d'un réseau dont les mailles sont tellement serrées qu'il semble que toute l'injection soit une couche argentée, appliquée sur la préparation. Les lymphatiques des grandes et des petites lèvres, du vestibule et de la fourchette, entourent entièrement l'orifice vaginal ; ils reçoivent ceux de la moitié antérieure du vagin, et tous ceux de la membrane muqueuse de l'urèthre, ce qui explique comment le bubon de l'aine peut se montrer dans l'uréthrite. De ces réseaux naissent trois, quatre ou cinq troncs assez volumineux, qui vont se jeter dans les ganglions superficiels et internes de l'aine. Que l'on cherche donc une autre explication de l'induration, si l'on tient à en donner une.

La cicatrisation du chancre induré se fait d'une manière très remarquable : elle s'opère de la circonférence au centre ; le cercle primitif se restreint, un autre cercle se reproduit en dedans du premier, et celui-ci se resserre vers le centre, de telle sorte que ces anneaux successifs semblent presser la portion encore ulcérée du chancre et l'exprimer en la rendant plus saillante. C'est à cette période que le chancre induré mérite le nom d'*ulcus elevatum*.

L'induration survit à la cicatrisation et persiste quelquefois pendant un temps très long : on dit l'avoir observée pendant des années. Cette remarque, faite sur l'homme, n'est pas vraie pour la femme. En général, l'induration chez elle disparaît vite, et dès que les plaques muqueuses apparaissent, il est difficile de dire où était le chancre infectant, et l'on peut se demander si même il a existé.

Chez l'homme, la cicatrice du chancre induré présente parfois des stigmates bronzés. On les observe surtout sur la peau fine qui recouvre la verge. Je n'ai jamais vu ces taches brunes chez la femme; chez elle les cicatrices sont blanches et ne se distinguent point par leur couleur et leur aspect de la cicatrice qui succède à une ulcération simple.

Quand une fois le chancre induré s'est cicatrisé, il ne récidive pas.

Au lieu de se guérir comme nous venons de l'indiquer, il peut se transformer en plaque muqueuse. Peut-il subir la déviation phagédénique?

Nous avons dit ailleurs que cette transformation est très rare pour le chancre infectant.

Chez deux femmes je l'ai vu s'étendre par gangrène : dans l'un des cas, cet accident se borna; dans l'autre, la femme mourut.

Avant d'aller plus loin, permettez-moi d'attirer votre attention sur l'adénopathie qui accompagne le chancre infectant.

Il faut distinguer deux sortes d'adénopathies : celle qui répond à la partie où l'infection a débuté, et celle qui signale sur d'autres points les manifestations constitutionnelles de la maladie.

L'appareil génito-urinaire et l'anus étant chez les femmes les parties où débute l'infection, les premiers ganglions qui seront affectés devront se trouver aux aines. Chez les nourrices, ce seront les ganglions sous-pectoraux et axillaires ; les ulcérations de la bouche auront leur premier retentissement sur les ganglions sous-maxillaires.

Quel que soit par la suite le point de départ de la vérole, les chaînes ganglionnaires se prennent sur différents points du corps : ce sont les ganglions postcervicaux, ceux qui se trouvent derrière l'extrémité supérieure du bord postérieur du sterno-clido-mastoïdien ; puis la chaîne du bord antérieur de ce muscle, et celle des ganglions qui se trouvent à la naissance du plexus brachial, entre les deux scalènes. On trouve ensuite les ganglions de l'aisselle, et enfin le ganglion sus-épitrochléen, qui est le plus tardif et le plus persistant : c'est lui qui dans certains cas reste comme le dernier indice d'une syphilis incomplétement guérie.

Les ganglions profonds n'échappent pas plus que les superficiels à l'induration. C'est ce qu'on peut constater toutes les fois que l'on a l'occasion de faire l'autopsie des individus qui ont succombé pendant la diathèse syphilitique.

Les ganglions qui ont subi la transformation propre à la syphilis sont indurés et indolents. Comme ils sont devenus volumineux, on dit qu'ils forment une *pléiade*.

Reliés les uns aux autres par des cordons durs et résistants, ils roulent sous la peau, et se distinguent aisément des tissus environnants, qui ne sont ni douloureux, ni enflammés.

Dans le début de la vérole, ils sont tous tuméfiés et d'une consistance chondroïde. Celui dans lequel se rendent les lymphatiques venant directement de la partie primitivement affectée, se distingue souvent par son volume, qui l'emporte sur celui de ses voisins. Il est ordinairement le plus proche du point ulcéré. Quand le chancre a son siége sur une lèvre du côté droit, c'est à droite que l'on trouve les ganglions les plus volumineux; quand l'ulcération siége sur le clitoris, des ganglions sont également développés des deux côtés.

Les ganglions s'indurent en même temps que le chancre qu'ils accompagnent, c'est-à-dire vers la fin du premier septénaire ou au commencement du second.

En parlant du chancre mou, j'ai dit que chez la femme les vaisseaux lymphatiques enflammés ne sont point, comme sur la verge de l'homme, visibles à travers la peau; mais quand un chancre induré siége à la vulve, on peut souvent sentir avec les doigts les vaisseaux lymphatiques indurés au milieu du pannicule graisseux qui double la peau du mont de Vénus. Quand la malade est maigre, on pourrait parfois compter les cordons durs et arrondis formés par les vaisseaux.

Les ganglions indurés sont-ils les satellites obligés du chancre infectant? On peut d'une manière générale répondre affirmativement; mais cette induration ganglionnaire est parfois bien peu marquée. Je crois pouvoir affirmer qu'elle est en raison directe de l'intensité de la syphilis.

Diagnostic. — Le chancre infectant a des caractères qui le distinguent de toutes les autres ulcérations ; aussi le diagnostic de cet ulcère n'offre-t-il aucune difficulté, lorsque l'induration est nette et qu'elle a envahi les ganglions ; mais il y a des cas dans lesquels on a besoin de beaucoup de prudence pour ne pas être induit en erreur.

On ne confondra pas le chancre infectant avec une plaque muqueuse, si l'on se souvient des signes du chancre. Je sais bien qu'une plaque muqueuse peut avoir quelque ressemblance avec cet ulcère, surtout quand elle a son siége sur une grande lèvre œdématiée ; elle peut alors avoir jusqu'à un certain point une consistance qui rappelle celle des tissus indurés. Mais les plaques muqueuses sont rarement isolées chez la femme, et puis, en les pressant dans le sens transversal, on n'a pas la même sensation qu'en palpant dans le sens de la longueur de la grande lèvre.

Ajoutez à cela que les plaques muqueuses de la vulve s'accompagnent souvent de lésions semblables à l'isthme du gosier, et que jamais elles ne sont entourées par le cercle de tissu fibro-plastique qui entoure le chancre.

Ce diagnostic a d'ailleurs moins d'importance qu'autrefois, maintenant que l'on considère les plaques muqueuses et le chancre infectant comme une manifestation d'une infection de l'économie, et que leur contagion n'est plus niée par personne.

Quand au voisinage de la vulve on trouve des tissus indurés, il ne faut pas trop se hâter d'y voir la trace d'un chancre infectant. J'ai vu l'orifice d'une fistule de l'anus qui avait été pris pour un chancre induré par un homme qui se croyait très fort en syphilographie.

Vous rencontrerez aussi des furoncles en voie de guérison qui pourront vous faire hésiter un instant.

Les ulcérations des gencives, consécutives à une stomatite, peuvent dans quelques cas présenter l'aspect des ulcères syphilitiques.

J'ai vu à la consultation une femme qui a été infectée par son nourrisson. L'enfant, affecté de plaques muqueuses, m'avait été présenté précédemment, et j'avais prévenu sa nourrice qu'il y avait danger pour elle. Mon conseil n'ayant pas été suivi, l'enfant mourut, et la nourrice eut un chancre induré au mamelon droit.

Cette femme m'amena plus tard une petite fille de six ans qui avait une large ulcération taillée à pic des gencives qui correspondent aux deux incisives droites du maxillaire supérieur. Ces ulcérations avaient un fond grisâtre qui ressemblait un peu à celui d'un chancre mou. Leur aspect était complétement différent de celui d'un chancre infectant, et c'était celui-là que l'enfant eût pu contracter dans ses relations avec sa mère.

Ce n'était qu'une stomatite ulcérée ; mais il ne serait pas impossible de confondre cet état avec un chancre non infectant, si l'on ne remarquait que les bords de l'ulcère ne sont pas décollés, et que son fond, qui est à la vérité grisâtre, est plus homogène que celui d'un chancre mou.

On peut encore être embarrassé par certaines ulcérations à fond rouge et à bords nets, qui succèdent à la cautérisation des végétations par des acides concentrés ; il suffit que l'on soit prévenu pour que l'erreur soit

évitée; du reste, le fond de ces ulcérations n'est pas
induré comme celui du chancre dont je m'occupe en ce
moment.

Pour reconnaître le chancre infectant sous toutes ses
formes, il faut que vous sachiez qu'il peut revêtir celle
de l'ecthyma, plus rarement à la vérité chez la femme
que chez l'homme. Je n'ai vu ce chancre, à l'hôpital de
Lourcine, qu'à la partie externe des grandes lèvres et sur
le pubis, en un mot, sur les parties qui sont recouvertes
par la peau.

Personne ne doute plus qu'un chancre puisse exister
dans l'urèthre; on sait tout le parti que M. Ricord a tiré
du chancre uréthral pour soutenir que la blennorrhagie
est une maladie purement locale. Nous savons maintenant que les chancres de l'urèthre dont on inoculait le
pus sur le malade lui-même, et qui produisaient la pustule
caractéristique, n'étaient pas de nature à infecter la constitution. La raison invoquée était donc mauvaise; eh
bien! plus que toute autre, elle a influencé notre génération médicale pour l'amener à reconnaître que la blennorrhagie n'est jamais syphilitique.

Les chancres que l'on inoculait ne sont pas les seuls
que l'on rencontre dans le canal de l'urèthre. On peut y
trouver un chancre induré; dans ce cas, le diagnostic
est entouré de grandes difficultés. N'étant pas inoculable
sur le malade lui-même, l'ulcère ne peut être reconnu
qu'à une induration plus ou moins marquée dont on constate l'existence à l'aide du doigt indicateur introduit
dans le vagin. Chez la femme, il arrive assez souvent que
le chancre induré existe près du méat, dont il maintient
les bords béants. Le diagnostic est alors plus facile.

Quand le chancre infectant a son siége sur les petites lèvres, ou sur le clitoris, il revêt la forme *parcheminée*, à induration superficielle. On peut alors avoir quelque peine à le distinguer des plaques muqueuses. Pour établir un diagnostic précis, on se souviendra que le chancre est entouré d'un cercle proéminent, et que, dans ce point, à l'absence d'induration les plaques muqueuses joignent un aspect opalin.

Les chancres du col sont rarement de nature à infecter l'économie. Ceux que l'on y rencontre sont, dans l'immense majorité des cas, des chancres mous. On aura l'explication de ce fait, si l'on réfléchit que le pus des derniers est excessivement contagieux, tandis que le produit de sécrétion du chancre infectant l'est à un bien moindre degré, et pendant un temps très court.

Si l'on tient compte de ce que le col est souvent recouvert par le mucus albumineux qui provient de ses nombreuses glandules, on comprendra que fréquemment aussi le virus du chancre induré doit avoir de la peine à se trouver en contact immédiat avec le museau de tanche. Je ne nie pas qu'il y ait des chancres infectants du col; mais, quand ils existent, je crois qu'il est bien rare que l'induration de leurs bords et de leur base puisse être perçue à l'aide du doigt introduit dans le vagin. Si M. Ricord a pu une fois la constater sur le museau de tanche, c'est que, dans ce cas, il y avait un prolapsus de l'utérus qui permettait de voir le col au dehors de la vulve et de le prendre entre les doigts.

Mon ami le docteur Bernutz, qui a étudié avec soin les chancres du col, soutient qu'ils sont presque tous infectants; mais je ne peux pas partager sa manière de voir, parce qu'il ajoute qu'ils sont tous inoculables sur la malade elle-même.

Nous sommes amenés à discuter une question qui domine l'histoire de la syphilis : Peut-on distinguer le chancre non infectant de celui dont la présence est l'indice d'une affection constitutionnelle?

SIXIÈME LEÇON

DU CHANCRE INDURÉ.

Avant de chercher à distinguer le chancre non infectant de celui dont la présence est l'indice de l'infection constitutionnelle, nous devons résoudre une question préjudicielle :

Y a-t-il deux virus, ou bien n'y en a-t-il qu'un, qui, suivant certaines conditions, donne au chancre une forme et des qualités empruntées à l'idiosyncrasie du malade ou à toute autre cause indépendante de la nature du virus?

En d'autres termes : l'infection syphilitique peut-elle avoir pour point de départ deux sortes d'ulcérations, l'une à base molle, l'autre ayant une base et des bords indurés? Ou bien, au contraire, y a-t-il deux affections, l'une constitutionnelle débutant toujours par un chancre le plus souvent induré, s'accompagnant d'adénopathie ganglionnaire, se manifestant après une incubation plus ou moins longue et présentant comme caractère spécial de n'être pas inoculable sur le sujet lui-même ; l'autre, restant locale, sans retentissement ultérieur sur l'organisme, apparaissant sans incubation, caractérisée par des ulcères à base molle, par des adénites mono-ganglionnaires sans induration, souvent douloureuses, ayant de la tendance à suppurer, affection se distinguant de la première par la propriété que son virus possède de pouvoir reproduire indéfiniment sur le malade lui-même un chancre toujours semblable à lui-même ?

Cette question de la dualité ou de l'unicité du virus a la plus haute importance. Toute la thérapeutique des chancres, à leur période initiale, est liée à la solution qu'on lui donne. Pendant vingt-cinq ans, M. Ricord a professé qu'il n'y a qu'un chancre dont la forme et l'aspect, indépendants de sa nature, ne sont subordonnés qu'au *terrain* sur lequel l'ulcère syphilitique se développe, et à l'*aptitude* du malade. Pour lui, l'induration n'était pas l'indice d'une ulcération ayant une origine spéciale. Il croyait, par exemple, qu'un chancre mou, lorsqu'on l'inoculait sur un point quelconque du tégument céphalique, s'indurait fatalement et revêtait ainsi un caractère spécial de malignité.

On disait alors que le chancre *céphalique* était toujours et nécessairement induré. Le public médical adopta cette manière de voir, heureux que l'on eût trouvé pour lui une explication d'après laquelle on pourrait faire naître un chou de Milan quand on sème un chou de Bruxelles, pourvu que la graine tombât dans un terrain convenable.

Cette théorie eut bientôt le sort qui est souvent réservé à des hypothèses plus ingénieuses. La thèse de M. Nadau (des Islets) était de nature à faire réfléchir les plus convaincus; des faits nombreux d'inoculation artificielle ne tardèrent pas à démontrer la possibilité d'inoculer le chancre mou à la face et au cuir chevelu, avec tous les caractères que nous lui connaissons.

Voilà pour la première explication. D'après la seconde (celle qui reposait sur l'*aptitude* du sujet), deux hommes ayant eu, l'un après l'autre des relations avec la même femme, pouvaient contracter l'un un chancre mou, l'autre un chancre induré, suivant leur tempérament et leur prédestination.

Les esprits les plus subtils tombent forcément dans les inconséquences les plus étranges quand une fois ils se sont égarés. Admettant l'aptitude du sujet comme explication de l'induration, et donnant à ce signe une grande valeur au point de vue du pronostic, il était bien difficile de concilier cette manière de voir avec un article de loi que l'on formulait en paraphrasant la charte de 1830 : *Tous les hommes sont égaux devant la vérole !*

A l'époque où l'école du Midi brillait de tout son éclat, on se sentait comme entraîné par un génie qui ne permettait pas que l'on se retournât pour voir combien d'erreurs et de contradictions on laissait derrière soi. Aujourd'hui on ne croit plus guère aux explications de terrain et d'aptitude, et l'on pense généralement qu'une femme, la plus belle du monde comme la plus laide, ne peut donner que ce qu'elle a.

Il est trop pénible d'abandonner les idées auxquelles on doit une partie de sa renommée, pour que M. Ricord n'ait pas hésité à reconnaître que le fait qu'il avait voulu expliquer reposait sur une observation insuffisante.

Dans les *Leçons* qu'il a publiées sur le chancre, il

consacre près de trois cents pages à soutenir la dualité du virus ; pour l'auteur de ce livre, il y a deux chancres parfaitement distincts l'un de l'autre ; il n'est plus question de graine et d'idiosyncrasie ; la doctrine de l'hôpital du Midi est morte et enterrée, sauf la théorie du chancre sans incubation. Voilà du moins la conclusion que vous tirerez des *Leçons* de M. Ricord, si vous vous arrêtez à la 320ᵉ page. Mais si vous lisez le dernier paragraphe de la dernière, la 321ᵉ, vous verrez que pour le professeur « la *dualité du virus chancreux n'est encore qu'une hypothèse que l'avenir jugera ; tandis que l'unicité du virus syphilitique est une vérité jugée par l'expérience et par le temps.* »

Je n'entends rien à ces restrictions habiles à l'aide desquelles l'amour-propre se sauvegarde. Il faut pour moi qu'une porte soit ouverte ou fermée. Mon ami M. Cullerier paraît avoir des principes non moins arrêtés : convaincu qu'il n'y a qu'un virus, il se déclare franchement le partisan de l'unicité, sans poser le moindre jalon qui lui permette un jour de laisser dire qu'il avait pressenti autre chose que ce qu'il professe. Admettant qu'un chancre, quelle que soit la consistance de sa base et de ses bords, peut être suivi d'accidents constitutionnels, il reconnaît que le pronostic varie pourtant suivant l'existence ou l'absence d'induration. Voici comment il formule son opinion : Chancre induré : infection générale certaine. — Chancre non induré, avec induration des ganglions : infection générale probable.— Chancre non induré, ganglions non indurés : infection générale possible.

Si je me suis bien fait comprendre, vous savez déjà que, contrairement à l'opinion de M. Cullerier, j'admets deux chancres : l'un qui est purement local, en ce sens que son retentissement ne va pas au delà des ganglions qui reçoivent directement les vaisseaux lymphatiques du point ulcéré ; l'autre qui est un témoin irrécusable de l'existence d'une infection constitutionnelle. Chacun d'eux se transmet dans son espèce sans que le chancre local, chancre mou ou chancroïde, comme vous voudrez l'appeler, puisse jamais donner naissance à un chancre infectant, quelles que soient les conditions de sa transplantation.

Mais si le chancre non infectant est incapable de se transformer, en est-il de même du chancre induré ? Cette question touche à un point difficile de la doctrine de la dualité du virus. J'ai besoin de toute votre attention pour me faire comprendre.

Je dois commencer par répondre non. Non, d'une manière générale, le chancre infectant ne peut revêtir, avec l'aspect du chancre mou, la bénignité propre à cet ulcère. Mais n'est-il pas une circonstance exceptionnelle dans laquelle le chancre induré peut donner naissance par inoculation ou par contagion physiologique à un ulcère ayant les caractères objectifs du chancre non infectant ? MM. Ricord et Fournier, comme nous l'avons déjà dit, ont soutenu cette manière de voir, d'après laquelle un individu ayant la diathèse syphilitique ne serait plus apte à contracter un chancre ayant une base ou des bords indurés.

Depuis longtemps M. Ricord s'est efforcé de prouver qu'on ne peut avoir la vérole qu'une fois. Vous vous rappelez, sans doute, que j'ai reconnu la vérité de cette proposition, en faisant mes réserves. De même que l'individu qui a été vacciné depuis peu d'années n'est pas apte à produire de nouvelles pustules vaccinales, de même un sujet syphilitique est impropre à contracter de nouveau la vérole. Mais quand l'état diathésique a disparu, ou peut-être seulement s'est considérablement amoindri, la lésion locale, qui manifeste que l'économie est imprégnée, peut de nouveau se produire. C'est ainsi qu'au bout d'une dizaine d'années beaucoup de personnes vaccinées ont perdu le bénéfice de leur première vaccination, et sont aptes à donner naissance à une nouvelle pustule vaccinale, en tout semblable à celles qui se développent chez un individu que l'on vaccine pour la première fois. L'analogie nous permet facilement de comprendre les faits de chancres indurés se produisant chez des syphilitiques; ils ont été trop bien observés pour qu'il puisse venir à la pensée de les révoquer en doute. On ne peut plus dire rigoureusement qu'on n'a jamais la vérole qu'une fois; mais on peut toujours soutenir que la répétition de cette maladie est aussi rare que les cas de double variole. Si l'on conteste la loi générale pour la syphilis, les maladies nécessairement mortelles seront les seules que l'on ne pourra avoir qu'une fois. Cette réserve faite, pouvons-nous dire sous quelle forme se manifestera la contagion syphilitique chez un sujet ayant été une première fois contaminé?

M. le docteur Clerc soutient que c'est constamment un chancre mou qui naît dans ces circonstances, et le chancre transformé se reproduit sous sa nouvelle forme, sans que jamais il puisse donner naissance à un chancre infectant.

MM. Ricord et Fournier admettent aussi que la syphilis ne peut se manifester que par un chancre mou chez un individu déjà syphilitique; mais si ce nouveau chancre est transmis à un sujet jusque-là vierge de vérole, il reprend sur le terrain favorable à son évolution son caractère originel, avec la propriété d'infecter la constitution.

Où est la vérité?

Disons tout de suite que M. Clerc a fort à faire pour donner à sa théorie une base un peu solide. De ce que la variole transmise à un individu vacciné deviendrait une varioloïde qui ne serait plus susceptible de se transmettre que dans cette nouvelle espèce, il conclut par analogie que la syphilis doit être sujette à la même loi. Le chancre induré devient ainsi *chancroïde;* d'accident indice d'une affection générale, il se convertit en un ulcère purement local. Mais pour que l'analogie fût complète et saisissante, après avoir prouvé que la varioloïde n'est pas susceptible de donner naissance à la variole (ce qui n'est pas encore admis par tout le monde), il faudrait démontrer que cette émanation de la petite vérole est condamnée à *n'être jamais qu'un accident local*, proposition dont l'absurdité n'a pas besoin d'être démontrée.

M. Clerc invoque bien en faveur de sa théorie un fait dans lequel un chancre induré existant sur le scrotum se serait inoculé sur la peau du pénis du même individu, et aurait ainsi donné naissance à un chancre mou, mais je doute qu'il ait eu souvent l'occasion de répéter cette observation.

M. Ricord appuie son opinion sur quatre faits observés par MM. Caby et Fournier.

Dans ces observations nous voyons des femmes affectées de la vérole quitter la prison de Saint-Lazare et contracter un chancre mou. Elles ont ensuite des relations avec un homme à qui elles donnent un chancre induré. (*Voy.* à la fin du volume.)

Lorsque ces faits ont été recueillis, tout le monde ne croyait pas à la contagion des plaques muqueuses; mais aujourd'hui que la transmissibilité de la syphilis par le pus des accidents constitutionnels est généralement admise, n'est-il pas permis de se demander si les observations de MM. Caby et Fournier ne sont pas des exemples de cette transmission ?

Pour admettre l'opinion en vertu de laquelle un individu syphilitique ne pourrait plus contracter qu'un chancre à base molle, on oublie que des faits bien observés ne permettent plus de douter de la possibilité qu'un chancre induré se produise de nouveau chez un individu antérieurement syphilitique.

Vous voyez que c'est là une question hérissée de difficultés. Si, à première vue, quelques observations semblent de nature à compromettre la doctrine de la dualité du virus chancreux, avec un peu d'attention on reconnaît bientôt qu'il n'en est rien. D'abord est-on bien sûr que les faits cités ont la valeur qu'on leur prête ? On paraît croire que rien n'est plus facile que de produire un chancre chez un syphilitique; mais si la chose était aussi facile, j'aurais assisté cent fois à la naissance de cet ulcère dans les conditions dont il s'agit. Eh bien ! malgré mes tentatives renouvelées toutes les fois que j'en ai eu l'occasion, jamais je ne suis parvenu à produire une ulcération quelconque chez un malade que j'inoculais avec le pus de son propre chancre induré.

Mais admettons comme prouvé, ce qui ne l'est pas encore suffisamment, que le chancre induré peut donner naissance à un chancre à base molle, lorsqu'il est transmis à un individu ayant déjà la diathèse syphilitique. Ne vous ai-je pas dit que je me préoccupe beaucoup moins de la consistance d'un chancre que de son inoculabilité sur le malade lui-même? Or, dans aucun des faits de MM. Caby et Fournier on n'a inoculé sur le malade le chancre à base molle provenant de l'inoculation du virus infectant sur un sujet syphilitique.

C'est pourtant là le point important de la question des deux chancres, car ce qui les distingue le plus, c'est bien moins la consistance de leurs bords et de la base sur laquelle ils reposent, que la propriété inhérente au chancre non infectant d'être inoculable sur le malade, tandis que le chancre infectant réclame des conditions particulières pour son développement.

Nous l'avons déjà dit, l'inoculabilité est le meilleur guide auquel on puisse avoir recours.

Tandis que pour Hunter et pour M. Ricord il y avait probabilité d'infection générale, lorsque l'on pouvait inoculer le pus d'un chancre sur le malade affecté de cet ulcère, nous disons aujourd'hui que cette inoculabilité est l'indice certain de l'existence d'un chancre non infectant.

Ce n'est pas là le seul caractère distinctif des deux chancres ; nous en trouvons un autre non moins tranché dans le temps qui s'écoule entre le moment où la contagion s'exerce et l'époque initiale des ulcérations : pour le chancre non infectant, l'évolution commence à partir du moment où le virus est déposé sur les tissus, c'est-à-dire *sans incubation ;* pour l'autre (le chancre infectant), l'incubation a une durée variable, mais qui ne paraît jamais être de moins de dix jours.

Swediaur avait déjà dit, au commencement de ce siècle, que l'intervalle après lequel le virus syphilitique manifeste sa présence n'est ni constant ni toujours le même. D'après lui, la première manifestation pouvait se produire peu de minutes après un coït impur, ou seulement au bout de plusieurs jours.

Hunter admettait l'incubation pour la blennorrhagie aussi bien que pour le chancre.

M. Ricord la rejette pour le chancre et pour la blennorrhagie. Critiquant l'opinion de Hunter, il reproche au médecin anglais d'avoir cru que des chancres peuvent apparaître six semaines et deux mois après le coït infectant. Convaincu que l'évolution du chancre commence immédiatement après le coït, il professe encore que l'on peut s'opposer aux accidents constitutionnels, *tuer la vérole sur place*, en détruisant la pustule initiale à l'aide du caustique.

« De tous les chancres, dit-il, que j'ai cautérisés moi-même du *premier au quatrième jour de la contagion*, aucun n'a été suivi des symptômes propres à l'infection constitutionnelle. »

Il dit ailleurs, à propos de la cautérisation abortive : « J'attends encore une objection vraiment sérieuse, *expérimentale* ou *clinique*. »

Depuis l'époque où ces lignes ont été écrites, des faits irréfutables se sont produits pour prouver *expérimentalement* et *cliniquement* que le chancre infectant n'apparaît qu'après une incubation de plusieurs jours.

Déjà Waller et Rinecker avaient démontré que cette incubation est toujours longue, et que les lésions locales consécutives à l'inoculation des accidents secondaires n'apparaissent jamais avant la fin de la deuxième semaine, lorsque MM. Gibert et Rollet firent des expériences dont le résultat n'a guère été contesté.

M. Rollet ayant inoculé un chancre infectant, l'évolution de la syphilis s'opéra comme dans les inoculations d'accidents secondaires : il y eut une incubation de dix-huit jours. Les expériences faites par M. Gibert, à l'hôpital Saint-Louis, démontrèrent que l'apparition de la pustule chancreuse peut être précédée par une incubation de trois semaines. Je pourrais citer d'autres observations non moins concluantes.

On objectera peut-être que la contagion physiologique diffère de la transmission artificielle ; mais l'analogie nous permettrait de soutenir que, dans le premier cas, l'incubation doit être plus longue que dans le second. D'après Swediaur, en effet, la variole apparaît de quinze à vingt-quatre jours après la contagion par l'air, et au bout de huit ou dix jours si elle résulte de l'inoculation. D'après cela, l'incubation serait moins longue quand le virus pénètre avec la lancette, mais elle serait encore d'une dizaine de jours.

Puisque plusieurs semaines peuvent s'écouler entre l'inoculation et l'apparition de la pustule, nous sommes autorisé à dire qu'un laps de temps au moins aussi long peut exister entre le coït et le premier indice de la contagion.

Avant que des expériences eussent été faites sur l'inoculation du chancre infectant, l'analogie avait suffi pour démontrer la nécessité de l'incubation. Pourquoi l'infection syphilitique se produirait-elle autrement que la variole, la scarlatine et la rougeole? On eût pu contester à l'incubation la longueur du temps qu'elle réclame pour la syphilis ; mais si l'incubation avait manqué, c'eût été une infraction à des lois de pathologie générale que la nature seule a dictées.

Aux personnes qui soutenaient que le chancre ne se développe pas à dater de l'heure du coït, M. Ricord répondait en montrant les résultats des nombreuses inoculations qu'il pratiquait chaque jour à l'hôpital. Là, en effet, comme vous pouvez le constater dans son *Traité des maladies vénériennes* (si par hasard, vous vous procurez un des rares exemplaires de ce livre), dès le lendemain de l'inoculation, on voyait invariablement poindre le rudiment d'une pustule qui, au bout de quelques jours, était dite caractéristique.

M. Cazenave, partisan de l'incubation, ne pouvant nier les faits que M. Ricord lui objectait, cherchait à prouver que l'inoculation sur le malade ne pouvait être comparée à la contagion s'exerçant sur un individu sain. Si, disait-il, vous voyez, dans vos expériences, naître si promptement la pustule chancreuse, c'est que l'économie, ayant été préparée une première fois par l'incubation qui a précédé l'apparition du premier chancre, est apte maintenant à engendrer, sans nouvel effort, sans nouveau travail préliminaire, tous les chancres que vous lui demanderez, votre lancette à la main ; et, citant les expériences de Bryce sur le vaccin, il y trouvait l'explication des faits de l'hôpital du Midi.

Voici en quoi consistent ces expériences : Lorsque vous vaccinez, quatre ou cinq jours s'écoulent entre le moment de l'inoculation et l'apparition de la pustule vaccinale. Ces quatre ou cinq jours constituent le temps de l'incubation. Si le cinquième jour vous revaccinez la même personne, dès le sixième vous verrez poindre une nouvelle pustule, qui apparaîtra donc cette fois sans incubation.

J'ai répété cette expérience de Bryce, et j'ai obtenu le même résultat ; mais si, au lieu de revacciner le cinquième jour, vous attendez la fin du premier septénaire, une nouvelle inoculation n'est plus possible.

Si nous raisonnons par analogie, nous serons amenés à dire que le pus du chancre infectant doit, lui aussi, être inoculable sur la personne sur laquelle le premier s'est développé, et cela sans incubation. Mais cette époque d'inoculabilité du chancre infectant échappe jusqu'ici à tout le monde. Si elle existe, ce ne peut être que pendant un temps trop court pour qu'il soit donné aux expérimentateurs de la saisir et d'en profiter.

Admettant que cette nouvelle inoculation peut avoir lieu sans incubation (cette possibilité ne repose jusqu'ici que sur une induction, et n'est qu'une vue de l'esprit), on n'aurait pas prouvé qu'un chancre peut naître sur un individu sain, immédiatement et sans incubation.

Si l'on veut examiner cette question avec calme et sans passion, on reconnaîtra que M. Ricord n'a jamais inoculé que des chancres non infectants, quand il croyait emprunter du pus à des chancres voués à l'induration, mais encore à la période de progrès. C'est pour cela que l'on réussissait si bien et si sûrement à prévenir par la cautérisation des accidents qui ne devaient jamais se montrer !

Comment se refuser à l'évidence des faits ? M. Fournier, élève de M. Ricord, a tenté d'inoculer 198 chancres indurés sur les malades qui en étaient affectés, et *un seul* a donné un résultat positif, et si vous interrogez l'auteur de la statistique, il vous répondra qu'il peut y avoir eu dans ce cas une erreur de diagnostic.

Si le chancre induré ne s'inocule pas sur un syphilitique, comment admettre que c'était du pus de cette espèce d'ulcère qui était autrefois inoculé par M. Ricord ?

J'ai cru, moi aussi, avoir réussi trois fois à inoculer du pus de chancre induré sur des sujets syphilitiques ; mais ces trois observations ont été recueillies par mon interne et par moi à une époque où je n'avais pas une expérience suffisante. Je n'étais chirurgien de Lourcine que depuis un an environ ; je cherchais à vérifier les opinions qui avaient cours dans la science ; je ne savais pas encore de combien d'interprétations sont susceptibles certains faits, qui ont pourtant une grande importance au point de vue des doctrines.

Pourrais-je dire que les femmes qui font le sujet de ces trois observations n'avaient jamais eu la vérole ? Oserais-je assurer qu'elles ne nous trompaient pas volontairement ou à leur insu ? Les pustules d'inoculation se développèrent comme celles qui apparaissent quand on inocule le pus d'un chancre non infectant, et pourtant nous assistâmes plus tard à l'évolution successive des accidents généraux.

Depuis cette époque, je n'ai plus rencontré de faits semblables, et j'avoue en toute humilité que j'ai dû me tromper, bien que l'existence des chancres *mixtes* permette de donner une explication suffisante des observations semblables à celles que je viens de rappeler.

Déjà Hunter avait dit que le pus du chancre est aussi

bien inoculable sur une surface *ulcérée* que sur des tissus sains. M. Rollet a démontré que si l'on applique du pus de chancre non infectant sur un chancre induré, celui-ci, sans perdre ses qualités, acquiert la propriété de sécréter du pus inoculable; il devient ainsi *chancre mixte*. Cette espèce d'ulcères vous donnera l'explication des faits qui pourraient tout d'abord vous paraître en contradiction avec la dualité du virus chancreux.

Le chancre non infectant peut donc s'enter sur le chancre induré. Ces deux ulcères peuvent aussi exister l'un auprès de l'autre chez le même malade, et en imposer à ceux qui sans expérience suffisante se hâtent trop de juger.

Vous le voyez, cette question de doctrine est hérissée de bien des difficultés. Mais tout concourt à prouver qu'il y a deux virus essentiellement distincts l'un de l'autre. Je n'ai reculé devant aucune des objections que cette discussion peut soulever, sachant que pour convaincre il faut aller chercher ses adversaires derrière les obstacles où ils pourraient se retrancher.

Ce n'est point là une vaine discussion de théorie. Sur elle repose toute la thérapeutique des accidents vénériens que l'on a appelés primitifs.

Gardez-vous de penser qu'il est permis d'attendre l'apparition d'une roséole ou d'une autre manifestation avancée de la syphilis pour prendre un parti. Un médecin instruit attendra-t-il qu'un malade soit dans l'adynamie et qu'il ait des taches lenticulaires sur la peau pour diagnostiquer une fièvre typhoïde? Nous avons envers les malades des devoirs qui nous défendent cette indifférence coupable que j'ai le regret de rencontrer chez des hommes probes et instruits. Cette distinction des deux chancres, il faut l'admettre ou la repousser pour pouvoir annoncer au malade ce qui l'attend dans l'avenir.

Permettez-moi de résumer brièvement les caractères de ces deux espèces d'ulcères :

1.° L'un est inoculable sur le malade lui-même, l'autre ne l'est pas.

2° Le premier se développe à partir du moment du coït, le second n'apparaît qu'après une longue incubation.

3° Le premier est local; sa sphère d'influence ne dépasse pas les ganglions qui reçoivent les vaisseaux lymphatiques du point sur lequel il s'est développé. Quand le second apparaît, l'économie tout entière est déjà imprégnée du virus syphilitique.

4° Ils se reproduisent toujours, chacun dans son espèce, malgré certaines apparences qui seraient de nature à induire en erreur.

5° Ils sont complétement dissemblables d'aspect.

6° Le chancre non infectant s'accompagne d'adénite aiguë tendant à la suppuration.

7° Avec le chancre infectant, les ganglions s'indurent et annoncent que le poison a atteint le système lymphatique tout entier.

Si ces différences ne suffisent pas pour vous convaincre tous de la dualité du virus chancreux, qu'il me soit permis d'espérer du moins qu'elles seront admises par ceux qui trouvaient dans l'inoculabilité un signe suffisant pour faire de la blennorrhagie un accident local, et d'un chancre quelconque un signe d'infection constitutionnelle.

SEPTIÈME LEÇON

DES PLAQUES MUQUEUSES.

Dans la dernière leçon, j'en ai fini avec les questions de doctrine. Il fallait épuiser ce sujet épineux avant d'entrer plus avant dans la description des manifestations de la syphilis. J'espère que vous êtes fixés sur les questions fondamentales, et aujourd'hui, laissant de côté les vues spéculatives des systèmes, nous allons consacrer cette leçon à l'étude d'un des plus importants symptômes de la syphilis, à l'étude des plaques muqueuses.

Sous le nom de *plaques muqueuses*, de *pustules plates*, de *tubercules muqueux*, on désigne des saillies arrondies, d'un aspect muqueux, formant un des accidents du début de la vérole, sujettes à la récidive et constituant chez la femme le signe le plus fréquent de la syphilis.

Quelques auteurs ont décrit les plaques muqueuses comme une syphilide, les uns l'appelant papuleuse, les autres lui reconnaissant les caractères d'une syphilide tuberculeuse.

Quant à nous, nous les séparons des syphilides proprement dites, bien qu'elles soient loin d'être à nos yeux autre chose qu'un accident constitutionnel. On ne peut pas dire qu'elles sont primitivement une lésion locale, mais c'est, chez la femme, le signe le plus précoce de l'infection syphilitique ; car si on retrouve encore chez elle des plaques muqueuses à l'époque où se montrent les syphilides, le plus ordinairement les plaques apparaissent aux organes génitaux avant même que la roséole se soit manifestée. La précocité de cet accident ne pourrait pas cependant justifier la distinction que nous établissons. Pour l'admettre, nous nous fondons sur ce que les plaques muqueuses sont moins une maladie de la peau qu'une affection des membranes muqueuses. Je ne nie pas qu'elles puissent se développer sur la peau, mais il faut que celle-ci soit suintante et revête des caractères qui la rapprochent du tégument interne.

Ainsi, tandis qu'on les observe le plus souvent sur les nymphes, sur la face interne des grandes lèvres, sur la langue, les amygdales, sur le clitoris, etc., on les voit aussi sur les plis rayonnés de l'anus, sur l'interstice digital des orteils, sur la face externe des grandes lèvres, partout enfin où la peau est amincie et suintante.

Bien qu'elles aient des caractères communs, elles en ont aussi qui varient suivant les parties qu'elles affectent. On ne tient pas généralement un compte suffisant de ces différences dans la description des plaques muqueuses. Pour tâcher que notre étude soit à peu près complète, nous étudierons successivement leurs caractères communs et ceux qui sont propres aux diverses régions où elles se montrent le plus habituellement.

Les points où on les observe le plus fréquemment, chez la femme, sont la vulve, l'isthme du gosier, l'anus, la langue, le périnée, le pli génito-crural, le voile du palais, l'ombilic, le nez, les lèvres, les oreilles, le mamelon, le col de l'utérus et les phalanges, à la périphérie des ongles ; par conséquent aux orifices du tube intestinal, sur les membranes muqueuses des organes génitaux et sur la peau dont l'épiderme s'est modifiée sous l'influence d'une sécrétion abondante.

MM. Davasse et Deville, dans leur travail sur les plaques muqueuses, les considèrent comme un accident fréquent de la vérole. Ils les ont trouvées approximativement sur la moitié des malades présentant des symptômes constitutionnels. Je vais beaucoup plus loin qu'eux : je soutiens que les plaques muqueuses ne manquent *jamais* chez les femmes qui ont eu la vérole : on peut trouver un moment où elles n'existent pas, mais il y en a toujours un où elles se montrent.

Les auteurs que je viens de citer n'ont pas, sans doute, donné une attention suffisante aux plaques de la gorge et de la bouche, pour n'en avoir trouvé que sur la moitié de leurs malades. Pour moi, je suis convaincu que cet accident de la vérole a son siége aussi fréquemment à la bouche et à l'isthme du gosier qu'à l'anus et aux organes génitaux.

Le siége des plaques muqueuses a une grande influence sur l'aspect qu'elles revêtent. Les conditions anatomiques diverses, les sécrétions différentes, les rapports de voisinage, etc., tout vient, en effet, contribuer à modifier cette lésion, suivant qu'elle siége sur la peau ou sur les membranes muqueuses. La différence entre les plaques de la peau et celles des membranes muqueuses est telle qu'elle doit nous servir à les distinguer en deux classes :

Plaques muqueuses de la peau.

Sur la peau, la forme des plaques muqueuses est la même, soit qu'on les observe à la face externe des grandes lèvres, soit qu'elles siégent à l'ombilic, à la partie supérieure et interne des cuisses, au pli génito-crural, etc.

Ce sont des disques arrondis, variant de la grosseur d'une lentille à celle d'une pièce de 50 centimes (quand elles ne sont pas confluéntes), faisant au-dessus de la peau une saillie qui varie de 1/2 centimètre à 1 centimètre.

Leurs bords sont bien arrêtés, leur couleur est violacée, rouge bleuâtre, rouge cuivré, chair de jambon, suivant Fallope.

Dans certains cas, elles sont plus saillantes, prennent la forme de végétations : alors elles sont dites : *plaques muqueuses végétantes;* elles sont recouvertes d'une pellicule épidermique qui se dessèche à l'air, et tend, en se desséchant, à revêtir l'aspect de l'épiderme cutané. La surface libre des plaques muqueuses est tantôt lisse, tantôt grenue, tantôt végétante. On remarque dans des plaques muqueuses de la peau, un petit pointillé blanc qui correspond à l'orifice des poils.

Les plaques muqueuses, dans leur complet développement, ont l'aspect que je viens de vous indiquer. Au début, ce sont seulement de petites élevures, des papules rouges isolées ou confluentes : à cette période, elles ressemblent assez à l'acné, maladie avec laquelle il est souvent facile de les confondre. Cependant on se garera de cette erreur en remarquant l'absence de matières sébacées, l'ulcération et la forme aplatie des plaques muqueuses. L'évolution subséquente permettra, d'ailleurs, bien vite de distinguer ces deux maladies l'une de l'autre.

L'expression de plaques muqueuses convient mal à la période initiale de cette lésion. C'est pour cela, sans doute, que les auteurs ont voulu imposer à cette manifestation de la syphilis des dénominations différentes, suivant l'époque de son évolution, à laquelle ils ont cru reconnaître les caractères les plus nets.

Les uns ont voulu qu'à son début la maladie fût caractérisée par des papules, les autres par des pustules, d'où les noms de *papules muqueuses, pustules muqueuses.*

Les élevures, ou papules primitives, s'élèvent bientôt en saillies plus ou moins considérables, d'un rouge assez vif, qui se modifie et devient d'une teinte bleuâtre, ou rouge cuivre, et quelquefois rouge vineux. Ces saillies, tantôt isolées, peuvent devenir confluentes, et alors on a de larges plaques régulièrement mamelonnées, suintantes, séparées par des îlots de peau rouge et couverte d'une sécrétion provenant des plaques muqueuses, sécrétion

irritante sous l'influence de laquelle se développe souvent
de l'eczéma. Quand les saillies restent isolées, elles se
dépriment à leur sommet et s'ulcèrent. On pourrait alors
les confondre avec un chancre mou ; mais si la base des
plaques muqueuses est molle, si son sommet est ulcéré,
il vous restera, comme point de repère, les bords non décollés, la marche lente de la plaque muqueuse, l'absence
des croûtes et l'adénopathie multiple et indolente. Cependant, dans certains cas, le diagnostic est très difficile, et
il faut observer la maladie pendant quelques jours avant
de savoir à quoi s'en tenir. L'hésitation est surtout per-
mise lorsqu'il faut se prononcer sur certaines plaques,
indice d'une récidive. Il peut, en effet, n'y avoir, dans ce
cas, qu'une seule papule ; mais bientôt il en naîtra d'autres, et, d'ailleurs, avec un peu d'attention, on peut bien
vite établir un diagnostic précis. Pour se prononcer, il
faut compter sur les caractères connus des lésions et ne
pas tenir grand compte des renseignements qui sont le
plus souvent erronés.

Plaques des membranes muqueuses.

Les plaques muqueuses des petites lèvres, du clitoris et
de son capuchon sont essentiellement différentes des
plaques muqueuses de la peau : elles sont opalines, forment un léger relief et présentent à leur base une consistance qui leur est propre ; parfois cette consistance a
pu en imposer pour une induration chancreuse peu prononcée. On évite de confondre cette espèce de plaques
muqueuses avec un chancre induré, en se souvenant que

le chancre repose sur un fond qui est toujours induré, quel que soit le sens dans lequel on le presse, tandis que cette pseudo-induration des plaques muqueuses est subordonnée à la direction dans laquelle la pression se fait.

Ainsi, que la base d'une plaque muqueuse pressée de haut en bas paraisse dure, on la trouvera bientôt molle, si on la presse latéralement, et réciproquement.

Les sensations sont tellement différentes suivant qu'il s'agit d'un chancre ou d'une plaque muqueuse, qu'il est difficile de se tromper. Il y a pourtant des cas dans lesquels il est bon de s'aider de quelques autres signes que je vous rappellerai quand nous nous occuperons du diagnostic.

Ce ne sont pas des plaques *opalines* qui se développent ordinairement sur la face interne des grandes lèvres. Le tégument de cette partie paraît être intermédiaire entre le tissu cutané et les membranes muqueuses, les plaques qui s'y développent ressemblent beaucoup à celles de la peau, avec cette différence toutefois qu'elles sont généralement plus plates, moins saillantes que les dernières.

Les plaques muqueuses de l'anus peuvent débuter par une hypertrophie des plis rayonnés qui entourent cet orifice. Ces plis font une saillie plus ou moins considérable; ils sont rouges et comme congestionnés. C'est en tenant compte de cette hypertrophie des plis radiés que vous pouvez, chez les nouveau-nés, annoncer que la syphilis va se développer, quand, pour un observateur peu expérimenté, il n'y a rien encore qui dénote cette affection; c'est ordinairement un mois environ après la naissance que vous voyez se former le relief rougeâtre des plis rayonnés de l'anus; plus tard ces plis seront bordés par deux sillons fendillés d'un rouge violacé et suintants. Ce sont là des signes suffisants de syphilis, lors même que l'on est privé des renseignements que quelques malades adultes peuvent donner avec intelligence.

N'attendez donc pas pour formuler votre opinion et agir en conséquence que l'enfant nouveau-né soit affecté de papules, de pustules ou de pemphigus, car pour l'enfant, plus encore que pour l'adulte, il importe de s'opposer promptement, par un traitement énergique, au développement de la maladie.

Les plaques muqueuses de l'anus sont de deux sortes : les unes ressemblent à celles qui affectent la peau, les autres en diffèrent tellement qu'il faudrait peut-être les désigner par une autre dénomination. On les a longtemps appelées *rhagades*, mais comme on comprenait sous ce nom les plaques muqueuses et le chancre mou de l'anus, nous leur conserverons le nom générique sous lequel on désigne les accidents syphilitiques qui ne sont ni le chancre induré, ni une syphilide.

Pour les découvrir chez l'adulte, il faut souvent écarter les bords de l'anus ; on aperçoit alors une ulcération d'une profondeur variable, plus longue que large, d'une couleur rouge cuivré, dont les bords ne sont pas déchiquetés comme ceux du chancre mou, et dont la base n'est pas indurée comme celle du chancre infectant.

Enfin le produit de sécrétion de ces plaques ulcérées de l'anus est peu abondant.

C'est un accident bien plus commun chez la femme que chez l'homme, sans doute par suite de l'irritation qui résulte pour cette partie de son contact avec les liquides provenant de la vulve et du vagin.

Je ne crois pas que les plaques muqueuses de l'anus proviennent par contagion de celles de la vulve; elles peuvent naître parce que le produit de sécrétion des premières est un irritant pour la peau sur laquelle il s'écoule, mais non par inoculation.

Gardez-vous bien, messieurs, de croire que des plaques muqueuses à l'anus dénotent toujours des habitudes de pédérastie. Quand j'étais étudiant, j'ai vu un chef de service reprocher ce vice à un pauvre diable qui paraissait assez naïf. Les autres malades de la salle, ne sachant pas combien les preuves du médecin étaient frivoles, persécutèrent ce malheureux et l'obligèrent à sortir de l'hôpital.

Je crus alors que des plaques muqueuses à l'anus étaient un indice certain de pédérastie, puisqu'elles paraissaient à un homme que j'estimais, suffisantes pour porter une aussi terrible accusation.

La pédérastie est malheureusement une folie qui devient très commune, nous en voyons fréquemment les conséquences, et pour peu que l'on interroge les femmes avec adresse, on obtient bien vite un aveu implicite; mais de ce que les rapports contre nature sont communs, il faut bien se garder de conclure que c'est sous cette influence seule que les plaques muqueuses se développent dans la région anale.

Ainsi, nous reconnaissons pour l'anus deux espèces de plaques muqueuses, les unes qui ne diffèrent en rien de celles qui se développent sur le scrotum, par exemple; les autres commençant par une hypertrophie des plis radiés de l'anus et se terminant par une ulcération fendillée que les auteurs ont comprise dans leur description des rhagades.

La langue est le siége très fréquent de plaques muqueuses qui ont, dans certains cas, une grande analogie avec celles qui se développent sur les petites lèvres et sur le clitoris. Quelquefois elles se montrent au début sous un aspect qui est propre à la membrane muqueuse linguale. La langue est dépouillée de son épithélium en divers points, absolument comme celle des fumeurs.

Cette exfoliation se fait à la partie supérieure, sans siége bien spécial. Les plaques opalines au contraire se rencontrent presque toujours à la pointe ou sur les bords, ou sur la face inférieure de cet organe. Cet état coïncide fréquemment avec un aspect fendillé des bords. Le frein de la langue présente quelquefois des plaques muqueuses ulcérées qu'il ne faut pas confondre avec les plaques opalines. Ces dernières sont formées par une sécrétion analogue aux gommes; elles donnent à la langue l'aspect que revêt une membrane muqueuse qu'on vient de toucher avec du nitrate d'argent; les autres sont franchement ulcérées, découpées nettement : au frein il est probable que l'ulcération devient irrégulière par suite des tiraillements. ·

Sur la partie postérieure de la langue et sur ses bords naissent des plaques muqueuses saillantes, qui semblent résulter de l'hypertrophie des glandes ou des papilles.

On trouve l'espèce que j'appelle *opaline* sur la face interne des lèvres et sur les gencives.

Dans le cul-de-sac gingival, elles sont ordinairement ulcérées, et alors elles peuvent être douloureuses. Souvent nos malades affectées de plaques muqueuses se plaignent de douleurs très vives au fond de la bouche; si vous les examinez avec soin, vous pouvez constater derrière la dernière dent molaire une ulcération de la gencive, sans que ce soit un accident syphilitique. Les dents de sagesse poussent à Lourcine comme ailleurs, et presque toujours c'est l'évolution de ces dents qui ulcère la gencive et cause la douleur dont les malades se plaignent.

Il est important de pouvoir se prononcer, car quand une dent est la cause de la douleur, une incision en triomphe bien vite, tandis qu'elle serait contre-indiquée, dans le cas d'ulcération syphilitique.

Pour vous former une opinion dans ce cas, souvenez-vous que souvent les plaques muqueuses ne causent pas de vives douleurs ; cela est si vrai que la plupart des malades qui en ont ou à la bouche ou à la gorge, ne se doutent pas de leur existence.

Les plaques muqueuses de l'isthme du gosier sont tellement fréquentes que je n'hésite pas à dire qu'elles apparaissent aussi souvent qu'à la vulve, et qu'elles ont une ténacité plus grande qu'aux organes génitaux ; souvent, quand elles n'existent plus ni aux lèvres vulvaires, ni au clitoris, ni à l'anus, on les trouve encore à l'isthme du gosier. Elles se montrent en ce point sous la forme de plaques opalines sur les piliers, sur la luette et sur le voile du palais, plus rarement sur les amygdales, où l'on trouve souvent la forme ulcérée. Leur développement est ordinairement annoncé par l'érythème guttural. On voit alors de la rougeur sur la membrane muqueuse des piliers et sur la partie du voile du palais qui avoisine la luette. Cette coloration n'a rien de bien spécial pour la teinte ; mais la couleur n'est pas très vive et le plus souvent les amygdales n'ont pas le développement et la rougeur qu'elles acquièrent dans une angine simple. Ainsi, on peut hésiter quand l'érythème comprend les amygdales au point de simuler une angine tonsillaire non spécifique, mais dans l'immense majorité des cas, la couleur est moins vive et plus limitée. Au lieu de se répandre sur une large surface, elle forme un demi-cercle allant d'un pilier antérieur du palais au pilier du côté opposé, en passant au-dessus de la luette, et puis, dans l'*angine simple*, si les ganglions lymphatiques de la région cervicale se tuméfient, *ils sont douloureux à la pression;* ils sont au contraire *indolents et déjà indurés* dans l'*angine syphilitique*.

Ajoutons encore que cette dernière éveille rarement une fièvre continue, tandis qu'une angine simple un peu aiguë s'accompagne toujours d'un mouvement fébrile.

A l'érythème succèdent les plaques muqueuses, mais souvent elles disparaissent avant que la rougeur de l'isthme ait disparu.

Il est une variété de plaques muqueuses que je dois vous signaler : elle se développe sur la voûte palatine; elle apparaît d'abord sous la forme d'un anneau qui ressemble à une agglomération de papilles. Quelquefois ce n'est qu'un demi-anneau; le cercle s'agrandit à la manière des cercles de la lèpre vulgaire, en s'ouvrant de plus en plus par une évolution centrifuge.

J'ai vu de ces plaques muqueuses occuper toute l'étendue de la voûte palatine, sur laquelle elles formaient une espèce de fer-à-cheval. Je les appelle plaques muqueuses *centrifuges*, parce que l'espace sain qu'elles circonscrivent s'agrandit à mesure qu'elles se développent.

Pour en finir avec les différentes variétés de plaques muqueuses, je dois vous dire quelques mots de celles qui ont leur siége sur le col de l'utérus ; elles ne sont pas précisément *opalines*, bien qu'elles se rapprochent beaucoup de celles que nous avons décrites sous ce nom.

Elles forment une légère saillie d'un blanc nacré et brillant, d'une étendue peu considérable, en nombre variable et d'une insensibilité qui dépend en partie du tissu sur lequel elles ont pris naissance.

Dans quelques cas, à ces plaques nacrées succèdent des ulcérations qu'il est bien difficile de distinguer des ulcères granuleux simples.

Quand les plaques muqueuses du col sont blanches, elles peuvent être confondues avec le chancre non infectant.

L'inoculation permettra toujours de distinguer ces deux affections si essentiellement différentes l'une de l'autre au point de vue des conséquences qu'elles doivent avoir.

Les plaques muqueuses du vagin sont assez rares ; quand elles existent, on les trouve le plus souvent au pourtour du col et dans l'enfoncement des culs-de-sac. Elles sont opalines et bien moins saillantes que celles de la peau.

Avant de finir, je dois réparer une omission qui serait impardonnable. En parlant des plaques muqueuses de la bouche, j'ai oublié de vous décrire celles qui siégent aux commissures labiales et qui ont un aspect tout particulier.

Elles consistent en un petit ulcère allongé, commençant au point où la peau se continue avec la membrane muqueuse, et s'étendant dans la cavité buccale, dans une étendue d'un centimètre environ ; les bords de cet ulcère sont élevés et souvent recouverts d'une petite croûte inégale. Comme cette lésion s'accompagne d'adénopathie

multiple et indolente de la région cervicale, elle pourrait
en imposer pour un chancre infectant, dont on la distinguera par l'existence ou l'absence d'induration du tissu
sur lequel repose l'ulcère.

Quand la plaque muqueuse siége à l'orifice des narines,
elle se montre sous la forme d'une ulcération recouverte
de petites croûtes lamelleuses, d'un volume peu considérable. Ces croûtes diffèrent de celles de l'impétigo, qui
sont plus volumineuses et plus élevées. De plus, elles recouvrent une ulcération qui saigne rarement et dont la
sécrétion est peu abondante. Les fosses nasales même
peuvent avoir, dans ce cas, une sécheresse tout à fait
remarquable.

Après la guérison des plaques muqueuses qui se sont
développées aux commissures des lèvres ou dans le sillon
des narines, il reste assez longtemps, dans le point qui
a été malade, une teinte d'un rouge cuivré qui a la plus
grande importance pour le diagnostic.

Vous voyez combien le lieu où se développent les plaques muqueuses a d'influence sur leurs caractères. Ainsi
l'humidité, que nous avons rencontrée partout ailleurs,
n'est pas un caractère des plaques muqueuses du nez.
Celles que l'on observe derrière les oreilles sont fréquentes chez les enfants et chez les femmes dont la
peau fine est souvent dans cette région le siége d'une
sécrétion abondante. Elles ont un aspect grisâtre, et
fournissent une exsudation trouble et visqueuse ; leur
forme, ordinairement allongée, se moule sur l'interstice
qui sépare l'oreille de l'apophyse mastoïde. Leur fond a
l'aspect tantôt cuivré, tantôt gris sale, et leurs bords forment un léger relief.

Enfin, pour terminer, mentionnons les plaques muqueuses de l'ombilic qui, ressemblant à celles de la peau, forment une saillie violacée et suintent abondamment.

Après avoir, au risque d'être accusé de prolixité, étudié les caractères distinctifs des plaques muqueuses suivant leur siége, je vais vous tracer leurs caractères communs.

Les plaques muqueuses sécrètent d'ordinaire une matière séro-muqueuse (plaques muqueuses ulcérées de la peau), qui répand une odeur *sui generis* des plus repoussantes. Quoique habitué aux mauvaises odeurs (j'ai passé ma vie dans les amphithéâtres d'anatomie), je recule parfois devant les exhalaisons de quelques malades de la consultation de l'hôpital, affectées de plaques muqueuses, qui n'ont rien changé à leurs habitudes de malpropreté. La sécrétion qui engendre cette mauvaise odeur est particulière à la peau ; elle n'existe pas à la langue et à l'isthme du gosier.

Les malades affectés de plaques muqueuses peuvent donc avoir l'haleine pure, ce qui est en contradiction avec l'opinion qui a cours dans le monde. De même qu'un teint frais et vermeil semble aux personnes étrangères à la médecine, incompatible avec l'existence d'une maladie vénérienne, une femme ayant la bouche fraîche et sans odeur est aussi, dans leurs préjugés, exempte de tout vice syphilitique.

C'est là une erreur contre laquelle il est bon de se mettre en garde. Les plaques muqueuses de la peau ont seules cette odeur repoussante dont je viens de parler. Les exhalaisons sont d'autant plus fortes que les plaques existent dans une région qui est le siége d'une sécrétion plus abondante.

A part les exceptions que je vous ai indiquées, les plaques muqueuses ont une base et des bords d'une consistance molle. Lorsqu'elles reposent sur des tissus un peu durs, c'est que l'œdème donne à la partie une tension anormale qui diffère essentiellement de l'induration du chancre induré. Avouons pourtant qu'il peut parfois y avoir doute à ce sujet. Dans ces cas, les médecins qui croient reconnaître une base indurée disent que la plaque muqueuse est le résultat de la transformation d'un chancre infectant.

Les plaques muqueuses sont lisses ou végétantes; quand elles se fusionnent, elles forment des plaques saillantes d'une certaine étendue, coupées de sinuosités, et leur aspect rappelle celui des végétations. Il y en a qui creusent un sillon quand elles s'ulcèrent : telles sont celles de l'anus, des amygdales, celles qui naissent derrière les oreilles ou aux commissures labiales. La couleur de l'ulcération peut être d'un rouge vif, mais le plus souvent elle est cuivrée.

En général, les plaques muqueuses causent peu de douleur; pour cette raison, elles peuvent persister pendant un mois ou deux sans éveiller l'attention des malades, qui les prennent pour des boutons simples ou pour des clous. Mais chez les personnes grasses, transpirant facilement, chez les femmes qui prennent peu de soin de leur personne, il y a presque constamment des démangeaisons intolérables qui proviennent de l'irritation que le produit de sécrétion des plaques muqueuses exerce sur les parties malades et dans leur voisinage.

Les plaques muqueuses sont un signe irrécusable de la vérole ; elles s'accompagnent toujours des pléiades ganglionnaires caractéristiques. Les ganglions multiples, durs, indolents et roulant sous la peau n'existent pas seulement au voisinage des plaques muqueuses, on en trouve presque toujours aux aines, en même temps que les chapelets ganglionnaires du cou se développent et revêtent les caractères propres à la vérole confirmée.

Diagnostic. — Si l'on suppose des plaques muqueuses types, agglomérées, saillantes, arrondies, du volume d'une lentille, et offrant l'aspect des plaques à leur complet développement, il faudra reconnaître qu'il est bien facile de porter un diagnostic précis. Il n'en est plus de même, quand il faut dire, à première vue, la nature de certaines plaques muqueuses. Il y en a qui, comme je l'ai déjà dit, peuvent être confondues avec des chancres mous, et je suis convaincu que cette erreur a été mainte fois commise. J'explique ainsi comment quelques médecins admettent encore que des chancres mous peuvent être suivis d'accidents constitutionnels.

Ce qui distingue la plaque muqueuse, c'est son bord net, régulier, non déchiqueté, son fond rouge et cuivré, tandis que le chancre non infectant a des bords irréguliers, décollés, un fond grisâtre ou diphthéritique. La plaque muqueuse est généralement peu saillante, elle sécrète un liquide peu abondant, coloré et ayant une odeur que n'a pas le pus sécrété par le chancre infectant.

Lorsque les plaques muqueuses siégent au périnée, aux plis génito-cruraux et aux grandes lèvres, elles ne sont pas toujours faciles à reconnaître. A leur naissance, quand elles sont de la grosseur d'une papule, elles peuvent en imposer pour une pustule d'acné ou un furoncle. Mais l'embarras ne peut être de longue durée : quand il s'agit d'un furoncle, les ganglions inguinaux sont souvent douloureux, et bientôt on aperçoit à son sommet un point jaunâtre qui indique la partie la plus superficielle du bourbillon.

Les plaques muqueuses se détachent nettement de la peau voisine, dont souvent la couleur n'est pas altérée ; le furoncle, au contraire, présente à sa base une rougeur vive qui diminue insensiblement du centre à la périphérie.

L'*acne simplex* peut être confondue avec les plaques muqueuses, mais elle en diffère par sa couleur franchement rouge, qui ne ressemble pas à la teinte un peu cuivrée des plaques muqueuses. L'acné a, au centre de ses pustules, un point blanc qui manque dans les plaques muqueuses dont la surface est égale et lisse.

Le chancre induré peut aussi être confondu avec la maladie qui nous occupe, et dans certains travaux fort estimés, il est évident pour moi que cette erreur a été commise. Ainsi, MM. Deville et Davasse (1) parlent de douze chancres infectants comme d'une chose très ordinaire, quand tout le monde sait aujourd'hui que la multiplicité est un caractère qui n'appartient qu'aux plaques muqueuses et au chancre non infectant.

Les auteurs que je viens de citer ayant reconnu plus tard des plaques muqueuses là où ils avaient cru voir des chancres, n'hésitent pas à conclure que c'est là un exemple de la transformation des ulcères primitifs en

____

(1) Voyez leur Mémoire, page 17.

plaques muqueuses; pour moi, ce sont des plaques muqueuses méconnues à leur début, et si je ne rejette pas la possibilité de la transformation admise par MM. Déville et Davasse, je crois que les exemples en sont beaucoup plus rares qu'on ne l'admet généralement.

J'ai déjà dit que les plaques muqueuses qui siègent sur des tissus œdématiés peuvent en imposer pour des chancres infectants ; mais ce diagnostic différentiel a aujourd'hui un intérêt purement scientifique, puisque ces deux accidents sont l'indice d'une infection constitutionnelle.

Il fut un temps, et ce temps n'est pas encore loin de nous, où il en était tout autrement. On croyait pouvoir éteindre la vérole sur place par la destruction du chancre, et d'un autre côté on niait la contagion des plaques muqueuses.

Tout cela était bien consolant, on disait aux malades : Allez et procréez ! vous n'avez que des plaques muqueuses, les accidents constitutionnels ne se donnent pas.

Pour donner tant d'espoir et de bonheur à ses clients, il fallait, de toute nécessité, ne pas confondre chancre et plaque muqueuse.

Je vous ai dit, je crois, que les plaques muqueuses, quand elles récidivent, se montrent fréquemment dans la bouche. Comme il peut se faire alors que de petites plaques opalines de la langue, du voile du palais ou de la face interne des lèvres soient le seul indice de la syphilis, il n'est pas toujours facile de se prononcer, si les renseignements donnés par le malade ne sont pas très nets et très sincères.

Il y a en effet bon nombre de gens qui, ayant des

plaques muqueuses buccales, croient n'avoir que des aphthes, et réciproquement, il y en a d'autres qui, n'ayant que des aphthes, se croient affectés de la vérole. Il faut que le médecin sache se prononcer dans ce cas, et il ne faut pas que vous soyez réduits à laisser vos malades dans une cruelle incertitude jusqu'au moment où une syphilide leur dira aussi clairement qu'à vous, qu'ils doivent enfin se soumettre à un traitement antisyphilitique, et puis, s'ils n'ont que des aphthes et que vous n'ayez pas su les rassurer, à quelle époque leur sera-t-il permis de ne plus avoir d'inquiétude? Pourront-ils se marier sans crainte d'avoir des enfants syphilitiques?

Avec ce système d'attermoiement que bon nombre de médecins ont adopté, on fait des syphilomanes, et l'on peut empoisonner l'existence de pauvres diables qui n'ont eu que de petites ulcérations simples de la langue ou des lèvres.

Les aphthes consistent généralement dans une ulcération plus petite que celle qui dénote une plaque muqueuse. Les plaques muqueuses sont opalines, les aphthes sont grisâtres ou rouges. Les aphthes sont douloureux et gênent les mouvements des organes sur lesquels ils siégent; c'est le contraire pour les plaques muqueuses, qui ne causent guère de douleur que lorsqu'elles affectent le sillon labio-gingival ou le frein de la langue.

C'est en tenant compte de ces différences que tout récemment j'ai pu reconnaître la vérole chez un malade qui s'est présenté à ma consultation. Il était marié et sa femme était à l'abri de tout soupçon. Ayant examiné sa verge et ses aines, je n'y trouvai rien qui me permît de croire à l'existence de la syphilis. Mais la langue du malade était fendillée sur ses bords et les fentes étaient manifestement le siége d'une ulcération.

Les ganglions cervicaux étaient un peu plus développés et plus durs qu'à l'état normal ; ils ne constituaient pourtant pas encore la pléiade ganglionnaire caractéristique. Étaient-ce des aphthes, étaient-ce des plaques muqueuses?

Je trouvai que les ulcérations étaient d'une teinte un peu cuivrée, en tout cas différentes de la couleur des aphthes ; elles avaient près d'un centimètre de long et n'étaient larges que de 2 millimètres environ. Les aphthes n'ont pas généralement une aussi grande différence entre leur longueur et leur largeur.

Le malade savait qu'il avait mal à la langue, mais ce mal ne le gênait ni pour manger, ni pour avaler.

Je pensai que des aphthes nombreux et longs d'un centimètre rendraient tout mouvement de la langue extrêmement pénible, et je dis au malade qu'il avait la vérole. Il m'avoua alors qu'ayant reçu des avances d'une femme et ne voulant pas être infidèle, il s'était contenté de l'embrasser. Il eût pu, à peu près comme l'âne de la Fable, dire : « Je tondis de ce pré la largeur de ma langue. » Après cet aveu, j'examinai de nouveau la bouche du malade, et je reconnus que la partie postérieure de sa langue était dépouillée de son épithélium dans une étendue d'un centimètre carré. Il n'y eut dès lors plus de doute pour moi, et, quelques jours plus tard, malgré le traitement mercuriel auquel j'avais soumis mon malade, le développement des ganglions et leur consistance m'indiquèrent que je ne m'étais pas trompé. Les ulcérations eurent, d'ailleurs, une durée de six semaines environ, tandis que les aphthes n'ont jamais cette persistance.

J'ai beaucoup insisté, messieurs, sur les diverses formes que revêtent les plaques muqueuses. Vous trouverez peut-être que j'ai été un peu prolixe en traitant du diagnostic, mais vous me pardonnerez plus tard, quand vous vous serez trouvé aux prises avec les difficultés de la pratique.

HUITIÈME LEÇON

DES PLAQUES MUQUEUSES.

Sommaire. — Diagnostic de la pharyngite granuleuse. — Ordre d'apparition des plaques muqueuses. — Contagion des plaques muqueuses. — Expériences et observations de Vidal, Wallace, Waller, Rinecker, M. Bouley, l'anonyme du Palatinat, de M. Gibert. — Le chancre est-il le seul accident initial de la syphilis ? — MM. Langlebert et Rollet. — Différence des résultats aux hôpitaux du Midi et de Lourcine.

Dans la dernière leçon, j'ai tâché de vous faire comprendre que les plaques muqueuses n'ont pas toujours le même aspect; qu'elles sont, au contraire, essentiellement différentes dans leur forme extérieure, suivant les tissus sur lesquels elles se sont développées. Nous avons vu qu'au lieu d'une papule saillante d'un demi-centimètre, qui caractérise la plaque muqueuse de la peau, on ne trouve plus ordinairement qu'une légère saillie, lorsque la maladie se manifeste sur une membrane muqueuse.

La différence est telle que je vous l'ai indiquée. Tandis que les plaques muqueuses de la peau semblent être un bourgeonnement du derme ulcéré, on dirait que les plaques muqueuses buccales, par exemple, consistent uniquement dans une pseudo-membrane sécrétée sous l'épiderme. Il y a sans doute dans la bouche des plaques muqueuses ulcérées, mais celles que nous avons appelées opalines, sont le plus souvent sèches et sous-épidermiques. C'est là, vous le voyez, une espèce qui mérite bien d'être distinguée de celle que l'on a l'habitude d'étudier sur le scrotum ou sur la peau des grandes lèvres.

Au chapitre du diagnostic, j'ai omis de vous dire quelques mots de la pharyngite granuleuse, affection que beaucoup de malades sont portés à attribuer à la syphilis. Cette pharyngite est essentiellement distincte de l'affection qui nous occupe. Caractérisée par l'hypertrophie des glandules de la membrane muqueuse du pharynx, elle s'accompagne souvent de sécheresse de la gorge et d'un besoin d'expectoration qui n'est jamais satisfait ; si vous examinez un malade affecté de pharyngite granuleuse, vous ne constatez qu'une surface parsemée de granulations légèrement rouges. Cette maladie cause une gêne qui préoccupe vivement les personnes qui en sont affectées, tandis que les plaques muqueuses de la gorge existent souvent sans que les malades soupçonnent leur existence. D'un autre côté, les plaques muqueuses s'accompagnent ou sont bientôt suivies des autres accidents constitutionnels. Ainsi la roséole apparaît souvent avant qu'elles aient disparu, ou bien elle coexiste avec leur récidive. L'alopécie et les douleurs rhumatoïdes, conséquences ordinaires de l'infection syphilitique, sont aussi des signes qui facilitent souvent le diagnostic.

Enfin la chaîne ganglionnaire bicervicale, dont je vous ai tant de fois parlé, coexiste avec les plaques muqueuses, tandis qu'elle manque dans la pharyngite granuleuse.

Je vous ai déjà dit que les plaques muqueuses peuvent se produire partout où la peau est le siége d'une sécrétion abondante, aussi bien que sur les membranes muqueuses de la bouche, des narines, des organes génitaux, etc. Nous devons, à ce propos, rechercher dans quel ordre elles apparaissent et quel est le siége qu'elles affectent tout d'abord. Se montrent-elles indifféremment sur tel ou tel organe ? Les voit-on naître au même moment sur toutes les parties du corps qu'elles peuvent atteindre ; ou bien, nées dans un point, se développent-elles consécutivement, de manière à se généraliser ?

Bien que je n'admette pas la fréquence de la transformation des chancres, je suis pourtant intimement convaincu que les premières plaques muqueuses naissent au point où la contagion s'est exercée. A cet égard, elles se rapprochent donc encore du chancre, mais elles en diffèrent en ce que l'ulcère chancreux ne se montre que dans le point contaminé, tandis que, plus tard, les plaques muqueuses, se généralisant, peuvent affecter tous les tissus sur lesquels elles sont susceptibles de prendre naissance. Sous ce rapport elles ressemblent aux syphilides, dont elles différent en ce que ni la roséole, ni les affections papuleuse, pustuleuse ou tuberculeuse ne se développent au point contaminé avant d'apparaître sur la généralité du tégument externe.

Dans l'immense majorité des cas, c'est aux organes génitaux que l'on observe les premières plaques muqueuses. Plus tard, on les trouve à l'isthme du gosier, sur la membrane muqueuse buccale. Les autres siéges sont affectés bien plus rarement.

Il ne faut pas croire, pourtant, qu'après un chancre induré de la vulve, les premières plaques muqueuses doivent toujours affecter les organes génitaux. C'est souvent à la bouche ou à la gorge qu'on les voit apparaître, lorsque la membrane muqueuse buccale est irritée par une cause quelconque, ou quand, sous une influence étrangère à la vérole, une angine se développe à l'époque de la manifestation des accidents constitutionnels de la syphilis.

Il faut, messieurs, que je formule ici mon opinion sur une question qui a beaucoup agité le monde médical, et qui aujourd'hui ne peut plus nous passionner, parce qu'elle n'a plus la même importance. Le chancre induré est-il le seul accident initial de la syphilis ?

Pendant longtemps, l'école du Midi ne pouvait pas répondre négativement à cette question.

On avait fait une première loi d'après laquelle le chancre était le seul accident inoculable, et l'on en avait une autre qui voulait qu'il n'y eût pas d'autres accidents primitifs que ceux qui étaient susceptibles de s'inoculer. Quand on admettait ces lois, il fallait bien professer que les plaques muqueuses n'étaient pas susceptibles d'être l'accident initial de la syphilis.

Vous savez ce que l'on entendait par *inoculabilité*, il y a vingt ans. On parlait de la possibilité de l'inoculation de l'ulcère sur le malade qui en était affecté ; or, maintenant nous savons que le chancre ainsi inoculable était le chancre infectant. Je vous ai répété cela à satiété, parce que je ne veux pas que vous sortiez d'ici avec la pensée qu'il subsiste encore quelque chose des lois dont on a fait tant de bruit.

Mais si, aujourd'hui, on admet que le chancre infectant n'est pas inoculable sur le malade lui-même, il ressemble sous ce rapport aux plaques muqueuses, et la théorie ne s'oppose plus à ce que ce dernier accident soit la manifestation initiale de la syphilis.

Les plaques muqueuses ne seraient pas pour cela un *accident primitif* dans le sens que l'on donnait à cette expression, puisque ceux qui l'employaient croyaient que la vérole se manifestait par des lésions locales avant de se généraliser, avant d'infecter la constitution.

Vous voyez que notre langage doit changer avec les doctrines. Il n'y a plus d'*accident primitif*, il y a une *manifestation initiale*. Eh bien ! les plaques muqueuses peuvent-elles être une manifestation initiale, peuvent-elles apparaître sans qu'un chancre induré les ait précédées ? Voilà la question qu'il faut résoudre.

Hunter, après lui M. Ricord et tous ses élèves, ont dit *non*, en se fondant :

1° Sur ce que les plaques muqueuses diffèrent essentiellement du chancre, par l'impossibilité où l'on est de les inoculer.

2° Sur ce que, chez tous les malades qui ont été examinés peu de temps après un coït infectant, le chancre a toujours précédé l'apparition des autres accidents syphilitiques.

Pour démontrer que les plaques muqueuses peuvent être la *manifestation initiale*, il faut donc prouver :

1° Que la syphilis peut se transmettre sans chancre;

2° Que tous les syphilitiques n'ont pas de chancres.

Les adversaires de l'école du Midi sentaient bien que pour faire prévaloir leur opinion, il fallait prouver la transmissibilité de ce qu'on appelait alors les accidents secondaires. Aussi les expériences se répétaient en France, en Angleterre, en Allemagne, et Vidal, William

Wallace (de Dublin), Waller (de Prague), Rinecker (de Wurtzbourg), un anonyme du Palatinat, rapportaient des observations dont quelques-unes étaient très favorables à la doctrine de l'inoculabilité des plaques muqueuses.

J'avoue qu'un fait auquel Vidal attribuait une grande valeur en a bien peu pour moi. Un malade étant entré dans son service avec des accidents syphilitiques, on lui appliqua un vésicatoire que l'on pansa avec du coton cardé imbibé du liquide provenant des plaques muqueuses dont il était infecté, et une ulcération de nature syphilitique se produisit sur la peau dénudée (voyez l'observation à la fin du volume) (1).

Mais déjà Waller avait publié le résultat d'une inoculation qui ne laissait guère de doute dans les esprits impartiaux. Après avoir scarifié, le 6 août 1850, la cuisse d'un jeune garçon de douze ans, atteint depuis plusieurs années d'une teigne faveuse du cuir chevelu, mais n'ayant d'ailleurs aucune autre affection, il insinua dans les plaies faites par le scarificateur, du pus provenant des plaques muqueuses d'une femme affectée de syphilis depuis un temps trop long pour que les accidents pussent être confondus avec un chancre.

Au bout de quatre jours les plaies étaient fermées, mais vingt et un jours plus tard (vingt-cinq jours après l'inoculation) on découvrait en cet endroit quatorze tubercules cutanés qui, pour la plupart, avaient pris naissance dans les cicatrices mêmes. Voilà succinctement cette observation à laquelle on n'a pas d'objection sérieuse à faire,

(1) Vidal, p. 247.

quand on la lit tout entière dans le mémoire de Waller (1).

Je ne parle pas des observations cliniques que vous pourrez lire dans ce mémoire de Waller, elles sont sans doute plus vraies que probantes. Je ne les trouve pas irrésistiblement convaincantes, parce qu'elles sont susceptibles d'objections sérieuses (2).

Avant Waller, dès 1835, William Wallace professait, contrairement à Hunter, que les manifestations de la syphilis constitutionnelle sont contagieuses. « J'ai, disait-il, acquis *convictions sur convictions* que les condylomes (plaques muqueuses) se propagent dans des familles entières, des vieillards aux enfants et *vice versâ;* je les ai vus, ajoute-t-il, envahir tout un village en passant de maison en maison (3). » Mais une de ses premières observations avait été contredite trop souvent en France par des expériences faites avec soin, pour que l'on ne se crût pas en droit de révoquer en doute les conclusions que le professeur de Dublin tirait de l'ensemble de ses expériences ; il y en avait pourtant qui sont en parfait accord avec celles qui ont été faites tout récemment à l'hôpital Saint-Louis, et devant lesquelles se sont inclinées toutes les personnes qui en ont été les témoins.

Dans l'observation de Wallace, qui ne me satisfait pas, il s'agit d'un mari qui infecta sa femme avec des plaques muqueuses. La syphilis ayant été bien constatée chez eux, on cherche à différentes reprises à inoculer le mari avec le produit de sécrétion de ses plaques, et toujours en vain. On a le même résultat négatif pour la femme. Jusqu'ici

(1) Voyez *Annales de la syphilis et des maladies*, p. 184.
(2) Voyez *Annales*, p. 177 et suiv.
(3) Voyez l'article de M. Schnepf sur les leçons de Wallace.

cette expérience concorde parfaitement avec notre manière de voir. Mais voilà que l'on inocule à la femme le produit des plaques muqueuses de son mari, et, vingt-six jours après l'inoculation, apparaissent au point inoculé des *saillies tuberculoso-squameuses* qui, pour Wallace, sont caractéristiques. Eh bien ! je dis que cette inoculation bouleverserait toutes mes idées, s'il m'était démontré, contrairement à tout ce que j'ai vu, que les malades en pleine vérole sont encore aptes à subir l'inoculation des plaques muqueuses (1).

Il n'en est pas de même pour les quatrième, cinquième et sixième expériences (2), qui, ayant été faites sur des personnes saines avec le produit de condylomes (plaques muqueuses), auraient dû convaincre ceux qui, jusqu'à ces derniers temps, ont persisté à soutenir que le chancre seul est contagieux.

M. Bouley, aujourd'hui médecin de l'hôpital Necker, ne pouvait pas être chargé d'un service à l'hôpital de Lourcine, sans chercher à jeter quelque jour sur la grande question de la contagion des divers accidents syphilitiques. Dans une année, il a vingt fois tenté d'inoculer des accidents constitutionnels de la syphilis (plaques muqueuses et ecthyma), et toujours il a échoué, quand il a pratiqué l'inoculation sur une malade avec le produit de sécrétion des plaques muqueuses dont elle était affectée.

L'estime que nous avons tous pour le caractère de M. Bouley, pour son savoir et pour l'élévation de son esprit, donnait à ces expériences une importance majeure ; mais si M. Bouley n'avait pas réussi sur des ma-

(1) Voyez cette observation aux notes.
(2) *Annales*, p. 36 et suiv.; voyez aux notes.

lades affectés d'accidents dits *secondaires*, il fallait bien avouer que le résultat avait été *positif* sur une malade qui était arrivée à la période ultime de la syphilis. Comme, dans ce cas, on avait dû emprunter la matière de l'inoculation à une autre malade, M. Schnepf, qui rendait compte des résultats obtenus, n'hésitait pas à conclure que le succès de l'inoculation dépendait de cette dernière circonstance. Permettez-moi de vous lire un passage très remarquable de ce compte rendu : « Jamais, dit-il, en portant le produit de sécrétion des affections consécutives d'une partie du corps d'une malade sur un autre point du corps de la même malade, nous n'avons pu reproduire les accidents qui ont fourni la matière à inoculation, et c'est en procédant ainsi, c'est après de semblables résultats négatifs que l'école de Hunter s'est crue autorisée à poser une loi générale qui proclame la non-transmissibilité des accidents constitutionnels par voie d'inoculation. Mais à qui ne sont-ils pas transmissibles ? Quelles sont les limites de la contagion ? N'est-ce pas sur l'homme infecté déjà que la syphilis constitutionnelle n'a pas de prise ? »

Vous voyez qu'en 1851 on était déjà bien près de la vérité. Malheureusement M. Schnepf ne comprit pas que la malade de M. Bouley, sur laquelle l'inoculation avait été positive, avait franchi la période de la syphilis où une nouvelle contagion est presque impossible, et il crut que le fait prouvait l'inoculabilité des accidents constitutionnels sur un syphilitique quelconque, *pourvu que la matière à inoculation fût prise sur un autre malade.* Évidemment, il était influencé par l'observation de Wallace dont je vous ai déjà parlé.

Rinecker (de Wurzbourg) fit connaître, en 1852, en faveur de l'inoculabilité des accidents secondaires, des expériences qui n'étaient pas moins concluantes que celles de Waller et de Wallace. Un étudiant en médecine, vierge de syphilis, d'une santé parfaite, se fit inoculer avec le pus d'une acné syphilitique dont un enfant nouveau-né était affecté. Pour cela, un vésicatoire ayant été appliqué sur le bras gauche de ce jeune homme, on introduisit la matière à inoculation entre l'épiderme et la peau sous-jacente. Après une incubation de vingt-neuf jours, l'évolution de la syphilis commença par des *tubercules* qui existaient encore trois mois plus tard. Vers le cinquième mois après l'inoculation, de nouveaux tubercules muqueux naissaient sur le scrotum du malade. Un traitement mercuriel fut alors institué, et bientôt les accidents disparurent.

Cette observation, que je ne puis reproduire que succinctement, est très concluante. Il n'en est pas de même d'une autre que Rinecker regarde comme aussi probante.

Il y avait environ cinq semaines que l'étudiant en médecine dont je viens de vous parler s'était soumis à l'inoculation du virus syphilitique, lorsque le docteur Warnery (de Lausanne) s'inocula le produit de sécrétion de ses *tubercules*.

Après une inoculation de vingt et quelques jours, quelques élevures papuleuses se manifestèrent; elles devinrent bientôt de véritables tubercules dont la couleur et l'aspect dénotèrent de la manière la plus irrécusable leur nature syphilitique.

Si ce dernier fait était seul, il me paraîtrait insuffisant, parce qu'il faudrait, pour qu'il eût une grande importance, qu'il fût bien démontré que l'étudiant en médecine avait bien des tubercules muqueux et non une ulcération chancreuse, à l'époque où le docteur Warnery lui emprunta son virus.

Vous comprendrez bientôt pourquoi je soulève ici cette objection. Des syphilographes distingués soutiennent, en effet, qu'un chancre est toujours la première manifestation de la vérole, même lorsque ce sont des accidents constitutionnels (plaques muqueuses, ecthyma syphilitique) qui ont fourni la matière de l'inoculation. Dans un instant, je reviendrai sur cette question.

En 1856, le secrétaire de l'Association de médecine du Palatinat a communiqué à ses collègues le résumé d'expériences faites par un de ses confrères, qui est aujourd'hui connu dans la science sous la désignation de l'*anonyme du Palatinat*. Huit hommes et six femmes, tous prisonniers, consentirent à se soumettre à l'inoculation syphilitique. On emprunta le virus à une fille qui n'avait que des accidents constitutionnels, et l'on obtint des résultats positifs sur dix malades.

C'est un ensemble de faits bien suffisant pour convaincre les plus incrédules. A l'hôpital du Midi, on doutait pourtant encore, lorsque M. Gibert, inoculant un malade affecté de lupus, mais vierge de syphilis, démontra à tous ceux qui doutaient encore, que le produit de sécrétion des accidents dits *secondaires* est manifestement inoculable.

Les expériences peuvent, ce me semble, s'arrêter là. Celles que je vous ai fait connaître doivent clore la discussion.

Il nous reste maintenant à rechercher la nature de

la lésion qui se produit dans l'inoculation des plaques muqueuses sur un individu vierge de syphilis.

M. Langlebert, dès 1856, soutint que c'est un chancre induré ; de telle sorte que les plaques muqueuses devraient toujours leur origine à un chancre et qu'elles seraient incapables de produire un autre accident primitif (1). M. Rollet, en 1859, reprit cette opinion et se l'est en quelque sorte appropriée par l'ardeur qu'il a mise à la soutenir. Disons aussi que les faits de M. Rollet étant à l'abri de toute objection sérieuse, ont prêté à l'opinion de M. Langlebert un appui qui leur avait manqué jusqu'à l'époque ou l'excellent travail du chirurgien de Lyon fut publié dans les *Archives*.

M. Ricord avait de tout temps professé que le chancre est toujours l'accident initial de la vérole. Il n'a pas changé de manière de voir, quand il a dû reconnaître la transmissibilité des accidents secondaires.

En théorie, cette opinion est assez séduisante. « La graine que nous semons, dit M. Langlebert, ne donne pas immédiatement une fleur semblable à celle qui l'a produite, et les fièvres éruptives qui se transmettent à l'époque de leur déclin engendrent des maladies qui débutent toujours par des symptômes prodromiques. Mais ce n'est qu'avec les faits bien observés que s'établissent les doctrines impérissables. »

Il est incontestable que la syphilis qui est transmise par

______

(1) Voici le texte de la proposition de M. le docteur Langlebert : « La syphilis constitutionnelle a constamment pour point de départ un chancre, et spécialement un chancre induré, lors même qu'elle a été communiquée par le produit d'un accident secondaire. » (Procès-verbal de la Société du Panthéon.)

une plaque muqueuse peut débuter par un chancre. Mais est-il également vrai qu'elle ne puisse pas débuter autrement? C'est ce qui nous reste à décider.

Pour moi, j'aurais besoin que l'on me démontrât que le résultat est toujours le même, soit que la transmission s'opère physiologiquement, soit qu'elle résulte de l'inoculation, et indépendamment des tissus par lesquels la contagion s'opère. Tandis qu'à l'hôpital du Midi on n'hésite pas à déclarer que jamais la syphilis ne débute autrement que par un chancre, ici, à l'hôpital de Lourcine, où nous n'étudions la vérole que chez la femme, une plus grande réserve nous est commandée.

Malgré l'observation la plus attentive, il est en effet impossible, dans un très grand nombre de faits, de trouver un chancre comme point de départ de l'évolution des accidents syphilitiques ; on nous objecte que, chez les femmes, le chancre, ayant une très courte durée, doit le plus souvent passer inaperçu. Mais d'abord, je nie que le chancre de la femme soit aussi éphémère qu'on veut bien le dire. J'en ai vu qui ont duré six semaines et plus, et même je dois dire que cette durée n'a jamais été beaucoup moindre toutes les fois que les chancres ont été incontestables. Et puis, pourquoi y aurait-il des chancres infectants qui ne vivraient que ce que vivent les roses, tandis que d'autres auraient chez la femme la durée qu'ils ont chez l'homme? Ce serait un fait en contradiction avec l'ordre qu'on se plaît généralement à reconnaître dans l'évolution de la syphilis. Si cet ordre n'est pas immuable, je ne vois pas de raison pour que la vérole ne débute pas par une plaque muqueuse aussi bien que par un chancre.

On dit encore : Le chancre a passé inaperçu parce qu'il s'est promptement transformé en plaque muqueuse; mais ceux-là mêmes qui admettent cette transformation la croient beaucoup plus fréquente chez la femme que chez l'homme. Pourquoi donc la différence des tissus qui aurait cette influence sur la transformation du chancre ne pourrait-elle pas faire que l'accident initial de la vérole, au lieu d'être un chancre induré, fût une plaque muqueuse ?

On dit enfin : Le chancre infectant, s'indurant peu quand il se développe sur les organes génitaux de la femme, est souvent confondu avec les plaques muqueuses. C'est là encore une erreur. La syphilis peut débuter, sans doute, par une ulcération qui ressemble plus à une plaque muqueuse qu'à un chancre; mais nous avons tous vu, sur les grandes et les petites lèvres vulvaires, des chancres aussi indurés que ceux qui se développent sur les organes génitaux de l'homme.

L'observation clinique à l'hôpital de Lourcine tend donc à prouver que les plaques muqueuses peuvent être l'accident initial de la syphilis. Je n'ai pas de répugnance à admettre cette évolution, parce que les plaques muqueuses et le chancre induré sont pour moi des accidents du même ordre et ayant la plus grande analogie. Il est pourtant une objection qui s'est souvent élevée dans mon esprit : pourquoi, me suis-je demandé, dans les expériences d'inoculation, le chancre a-t-il toujours été l'accident initial, alors même que le virus était déposé sur la peau dénudée de son épiderme ? Dans les inoculations on opérait sur des surfaces présentant des conditions analogues à celles que l'on trouve dans la peau incessamment mouillée et dont l'épiderme est ramolli par l'humidité.

Je sais bien que Wallace et Weller parlent de surfaces couvertes de *condylomes*, mais en lisant attentivement leurs observations, il est facile de reconnaître qu'il s'agit bien plutôt d'ulcérations chancreuses multiples qui tantôt restent isolées, et qui, dans d'autres cas, finissent par se confondre.

La question peut donc encore être débattue. Comme en définitive elle n'a qu'un intérêt purement scientifique; comme la maladie n'est ni plus ni moins grave, soit que les plaques muqueuses semblent avoir été le premier accident de la syphilis, soit qu'elles aient été précédées bien évidemment par un chancre induré d'une longue durée, je n'insisterai pas sur ce point; j'en ai dit assez pour que vous puissiez, par la suite, apporter votre contingent d'observations pour la solution du débat. Si la question reste en litige pour la femme, il n'en est pas de même pour l'homme. Il résulte, en effet, d'une statistique de M. Fournier, que sur 826 observations d'accidents constitutionnels, 815 fois le chancre a été, d'une manière évidente, le point de départ de l'évolution syphilitique. Dans une statistique postérieure à celle qu'il avait faite à l'hôpital du Midi, M. Fournier, chez 69 femmes syphilitiques, a trouvé 51 fois le chancre comme accident initial; c'est assurément beaucoup plus qu'il ne m'a été donné de l'observer. Mais 18 fois il n'a rencontré aucune trace d'ulcération.

D'après les résultats statistiques de l'hôpital du Midi, il paraît bien démontré que le chancre est l'accident initial de la syphilis transmise aux organes génitaux de l'homme.

Il reste encore à prouver que le virus chancreux mis en contact avec les organes sexuels de la femme ne peut manifester la contagion syphilitique que par un chancre, et non par des plaques muqueuses.

NEUVIÈME LEÇON

TRAITEMENT DE LA SYPHILIS.

SOMMAIRE. — Insuffisance de la cautérisation. — Expérience de M. Boeck.
— Frictions mercurielles. — Méthode par *extinction*, ou de Montpellier.
— Liqueur de Van Swieten. — Pilules de Dupuytren. — Sirop de Cuisinier. — Sirop de Larrey. — Protoiodure de mercure, iodure de potassium. — Bains sulfureux.

Dans une des précédentes leçons, j'ai combattu la classification chronologique de la syphilis, qui distingue les
accidents en *primitifs, secondaires* et *tertiaires*.

Dans cette classification, on appelle accidents primitifs
ceux qui, d'abord locaux, précèdent les symptômes de
l'infection générale; les accidents secondaires comprennent les éruptions superficielles de la peau et les maladies
des membranes muqueuses. Les affections du périoste et
des os forment, avec les syphilides qui attaquent profondément le derme, la classe des accidents tertiaires. — Il
semble que ce soit là des limites bien tranchées, des cases
où tous les symptômes de la syphilis se rangeront dans
un ordre immuable; mais quand on va au fond des
choses, on ne tarde pas à être moins satisfait. Je vous ai
déjà dit que ce qui a été l'accident primitif pour l'hôpital
du Midi pourrait bien, dans quelques circonstances, n'être
que la première manifestation de l'infection constitution-

nelle. Vous savez aussi qu'au point de vue histologique, le chancre induré et les gommes ont la plus grande analogie, et pourtant les accidents sont loin l'un de l'autre dans la classification que je critique. On n'est pas moins embarrassé pour classer les douleurs rhumatoïdes qui, au·point de vue chronologique, se rapprochent de la roséole, tandis que si l'on tient compte de la nature et de la situation des parties affectées, elles sont de même ordre que les accidents tertiaires.

Malgré ces objections qui sont très fondées, cette classification étant généralement admise, je pense qu'il y a avantage à la conserver, surtout quand il s'agit d'établir des catégories d'accidents pour le traitement.

Cela étant admis, une question de la plus haute importance se présente à notre esprit :

A quelle époque de la maladie doit-on commencer le traitement ? Ce que je vous ai dit du chancre induré vous indique suffisamment que pour moi c'est un signe non équivoque de l'infection constitutionnelle ; à quoi bon attendre pour commencer la médication interne ? Avez-vous besoin des accidents successifs pour vous éclairer sur la nature de la maladie ? Est-ce que la pléiade ganglionnaire qui accompagne un chancre infectant n'a pas une signification aussi grave que la roséole ?

Nous ne sommes plus au temps où M. Ricord pouvait croire qu'il enrayait la marche de la maladie par la cautérisation du chancre, qui, pour lui, n'était tout d'abord qu'un accident local. Dans cette manière de voir, on niait l'incubation : dès le lendemain du coït ou de l'inoculation, le chancre devait apparaître.

Vous savez, messieurs, que jamais erreur plus dangereuse n'a été professée. Le chancre mou seul se développe sans incubation ; quand le chancre infectant commence à poindre, la constitution est déjà imprégnée du virus syphilitique.

Je sais que l'on n'admettrait pas cette incubation comme indispensable, si l'on s'en rapportait trop facilement aux renseignements donnés par les malades. Vous en trouverez beaucoup qui, comme je vous l'ai déjà dit, attribuent le début de leur maladie à une écorchure qui, s'étant produite pendant le coït, est devenue ulcéreuse.

Dans ce cas, on a dû penser qu'il n'y avait point eu incubation, mais c'est là une observation incomplète. Il se fait une écorchure au moment du coït ; le malade, inquiet, se cautérise, ou a recours à tout autre moyen propre à empêcher la guérison de la petite plaie. Soit par un traitement intempestif, soit par le tiraillement de la partie blessée, il entretient la solution de continuité jusqu'à la fin de l'incubation. Ce temps est extrêmement variable : un chancre infectant peut apparaître au bout de dix à quinze jours, mais, dans des inoculations faites avec du virus pris sur des plaques muqueuses, on l'a vu se faire attendre jusqu'à quarante-deux jours.

Pour soutenir qu'il *tuait le virus sur place*, M. Ricord raisonnait par analogie. Le chancre, disait-il, est l'analogue de la plaie faite par un chien enragé ; cautérisez celle-ci, et la rage ne se développera pas ; détruisez le chancre avant qu'il soit induré, et vous préviendrez le développement de la vérole. C'était là une pratique bien consolante, mais qui ne peut plus inspirer de confiance qu'à ceux qui confondent les chancres mous avec les chancres infectants, et qui croient avoir enrayé la marche de la syphilis en détruisant par la cautérisation une ulcération essentiellement locale.

Non-seulement l'observation a condamné cette théorie de la *destruction sur place de la vérole*, mais l'analogie que l'on invoquait n'est que spécieuse. Qu'est-ce, en effet, que la morsure du chien enragé? Est-ce l'analogue du chancre, ou bien ne peut-elle être comparée avec plus de raison à l'écorchure qui précède l'ulcération syphilitique?

La bave infectante du chien joue le même rôle que la matière contaminante de la syphilis. Si vous cherchez à détruire le virus avant que le chancre soit développé, vous pourrez réussir; mais où, dans quel point l'attaquerez-vous, avec quel caustique? Il faudrait autant soutenir que l'on s'oppose au développement de la rage en cautérisant la *cicatrice* d'une morsure, que de prétendre prévenir la syphilis par la cautérisation du chancre infectant.

M. Boeck (de Christiania) a fait des expériences qui tendent à prouver que l'infection syphilitique se fait partiellement. Le médecin de Norvége, partisan de la syphilisation, a fait un grand nombre d'inoculations, et il a remarqué qu'on peut encore inoculer des chancres sur le bras, quand l'inoculation est impossible sur le thorax; que la cuisse est inoculable alors que le bras n'est plus apte à l'évolution d'un chancre.

De ces expériences, faut-il conclure que l'infection se fait par zones et n'est pas primitivement générale? Pour moi, je ne puis raisonner ainsi.

Quelle valeur, en effet, peuvent avoir, au point de vue de l'infection syphilitique, les expériences, fort curieuses d'ailleurs, du médecin de Christiania? On inocule du pus de chancre mou qui n'agit jamais que localement, et l'on voudrait conclure de pareils faits en faveur de la pénétration partielle d'un agent modificateur de l'économie tout entière!

Avec l'expérience que nous avons acquise depuis une dizaine d'années, autorisé à distinguer deux chancres, l'un qui infecte la constitution tout entière, l'autre dont la sphère d'activité ne dépasse pas les premiers ganglions qui reçoivent les vaisseaux lymphatiques de la partie sur laquelle l'ulcération s'est développée, nous avons peine à comprendre comment on peut encore soutenir l'opinion de la localisation primitive de la syphilis. Eh bien, messieurs, cette opinion, qui ne compte plus de partisans en France que les médecins qui ne se tiennent pas au courant du mouvement scientifique, était encore naguère soutenue en Allemagne par des hommes qui ont une grande autorité. M. Ricord avait dit : « De tous les chancres que j'ai vu cautériser, ou que j'ai cautérisés moi-même du premier au quatrième jour de la contagion, *aucun* n'a été suivi des symptômes propres à l'infection constitutionnelle. » De là il concluait que dans les quatre premiers jours qui suivent la contagion, la graine syphilitique n'a point encore poussé de racines dans l'économie, et qu'il est possible par la cautérisation de prévenir l'intoxication générale. M. Sigmund dit que l'observation de plus de mille cas lui permet de soutenir la même opinion. Voilà qui serait certes bien concluant; mais M. Ricord, qui se croyait en droit d'invoquer un nombre au moins égal d'observations pour soutenir la possibilité de la destruction sur place du virus syphilitique, n'aurait pas de peine, je crois, à citer deux mille faits pour appuyer la thèse opposée.

M. Sigmund écrivait en 1855 ; espérons que la lumière se sera faite à Vienne comme à Paris.

M. Diday, élève de M. Ricord, avait, lui aussi, professé que le chancre, avant d'être induré, est d'abord une infection locale, et il croyait avoir de bonnes raisons pour cela.

Les faits à l'appui de cette opinion ne paraissaient pas lui manquer, parce qu'il ne s'en servait, comme la plupart des hommes, que pour se confirmer dans sa croyance. Mais le doute étant né dans son esprit, un jour vint où il cautérisa un chancre qui ne datait que de trois fois vingt-quatre heures, sans pouvoir prévenir les accidents consécutifs. Plus tard un chancre de deux jours, traité de la même manière, eut le même sort ; et enfin il vit la vérole se développer chez un malade qui, n'ayant encore qu'une petite écorchure, avait été cautérisé profondément.

Un fait semblable a été observé par M. Langlebert, qui, ayant détruit par le caustique une petite ulcération du volume d'une tête d'épingle et datant de deux jours, ne put prévenir le développement des accidents consécutifs.

Voilà ce que nous enseigne la clinique dégagée de toute idée préconçue ; mais avions-nous besoin de ces faits pour savoir à quoi nous en tenir sur la localisation primitive de la syphilis ? Il suffit, pour résoudre cette question, d'invoquer les principes de la pathologie, dont je crois vous avoir déjà parlé en traitant de la doctrine de la dualité du virus chancreux.

Si vous admettez avec moi qu'au moment où le chancre infectant apparaît, la constitution est déjà infectée,

vous n'aurez pas de raison pour différer le traitement
général. Beaucoup de médecins se croient autorisés à
attendre l'apparition de la roséole ou des plaques muqueuses, ce qui simplifie singulièrement la question;
mais reste à savoir si c'est là une pratique sans inconvénient. Pour moi, je suis sûr que plüs on attend, plus
on donne à la vérole le temps de s'infiltrer dans nos tissus. On dirait qu'à la longue la maladie, quand elle est
abandonnée à elle-même, se fortifie contre les moyens
d'attaque destinés à la détruire; c'est pour cela qu'un
médecin consciencieux doit s'efforcer de préciser le diagnostic pour agir dès que l'existence d'un chancre infectant se manifestera.

Bien que le chancre ait un aspect *sui generis*, il peut
se faire qu'il faille attendre l'induration de la base avant
de se prononcer; mais je crois qu'il vaut mieux encore,
quand on a de grandes raisons pour soupçonner l'existence du chancre infectant, tenter l'inoculation sur le
malade lui-même. Si l'inoculation est positive, vous ne
ferez pas de traitement général; si elle est négative et que
les autres caractères de l'ulcération soient ceux du chancre infectant, hâtez-vous d'instituer le traitement de la
syphilis.

Traitement général. — Depuis longtemps le mercure
avait été employé contre les maladies de la peau, soit à
l'état métallique, soit combiné avec un autre corps, lorsque la syphilis se manifesta d'une manière violente à la
fin du XVᵉ siècle. Rejeté comme dangereux par les médecins grecs, il avait été adopté pour le traitement des
maladies de la peau par les médecins arabes, qui s'en
étaient servis sous forme d'emplâtre et d'onguent. La

première forme pouvait servir au traitement de certains accidents locaux, et Vigo, médecin du pape Jules II, composa un emplâtre dans lequel le mercure était mêlé à des gommes et à des résines. Nous nous servons encore de ce médicament qui date du commencement du xvi⁰ siècle; il est connu sous le nom d'*emplâtre de Vigo cum mercurio* (1).

Je doute pourtant que les pharmaciens le composent de toutes les substances auxquelles on a pu donner de grandes vertus à une époque où les compositions les plus étranges étaient celles qui inspiraient la plus grande confiance, mais sur l'efficacité desquelles il nous est aujourd'hui permis d'avoir des doutes.

Frictions mercurielles. — Le premier médecin qui ait eu recours aux frictions mercurielles sur la peau, pour guérir la syphilis est, je crois, Bérenger de Carpi, qui, comme Vigo, vivait à la fin du xv⁰ siècle et au commencement du xvi⁰. C'est à Vigo que l'on attribue l'honneur d'avoir le premier employé le mercure à l'intérieur pour le traitement de la vérole. Ce fut, si je ne me trompe, l'oxyde rouge qu'il essaya. Bientôt tous les composés mercuriels furent tour à tour vantés. Je vous dirai bientôt ce que je pense de l'efficacité des diverses préparations dont le mercure est le principe actif. Je veux auparavant que vous sachiez comment on pratiquait les frictions mercurielles. Le traitement n'était pas aussi simple que vous pouvez l'imaginer.

____

(1) Emplâtre de Vigo.— Prenez : emplâtre simple, 1250 ; cire jaune, 64 ; poix résine purifiée, 64 ; gomme résine ammoniaque, 20 ; bdellium, 20 ; oliban, 20 ; myrrhe, 20 ; poudre de safran, 12 ; mercure, 375 ; térébenthine, 64 ; styrax purifié liquide, 192 ; huile volatile de lavande, 8. F. s a.

On trouve dans Astruc, tome IV, une description complète de la méthode ; je la résumerai aussi succinctement que possible.

Préparation du malade. — Il faut d'abord délayer le sang s'il est trop épais, l'adoucir s'il est trop âcre, afin qu'il soit plus aisément brisé par le mercure.

Voici ce qu'il faut faire pour remplir ces indications (je regrette qu'il ne dise pas comment on les reconnaît) :

1° Le premier jour, on pratique à l'un des bras une saignée de 12 onces.

2° Le lendemain, on donne une purgation.

3° Le troisième jour, on commence les bains d'eau tiède ; on en donne un par jour si le malade est faible, et deux s'il est fort.

4° Après plusieurs jours de bains, on saigne et on purge de nouveau.

5° Pendant que l'on prépare ainsi le malade, on le soumet à un régime *adoucissant, humectant* et *rafraîchissant.*

On défend le vin et les femmes.

Vous avez dû remarquer que j'ai dit avec Astruc : On donne un bain par jour, si le malade est faible. Je doute qu'après un pareil régime, l'individu le plus vigoureusement constitué puisse encore être fort. L'école de Broussais, qui a fait des choses merveilleuses dans le genre antiphlogistique semble avoir emprunté son système à ce mode de préparation.

Cette manière de préparer un malade aux frictions mercurielles n'était pas admise par tout le monde. Sydenham se révolte contre cette pratique qu'il dit nuisible et sans avantage ; pour lui, les malades ont besoin de toutes

Jeurs forces pour subir le traitement. Astruc le blâme et s'étonne qu'un praticien aussi expérimenté que Sydenham ait pu se persuader qu'une ou deux saignées et une ou deux purgations en quinze jours sont capables d'épuiser les forces d'une personne. D'un autre côté, « les préparations nettoyant les premières voies, diminuant la plénitude des vaisseaux, relâchant la tension des parties solides, doivent, dit-il, faciliter l'opération du mercure, l'atténuation du sang et des autres humeurs et la séparation des humeurs vicieuses à travers les glandes de la bouche, des intestins, de la peau et des reins. » (Astruc.) Une fois le malade préparé, on le soumettait aux frictions qui pouvaient être fortes ou faibles, suivant les indications.

Voici en quoi consistaient les premières.

Frictions fortes. — Dans un premier temps, on provoquait la salivation.

Dans le second, on la gouvernait.

Dans le troisième, on remédiait aux suites de la salivation après la guérison du mal.

Premier temps. — Pour arriver à la salivation, on faisait trois frictions en trois jours, ou bien trois en cinq jours, c'est-à-dire une tous les deux jours.

La substance employée était l'onguent mercuriel; la quantité variait de 2 à 4 gros par chaque friction.

Quand on frictionnait trois jours de suite, on frottait la peau, dans une première séance, depuis les pieds jusqu'aux mollets; dans la seconde, du mollet jusqu'aux cuisses, et jusqu'au delà des fesses dans la troisième.

On recommandait expressément que la personne ainsi traitée se tînt nue devant la flamme d'un grand feu.

On devait avoir soin de ne pas écorcher la peau et de

ne pas arracher les poils, à cause de l'éruption hydrargyrique qui trouverait dans ces petits accidents des conditions favorables à son développement.

Pour faire la friction, il fallait se chauffer les mains jusqu'à ce qu'elles fussent rouges. Plus tard, reconnaissant le danger qu'il y avait pour l'aide chargé de frictionner avec les mains nues, on conseilla un gant fait avec une vessie de cochon.

On ne devait cesser la friction qu'au moment où l'onguent commençait à sécher ; puis, couvrant les parties frictionnées de bas et de caleçon, le malade passait une ou deux heures dans un lit bien chaud.

Après la troisième friction, l'examen de la bouche était de rigueur. On voulait bien admettre qu'il eût été dangereux de continuer, sans rechercher si les gencives étaient malades.

Les signes auxquels on reconnaissait la salivation étaient distingués en signes *prochains* et signes *éloignés*.

Les signes éloignés étaient : la prostration des forces, les nausées, la pesanteur de la tête et la fréquence du pouls.

La tuméfaction et la douleur des glandes parotides et maxillaires, la sensibilité des dents, la rougeur des extrémités des conduits salivaires et la saveur métallique constituaient les signes prochains.

On reconnaissait la salivation confirmée à la rougeur des gencives et de la langue, à la mauvaise odeur de la bouche, à l'abondance de la salive ; les signes de la salivation confirmée devaient aller jusqu'à l'ulcération des gencives, le gonflement de la langue ; ils allaient parfois jusqu'à la gangrène de la bouche.

Quantité de salive. — Tout était réglé dans le traitement. « On peut fixer, dit Astruc, le flux de bouche bien établi depuis trois jusqu'à six livres de bave.

Moins de trois livres, c'était insuffisant ; on avait à peu près perdu son temps. Peut-être était-il difficile de s'arrêter précisément à la dose de six livres.

Durée de la salivation. — Il fallait que le malade salivât pendant quinze, dix-huit, vingt ou vingt-cinq jours.

Avec un pareil traitement, la bouche enflammée ne tardait guère à s'ulcérer. Mais c'était là ce que l'on voulait. Si l'on reconnaissait en effet qu'il y a des ulcères de la bouche qui sont inutiles ou dangereux, on admettait la nécessité des autres pour entretenir la salivation.

Les partisans de cette méthode pensaient que la sécrétion abondante des glandes salivaires était indispensable, parce que c'était l'*émonctoire du virus*. La diarrhée qui accompagnait fréquemment le flux de la salive était aussi considérée comme une voie ouverte au virus que le mercure entraînait.

Ai-je besoin, messieurs, de faire la critique d'une pareille médication ? Quel est celui d'entre vous qui consentirait à s'y soumettre ? Une salivation qui dure de quinze à vingt-cinq jours entraîne inévitablement l'ébranlement, sinon la chute immédiate des dents ; les ulcérations des gencives, une fois produites, mettent plus de temps à disparaître qu'elles n'en ont mis à venir ; les parties ulcérées contractent, en se guérissant, des adhérences aux parties voisines, déforment la bouche, s'opposent à l'écartement des mâchoires.

L'action du mercure sur les intestins n'est pas moins

fâcheuse. La diarrhée est l'indice, non de l'évacuation du virus, mais d'une entérite souvent rebelle aux moyens employés pour la combattre.

Je sais que la vérole produisant l'alopécie, il est bien difficile de faire la part de l'action du mercure sur la chute des cheveux; mais je suis porté à croire que le traitement mercuriel tel que nous venons de l'indiquer est propre à produire cette alopécie générale qui se traduit par la chute de tous les poils du corps. J'ai eu plusieurs fois l'occasion de l'observer chez des hommes qui avaient pris des doses exagérées de mercure. Cette espèce d'alopécie est persistante, tandis que celle qui est sous la dépendance de la syphilis n'a le plus souvent qu'une durée d'un ou deux mois.

Les inconvénients du traitement de la vérole par les frictions fortes ne pouvaient pas manquer de frapper les médecins et les malades. Ils étaient d'une telle évidence qu'ils ne devaient pas être contestés. Mais il était parfois difficile de dire si certains accidents consécutifs étaient le résultat de la maladie ou s'ils étaient produits par le traitement. Ainsi l'ostéite et la nécrose des maxillaires, qui peuvent être des accidents ultimes de la syphilis, étaient aussi une des conséquences des frictions mercurielles; de sorte que l'on produisait une altération profonde des os qui servent à une de nos fonctions les plus importantes, dans la crainte que des accidents analogues ne se manifestassent plus tard dans d'autres parties du corps.

Les malades qui avaient subi ce traitement avec sa préparation étaient voués pour le reste de leur vie à des troubles de la digestion, à l'anémie et à toutes ses conséquences.

Frappés de ces inconvénients, les médecins revinrent bientôt à une méthode plus rationnelle. On continua à traiter la syphilis par le mercure; mais, loin de chercher à produire la salivation, on voulut l'éviter. On agit lentement, sans trouble appréciable des fonctions de nos organes, sans lésion apparente des gencives et des dents. Cette méthode, que MM. Trousseau et Pidoux ont appelée *méthode par extinction*, fut longtemps connue sous le nom de *méthode de Montpellier* ou *de Haguenot*.

Les frictions *faibles* rentrent dans cette méthode, mais non telles qu'on les pratiquait du temps d'Astruc (1).

Au lieu de faire des frictions sur tout le corps, les médecins qui ont recours à ce mode de traitement se contentent maintenant de frictionner la plante des pieds ou une autre partie limitée de la peau. D'autres ont pratiqué l'absorption du mercure par la simple application de la pommade dans le creux de l'aisselle, à la dose de 1 à 4 grammes. Le mercure appliqué le soir est, dit-on, absorbé en très peu d'heures.

Dans la méthode par extinction, on cherche à anéantir le virus syphilitique, en faisant absorber par le malade de petites doses de mercure, qui ne doivent manifester leur action ni sur les gencives, ni sur la langue, pas plus que sur les intestins. Le médicament doit donc agir lentement et d'une manière insensible.

Comme il est impossible de régler l'absorption du mercure employé en frictions, on a généralement recours à l'administration du remède en pilules ou en potion.

(1) Voyez Astruc.

Pendant longtemps les médecins ont eu une prédilection marquée pour les préparations de sublimé.

Une des plus employées est connue sous le nom de *liqueur de Van-Swieten*. Sa composition n'est pas indiquée de la même manière dans tous les Codex : dans les uns la liqueur de Van-Swieten contient 25 milligrammes de sublimé par 32 grammes, tandis que, d'après des pharmacopées anciennes, il y aurait un dixième de sel en moins. Cette différence dans la composition du médicament peut avoir une grande importance quand on traite un malade dont l'estomac est facilement irritable.

Voici la formule qui est indiquée dans le formulaire de M. Bouchardat :

> Deutochlorure de mercure...... 1 partie.
> Eau pure .... 900 parties.
> Alcool rectifié................ 100 parties.

Dissolvez le sublimé corrosif dans l'alcool, et ajoutez ensuite l'eau distillée. Cette liqueur contient un millième de son poids de sublimé. La dose est une cuillerée à soupe dans un verre d'eau sucrée, de lait ou de tisane.

Je ne sais comment cette formule nous est parvenue avec le nom de Van-Swieten. Soit qu'elle m'ait échappé, lorsque je lisais le livre de cet auteur, intitulé : *Lues venerea* (*Aphorismes* de Boerhaave, *Commentaires* de Van-Swieten), soit qu'elle ait été indiquée dans un autre ouvrage, je l'ai en vain cherchée.

On voit bien dans les *Commentaires* de Boerhaave que Van-Swieten administrait contre la vérole une solution de sublimé ; mais il avoue ingénument qu'il l'emploie d'après Ribeira Sanchez, médecin de l'impératrice de Russie (1).

____

(1) Litteras accepi ab eruditissimo viro, quem magni semper feci et facio, Ribeira Sanches, Russorum imperatricis tunc archiatro, in quibus indicat,

Comme la liqueur de Van-Swieten est très fréquemment employée, il serait à désirer qu'il n'y eût qu'une formule. Voici celle que je trouve dans le formulaire de M. Baumès (*Précis théorique et pratique des maladies vénériennes*).

Deutochlorure de mercure......   4 décigrammes.
Eau distillée ....   455 grammes.
Alcool rectifié ....   45 grammes.

On en administre d'abord une demi-cuillerée à café le matin seulement et l'on arrive progressivement jusqu'à une cuillerée à soupe le matin et le soir.

Vous voyez qu'il y a une grande différence entre les deux formules que je viens de vous indiquer. Le véhicule dans lequel on fait prendre cette liqueur doit encore modifier la force du médicament ; tantôt en effet c'est une petite quantité d'eau ou d'une tisane quelconque, tantôt, au contraire, c'est un peu de lait. Dans ce dernier cas, il n'est pas impossible que le deutochlorure subisse une modification qui le rende moins actif. Le fait n'est pas douteux pour une dissolution albumineuse qui, sans modifier le sublimé dans sa composition, le rend moins soluble.

Le deutochlorure de mercure peut même être décomposé à la longue, lorsqu'on le mêle à des liquides chargés de la matière extractive des plantes ou à des sirops. Ainsi l'on a soutenu qu'il subit une réduction assez prompte

quod veteranus chirurgus daret mane ac vesperi, in desperatissimis etiam malis venereis, unciam sequentis remedii : R. mercurii sublimati corrosivi drachmam, spiritus fermentati ex hordeo, vel secaleparati, semel rectificati, uncias centum et viginti. Plus loin, Van Swieten ajoute : Multum me delectabat hujus remedii communicatio..... Constanter usus fui hoc remedio in hac proportione quam D. Sanchez mihi indicaverat.

dans le sirop de Cuisinier qui est pourtant un médicament auquel on a le plus souvent recours.

Le sublimé n'est pas seulement employé en solution, on l'administre très souvent en pilules; pour ne pas se préoccuper de la dose, les médecins ont généralement adopté la formule attribuée à Dupuytren. La voici telle qu'elle est indiquée dans quelques formulaires :

> Sublimé corrosif........ 4 décigrammes.
> Extrait d'opium......... 5 décigrammes.
> Extrait de gaïac........ 66 décigrammes.

Faites 40 pilules, à prendre 2 par jour.

Vidal donne cette formule d'une manière moins déterminée mais plus rationnelle, puisque sa composition paraît avoir été subordonnée à la maladie et à la constitution du malade :

PILULES DE DUPUYTREN.

> Sublimé corrosif......... 1/16 à 1/4 de grain.
> Extrait gommeux d'opium. 1/4 ou 1/2 grain.
> Extrait de gaïac......... 4 grains.

Pour une pilule. On en donne deux par jour.

On donne fréquemment le sublimé dans des sirops; le sirop de Cuisinier est un des plus connus. Voici sa composition :

SIROP DE CUISINIER OU DE SALSEPAREILLE.

> Salsepareille..... ...... 1000 grammes.
> Bourrache . ...
> Rosés pâles .... De chaque :
> Séné...............   64 grammes.
> Anis................
> Sucre. .... 1000 grammes.
> Miel blanc............ 1000 grammes.

Faites suivant l'art.

On a ainsi le sirop de Cuisinier simple, sans mercure. Pour avoir le sirop *additionné*, on ajoute par 500 grammes de sirop 4 décigrammes de sublimé corrosif que l'on dissout préalablement dans 8 grammes d'alcool. La dose de ce sirop est de deux ou trois cuillerées par jour.

Le sirop de *Larrey* est une préparation composée de salsepareille, de baies de sureau, de gaïac, de squine, de sassafras, de follicules de séné, de bourrache, etc.

Quand on veut le rendre actif, on ajoute par 500 grammes de sirop, 25 centigrammes de sublimé que l'on rend plus soluble par l'addition d'une dose égale d'hydrochlorate d'ammoniaque. On mêle encore à cette préparation 25 centigrammes d'extrait aqueux d'opium, et 2 grammes de liqueur d'Hoffmann.

La dose est de 16 à 64 grammes par jour.

Je ne sais de quelle utilité il peut être de mêler tant de substances analogues, mais je doute que tous les pharmaciens se donnent la peine de composer le sirop tel qu'il a été indiqué par son auteur qu'il ne faut pas confondre avec l'illustre Larrey.

Le rob Boyveau est un médicament qui, dit-on, ne contient pas de mercure. Si cette assertion est vraie, on ne peut pas espérer grand'chose d'une préparation uniquement composée de salsepareille, de gaïac, de squine, de sassafras, de quinquina jaune, de mélasse, de fleurs de bourrache et d'anis; nous ne sommes plus au temps où une décoction de gaïac passait pour un moyen héroïque contre la syphilis.

Il y a, au contraire, dans les biscuits antisyphilitiques du docteur Olivier un principe actif qui est le sublimé modifié par sa combinaison avec l'albumine. Ce composé est connu sous le nom de *mercure animalisé* ou *bichlorure de mercure albumineux*. Je ne sais quelle peut être son influence sur la syphilis ; s'il m'était démontré que cette préparation est bien efficace, je la préférerais au sublimé. Comme l'albumine neutralise l'action locale du médicament, on doit penser à priori que les propriétés antisyphilitiques sont diminuées en raison de la neutralisation du bichlorure. On peut pourtant avoir recours au mercure animalisé dans les cas où les autres préparations mercurielles n'ont pas pu être supportées.

Voici comment on le prépare :

Blanc d'œuf............ N° 1.
   Délayez dans :
Eau distillée.... .... 500 grammes.
   Versez :
Solution de sublimé corrosif. 4 grammes.

Recueillez le précipité, lavez-le à l'eau distillée et faites-le sécher à l'étuve.

Cette poudre s'administre à la dose de 5 centigrammes par jour.

Vous voyez, messieurs, que pour le traitement de la syphilis on a beaucoup compté sur le sublimé. Examinons donc quelle est la valeur de ce médicament, quels sont ses avantages et ses inconvénients.

Je ne peux pas vous dissimuler que je regarde le deutochlorure de mercure comme un agent dangereux, infidèle et difficilement supporté par les malades. Je crois bien qu'il agirait si on pouvait l'administrer d'une manière continue, mais il est infidèle parce que le plus souvent l'estomac se révolte contre le poison, à moins qu'on ne le donne à une dose minime. J'ai toujours été étonné en

voyant dans les formulaires la composition des pilules de
Dupuytren, qui contiendraient chacune 1 centigramme de
sublimé. Comme on doit prendre par jour deux de ces
pilules, c'est une dose bien suffisante pour révolter promptement les estomacs les plus robustes.

D'après la formule indiquée par Vidal (de Cassis), la
dose pourrait être réduite à des pilules de 3 milligrammes.

Les pilules majeures d'Hoffmann contiennent un peu
moins d'un demi-centigramme de sublimé; elles sont
composées de la manière suivante :

    Sublimé corrosif..... 1 gramme, ou plutôt 18 grains.
    Mie de pain .... 24 grammes,   —   6 gros.
    Eau distillée........ q. s.
Pour 216 pilules. A prendre une matin et soir.

Je suis d'avis que le sublimé doit être donné à de très
petites doses, si l'on veut pouvoir en continuer longtemps
l'administration. Un centigramme par jour est tout ce que
je me permets de donner, en ayant encore la précaution
de le mêler à une quantité double d'opium.

Voici ma formule :

    Sublimé.............. .. 1 gramme.
    Extrait gommeux d'opium... 2 grammes.
    Réglisse en poudre........ 8 grammes.
    Eau distillée............. q. s.
Pour 200 pilules. A prendre une d'abord, puis deux par jour.

Tant que j'ai voulu donner le sublimé à la dose de
2 centigrammes par jour (formule Dupuytren), j'ai invariablement provoqué les plaintes des malades. Au bout
de peu de jours, il y avait douleur au creux de l'esto-

mac, dégoût pour les aliments, nausées et prostration des forces. Si j'insistais, la diarrhée survenait. Je n'ai pas été plus heureux avec la liqueur de Van-Swieten, que j'ai long-temps et fréquemment tenté de faire prendre par mes malades de Lourcine.

Toutes les fois que cette liqueur a été prise dans de l'eau ou dans de la tisane, elle a promptement produit des accidents du côté des voies digestives. J'ai administré la solution du Codex qui contient une partie de sublimé pour 1000, et j'en donnais une petite cuillerée à soupe.

Depuis que j'ai renoncé à ce médicament, j'ai réfléchi que cette dose peut ne pas être trop forte, quand on la mêle avec du lait, comme on le trouve indiqué dans quelques formulaires, et je suppose qne les médecins qui vantent la liqueur de Van-Swieten ont dû l'administrer ainsi, en modifiant par conséquent un peu sa composition.

Je ne crois pas être seul à me plaindre de l'action du deutochlorure de mercure sur l'estomac. J'en trouve la preuve dans le livre de M. Baumès, qui, comme je vous l'ai déjà dit, a modifié la liqueur de Van-Swieten de ma-nière que 1000 grammes de liquide ne contiennent que 8 décigrammes de sublimé, et encore le médecin de Lyon prescrit de commencer par une cuillerée à café donnée une fois par jour seulement.

J'aimerais mieux administrer une solution très faible que d'être exposé à voir le traitement enrayé par des accidents. Si donc l'insuffisance d'autres sels de mercure déjà employés vous oblige à recourir à l'usage de la liqueur de Van-Swieten, modifiez sa composition, ou don-nez-en une assez petite quantité, pour que la dose de su-blimé ne dépasse pas 1 centigramme par jour. Or, si je ne me trompe, c'est juste la moitié de ce que contient une seule cuillerée à soupe de la liqueur attribuée à Van-Swieten.

Le mercure métallique pulvérisé ou trituré avec de la graisse est fréquemment employé en pilules; voici la composition des *pilules bleues*, qui sont plus vantées en Angleterre qu'en France, mais qui ne sont pas sans efficacité contre la syphilis :

PILULES BLEUES.

Mercure.................. 12 grammes.
Conserves de roses........... 12 grammes.
Poudre de réglisse........... 4 grammes.

On triture le tout dans un mortier, et l'on fait, après l'extinction du mercure, des pilules de 15 centigrammes qui contiennent, par conséquent un peu plus de 5 centigrammes de mercure.

Les pilules connues sous le nom de *pilules de Belloste*, sont composées également de mercure métallique, mais les agents purgatifs qui entrent dans leur composition en font un médicament plutôt propre à purger qu'à combattre la syphilis; elles contiennent :

PILULES DE BELLOSTE.

Mercure.................. 24 grammes.
Aloès en poudre .... 24 grammes.
Rhubarbe en poudre......... 12 grammes.
Scammonée .... 8 grammes.
Poivre noir............... 4 grammes.
Miel... .... q. s.

Triturez suivant l'art et faites des pilules de 20 centigrammes. On en donne une matin et soir.

Parmi les pilules composées de mercure mêlé avec de la graisse, les plus connues sont celles de Sédillot; voici leur composition :

Pommade mercurielle double....   12 grammes.

Savon médicinal ....   8 grammes.

Poudre de réglisse............   4 grammes.

Faites, suivant l'art, des pilules de 20 centigrammes. La dose est de cinq à six par jour.

Ce sont à peu près là les seuls composés de sublimé et de mercure que j'ai employés. Avant d'y avoir recours, j'avais cru avoir à me plaindre des combinaisons de mercure et d'iode. Il m'était pénible de ne pas trouver un agent qui répondît complétement à mes espérances. Je résolus d'employer comparativement tous ces médicaments, et après des essais souvent renouvelés, je finis par reconnaître la supériorité du protoiodure de mercure sur tous les autres composés mercuriels. Dans la prochaine leçon je continuerai ce sujet.

DIXIÈME LEÇON

TRAITEMENT DE LA SYPHILIS.

— SUITE —

Sommaire. — *Traitement de la syphilis.* — Protoiodure à doses fractionnées. — Salivation. — Chlorate de potasse. — Alun. — Fumigations de cinabre. — Bains de sublimé. Leur efficacité chez l'enfant.

Syphilis des nouveau-nés. — Résultats anatomo - pathologiques. — Influence du père et de la mère sur la syphilis de l'enfant. — MM. Cullerier, Mayr (de Vienne), Hervez de Chégoin, Ricord, Depaul. — Traitement de la nourrice. — Influence du traitement sur l'avortement, sur l'accouchement, sur la santé de l'enfant.

Dans la dernière leçon je vous ai parlé des inconvénients du deutochlorure du mercure. Si je ne vous ai pas dit qu'il faut définitivement renoncer à ce médicament, c'est qu'il réussit mieux que tout autre (quand il est toléré) contre les syphilides squameuses.

A part ce cas, je donne la préférence au protoiodure de mercure que j'associe, soit à la thridace, soit à l'opium. Ma formule n'est pas toujours la même : tantôt je donne le médicament à doses fractionnées, faisant des pilules de 1 centigramme et en administrant cinq par jour (une toutes les trois heures). Le plus souvent je fais prendre le matin à jeun une seule pilule de 5 centigrammes de protoiodure.

Voici les formules que j'emploie :

Protoiodure de mercure........ 2 grammes.
Thridace................... 8 —
Pour 40 pilules.

Quand les malades ont de la disposition à la diarrhée, je remplace la thridace par l'opium :

Protoiodure de mercure......... 2 grammes.
Extrait gommeux d'opium ...... 2 —

Pour 40 pilules.

A la fin du traitement, il m'arrive aussi de faire prendre des pilules qui ne contiennent que 25 milligrammes de protoiodure, les malades n'en prennent qu'une le matin à jeun, mais ils continuent le traitement pendant plusieurs mois.

Quand j'ai eu recours aux doses fractionnées, j'avais bien une raison pour cela ; je pensais que si l'on ne donne qu'une pilule le matin, le mercure a vingt-quatre heures pour être éliminé, et je craignais de laisser un trop long répit à la syphilis ; je crois encore que ce mode d'administration serait le plus efficace s'il n'avait pas sur les gencives une action plus grande que l'autre. La salivation, que l'on affrontait si bravement autrefois, parce qu'on la croyait utile, et que nous nous efforçons d'éviter aujourd'hui, serait, d'après Swediaur, plus fréquente chez la femme que chez l'homme. Pour combattre la stomatite mercurielle, MM. Ricord et Fournier ont préconisé le chlorate de potasse ; d'après leurs expériences, ce sel non-seulement préviendrait les accidents qui affectent la bouche, mais encore il ferait cesser très promptement la salivation. Or, j'ai longtemps employé le chlorate de potasse et j'ai été forcé de l'abandonner à cause de son inefficacité.

En voyant que les gencives des malades devenaient rouges et saignantes, malgré le chlorate de potasse, des élèves du Midi objectèrent que le gargarisme contenant ce sel devait être avalé en partie pour agir. Je recommandai alors aux malades de suivre ce conseil, et bientôt elle accusèrent le gargarisme de leur causer de mauvaises digestions et des douleurs au creux épigastrique. Craignant que les femmes soumises au gargarisme de chlorate de potasse n'eussent des préventions contre ce sel à cause de son mauvais goût, je cessai l'emploi de ce gargarisme pour le reprendre plus tard. Quand je l'essayai de nouveau, les malades se plaignirent des mêmes accidents.

Depuis longtemps, je n'emploie d'autre gargarisme que celui d'alun ; du jour où les malades commencent à prendre le protoiodure, on les soumet trois ou quatre fois dans la journée à un gargarisme contenant 10 à 20 grammes d'alun par litre d'eau. Depuis que ce traitement est employé à Lourcine, nous n'avons pas vu une seule salivation dans mon service. Notre statistique est bien simple, jamais une femme qui se gargarise régulièrement n'a eu de salivation. Si une malade a salivé, c'est que, ayant suivi un traitement mercuriel hors de l'hôpital, elle était entrée avec une stomatite. Ce sont les seules inflammations de la bouche que nous ayons eu à traiter depuis quatre ans.

Il importe de commencer l'usage des gargarismes en même temps que le traitement ; il n'est pas nécessaire, comme pour le chlorate de potasse, que le liquide soit avalé en partie, je recommande même aux malades de le cracher avec soin.

Il n'est pas impossible qu'un autre astringent produise les mêmes résultats, mais je doute que vous en trouviez un plus efficace pour prévenir la salivation et moins désagréable pour les malades.

J'ai vu des femmes qui avaient pris du mercure pendant six et huit mois, sans que leurs gencives eussent subi la moindre altération, mais il faut qu'elles se gargarisent trois ou quatre fois par jour et au moins deux fois.

Dans les hôpitaux de vénériens, on est habitué à un spectacle des plus tristes : la plupart des malades soumis au traitement mercuriel sont affectés de stomatite avec salivation et ébranlement des dents, et il ne faut pas croire que l'écoulement de la salive cesse le jour même où l'on s'efforce de l'arrêter. Sans doute ce n'est plus par livres de bave que l'on apprécie le ptyalisme ; nous sommes loin, Dieu merci, du temps où le traitement mercuriel affaiblissait les malades au point qu'il fallait plusieurs années pour les rétablir des suites de la salivation ; mais si le traitement est, de nos jours, plus rationnel, si les malades ne sont plus exposés à en mourir (1), il n'en est pas moins vrai que des stomatites très fâcheuses peuvent être la conséquence de l'administration de 5 centigrammes de protoiodure de mercure, continuée sans précaution. Il y a des malades qui ont une susceptibilité singulière ; tous les médecins ont vu survenir la salivation chez des femmes dont on avait touché le col utérin avec un pinceau imbibé de nitrate de mercure. C'est à cause de cette susceptibilité que je n'administre jamais une préparation mercurielle sans prescrire un gargarisme d'alun.

Une fois la salivation établie, je la combats par des applications de poudre d'alun sur les gencives, ou par ce

(1) « J'ai vu plus d'une fois des malades périr par la salivation... J'en ai vu d'autres qui languissaient pendant des mois et des années entières par l'effet de cette salivation, et plusieurs mourir d'une phthisie occasionnée par un pareil traitement. » (Swediaur, t. II, p. 151.)

sel en solution saturée (1). Je n'ai jamais eu besoin de recourir à la décoction de brou de noix qui inspirait une grande confiance au beau temps de la salivation.

Quand on avait recours au traitement par les frictions fortes, on faisait absorber des doses considérables de mercure, et l'on apprend sans étonnement que l'on en trouva à l'état métallique dans les os de quelques-uns des cadavres qui furent exhumés à l'époque où le cimetière des Innocents fut transformé en marché.

Si nous redoutons l'action du mercure sur les gencives, nous ne craignons pas moins celle que le médicament peut avoir sur le reste de l'organisme. Aussi la moindre douleur à l'estomac, un peu de diarrhée attirent notre attention et nous diminuons la dose du mercure, quand nous ne croyons pas devoir suspendre le traitement.

C'est sans doute pour ces raisons que nos salles rappellent si peu le tableau que nous trouvons dans quelques ouvrages sur la syphilis.

On a conseillé les fumigations de cinabre pour triompher de certaines syphilides rebelles; je n'ai point essayé ce traitement, parce qu'il met dans l'impossibilité de doser l'absorption qui varie suivant l'état de la peau et la disposition de l'individu. Ceux qui ont prôné ce moyen mettaient les malades pendant vingt minutes dans une caisse

______

(1) Je m'abstiens des purgatifs qui étaient anciennement vantés contre la salivation. L'expérience s'est nettement prononcée contre ce moyen. Fordyce (cité par Swediaur) administra, dans l'hôpital de Saint-Thomas, à quarante malades presque du même âge et à peu près de la même constitution, du mercure, en assez grande quantité pour produire la salivation, et, pour la faire cesser, il donna un purgatif à vingt de ces malades ; chez les vingt autres, il s'abstint de tout traitement, et chez ceux-ci, la salivation cessa plutôt que chez les premiers.

où l'on brûlait 10 à 12 grammes de sel. La rareté des syphilides à Lourcine, et la rapidité avec laquelle cèdent au traitement par le protoiodure celles que nous avons eu l'occasion d'y traiter, expliquent d'ailleurs comment je n'ai point été tenté de recourir aux fumigations de cinabre.

J'ai plus d'expérience pour le traitement par les bains de sublimé qui sont le moyen le plus sûr et le plus prompt de guérir la syphilis des enfants nouveau-nés. Pour les adultes, j'ai donné sans accidents de 30 à 40 grammes de sublimé dans un bain d'eau et l'on peut aller jusqu'à 60 grammes. Pour que le sel se dissolve, il faut le mêler préalablement à de l'alcool, ou bien l'unir à une dose de chlorhydrate d'ammoniaque, égale à celle du sublimé.

Bien que j'aie eu recours très souvent aux bains de sublimé pour combattre les syphilides chez les adultes, j'en ai bien rarement obtenu de bons effets. Il semble qu'une dose énorme de mercure devrait être absorbée, il n'en est rien pourtant dans l'immense majorité des cas. Mais, malgré soi, on se défie d'un moyen qui pourrait tout d'un coup devenir extrêmement dangereux si une surface excoriée de la peau ouvrait, à l'insu du médecin, une large porte à l'absorption.

Avant d'en finir avec le mercure, nous ne pouvons nous empêcher de remarquer combien le traitement de la syphilis diffère de celui qui avait pour but d'éliminer la vérole par les sueurs et par la salive.

C'est à peine si nous attachons quelque importance aux infusions sudorifiques. Si nous prescrivons des tisanes de salsepareille, de gaïac et de saponaire, nous ne croyons pas qu'en s'en abstenant on retarde beaucoup le moment de la guérison.

Pour la salivation, c'est autre chose : tandis que les médecins du siècle dernier croyaient encore que les gencives enflammées étaient l'émonctoire du virus vénérien, que plus un malade avait bavé, plus il avait de chances d'être débarrassé de la vérole, nous, au contraire, nous pensons qu'il importe surtout de laisser aux malades toutes les forces dont ils sont doués, pour qu'ils résistent mieux à l'intoxication syphilitique. Ne croyez pas que tout le monde ait la même aptitude à contracter la maladie ; j'ai toujours remarqué avec quelle facilité les a cidents se produisent chez les personnes naturellement débiles ou affaiblies par des affections antérieures, tandis qu'il y a des individus vigoureusement constitués qui se mettent vingt fois dans les conditions voulues pour gagner la vérole et toujours impunément, jusqu'au jour où, débilités par les excès, ils contractent enfin la syphilis qui, trouvant un organisme affaibli, se développe et suit son cours.

Si l'organisme doué d'une grande vigueur peut lutter contre l'intoxication syphilitique, vous comprendrez quelle influence fâcheuse doit avoir la stomatite qui s'oppose à la mastication des aliments, et qui par l'hyper-sécrétion de la salive augmente encore la prostration d'un malade déjà affaibli.

Je comprends bien l'idée de nos devanciers qui pensaient que le flux salivaire doit entraîner le virus et en débarrasser l'économie. Je ne repousse pas absolument cette théorie, mais je crois que pour arriver à la guérison, il faudrait que les forces du malade ne se perdissent pas en proportion de l'affaiblissement du virus syphilitique. Car la syphilis ayant sur l'organisme d'autant plus d'action que le sujet est plus faible, le virus, quoique diminué de quantité par la salivation, n'en conserve pas moins toute sa puissance, si son activité n'est amoindrie qu'en proportion de l'affaiblissement du malade.

Pour que la théorie nous permît de recourir à un traitement aussi funeste, il faudrait que le virus syphilitique sortît tout d'une pièce, à la manière d'un corps étranger. Mais une expérience trop souvent répétée a prouvé qu'après la salivation la plus abondante et la plus opiniâtre, la syphilis n'était pas nécessairement guérie.

Je comprendrais que l'on tentât la guérison de la vérole par le procédé ancien, si nous n'avions pas la conviction que l'on guérit sûrement cette maladie par la méthode de l'extinction lente. Les dentistes qui manquent de clients, doivent seuls être d'un avis contraire.

Vous pressentez déjà, messieurs, ce que je pense des antiphlogistiques dans le traitement de la vérole. Pour moi, toute perte de sang est à l'avantage de la maladie et au détriment du malade.

Il n'est plus permis d'admettre l'opinion de l'école qui se disait *physiologique*, et qui, sans avoir analysé le sang, se contentait de l'aspect jaunâtre de la couenne d'une saignée, pour soutenir que le malade saigné était pléthorique.

Le sang des syphilitiques a été examiné, et l'on a constaté une diminution notable de ses globules. C'est du moins ce qui résulte des recherches de M. Grassi, pharmacien des hôpitaux. Ce résultat trouve d'ailleurs sa confirmation dans l'état des malades qui sont affectés de syphilis. Presque toutes les femmes qui viennent à Lourcine avec une vérole datant de plusieurs semaines, sont chloro-anémiques. Si quelques-unes ont encore le teint animé, il n'est pas toujours impossible de constater chez elles un bruit de souffle au cœur et sur le trajet des carotides.

C'est là une indication incontestable de l'utilité des médicaments toniques, tels que le fer et le quinquina. Mais, chose merveilleuse ! le mercure, qui, par son action sur un homme sain, produira infailliblement un appauvrissement du sang, est l'agent le plus propre à reconstituer les globules chez un sujet syphilitique.

Swediaur, avant que l'on eût constaté ce résultat par l'analyse du sang, avait déjà soutenu que le mercure est pour les syphilitiques le meilleur de tous les fortifiants.

Toutes les fois que je peux, je combats la chloro-anémie des syphilitiques par des douches froides appliquées sur tout le corps. J'ai plus d'une fois regretté qu'à l'hôpital de Lourcine on ne puisse pas soumettre les malades à l'hydrothérapie, car j'ai la conviction que, par ce traitement reconstituant, on abrégerait de beaucoup le temps de séjour des malades dans l'hôpital. Ce n'est pas une raison pour que je m'oppose à la transpiration des individus qui prennent du mercure. Je crois, comme tout le monde, que la sueur est une voie ouverte à l'élimination du mercure et du virus ; mais il ne faut pas qu'elle soit assez abondante pour qu'elle devienne une cause d'affaiblissement.

Les bains sulfureux sont indiqués dans les syphilides ; mais ce sont surtout les eaux sulfureuses naturelles qui sont efficaces. J'envoie souvent mes malades riches aux eaux des Pyrénées ou à Louesche.

Malgré une opinion qui paraît avoir eu cours à la fin du siècle dernier, et que l'on trouve formulée dans Swediaur (1), j'administre diverses préparations de quinquina en même temps que le mercure ; celle que je préfère est composée de la manière suivante :

On fait macérer 15 grammes de poudre de quinquina dans 2 litres d'eau pendant vingt-quatre heures, en ayant soin d'agiter le mélange deux ou trois fois ; on filtre et on boit aux repas l'eau ainsi obtenue, en la mêlant avec du vin.

Depuis que la diminution des globules a été constatée dans le sang des syphilitiques, presque tous les médecins administrent les préparations ferrugineuses en même temps que le mercure. J'ai fait comme tout le monde : j'ai donné du fer à mes malades ; mais si j'avais à choisir entre ce médicament et le quinquina, je me prononcerais pour le dernier. Le plus souvent, je donne une prise de limaille de fer soir et matin, et je fais prendre l'eau de quinquina pendant les repas. Il faut se garder pourtant de charger l'estomac de médicaments. Quand le fer est en trop grande quantité, il trouble les digestions des malades déjà affaiblis. La dose de poudre ferrugineuse doit être très faible, si l'on tient à en continuer l'usage pendant un certain temps.

Il est une préparation ferrugineuse qui n'est connue que depuis peu d'années, et qui, comme topique, a rendu à la chirurgie les plus éminents services ; je veux parler du perchlorure de fer. Un médecin des prisons de Paris, M. Deleau, a employé ce sel comme spécifique

______

(1) Il ne faut, dans aucun cas, administrer le mercure intérieurement en même temps que le quinquina ou autres plantes astringentes, parce que l'oxyde de mercure serait décomposé par ces remèdes, et l'on n'aurait aucun effet ni de l'un ni de l'autre. (Swediaur.)

contre la syphilis, et il est convaincu que dans dix ans ce sera le seul médicament employé contre cette maladie; voici comment il l'emploie :

Prenant la solution à 30 degrés, il en mêle 4 grammes à 500 grammes de sirop de sucre, et il administre matin et soir une cuillerée à soupe de ce mélange.

Bien que M. Deleau m'ait paru un homme très convaincu, j'avais peine à admettre à priori que le perchlorure de fer pût être un agent aussi énergique que le mercure pour combattre la vérole, et, dans mes préventions, je m'attendais à le trouver sans efficacité. Je l'essayai pourtant, et au bout d'un mois il me sembla qu'il s'opposait au développement des accidents syphilitiques. Je soumis alors un certain nombre de malades à l'usage du sirop de perchlorure de fer, en changeant les doses suivant la constitution des sujets et l'intensité des symptômes de la vérole. Je dois dire que dans tous les cas la maladie s'améliora, et que dans quelques-uns elle parut céder aussi vite que si j'avais eu recours aux préparations mercurielles.

J'aurais pourtant besoin de répéter ces expériences pour oser dire que le perchlorure de fer est l'antidote, le spécifique de la syphilis, et je suis tenté de croire qu'il agit moins comme spécifique que comme reconstituant.

Le nombre des malades que j'ai soumis exclusivement à ce traitement est d'ailleurs trop peu considérable pour que je puisse porter ici un jugement définitif.

Il ne faut pas, messieurs, vous presser de juger de la valeur des remèdes que vous emploierez contre la syphilis, car, avec un peu d'expérience, vous ne tarderez pas à reconnaître que cette maladie n'a pas toujours la même ténacité; que si, le plus souvent, elle pénètre l'économie de manière à se l'approprier, il y a aussi des constitutions qui semblent lutter contre elle et peuvent en triompher, pour peu qu'on vienne à leur aide. Pourquoi le virus syphilitique produirait-il invariablement les mêmes effets, indépendamment de la constitution du sujet contaminé? Est-ce que le venin d'une vipère est mortel pour tous les animaux? Vous savez bien que non, et les chasseurs ont constaté plus d'une fois qu'un chien mordu par une vipère est plus exposé à mourir quand il a été effrayé par la vue de l'animal, que lorsqu'il a été blessé dans l'ombre, et tout le monde sait que le danger qui résulte de cette morsure est proportionné à la fatigue et à la faiblesse de l'animal mordu.

Sans chercher des analogies qui pourraient vous paraître contestables, je n'invoquerai que des faits cliniques pour vous prouver que la syphilis n'est pas la même pour tous, et que nous ne sommes pas *égaux devant la vérole*, comme on l'a dit avec plus d'esprit que de vérité. Dans cette leçon même, je vous ai parlé des hommes doués d'une constitution privilégiée qui leur permet de s'exposer à la contagion sans en subir les conséquences ordinaires. Tout récemment, j'en ai vu un exemple bien remarquable; un étudiant en médecine, de moyenne taille, large des épaules, bien musclé, d'un tempérament sanguin, vint me consulter. Il avait sur la verge une petite ulcération qui, depuis quelques jours, lui causait une inquiétude assez vive. Bien qu'il n'y eût pas même d'induration et que les ganglions inguinaux ne fussent pas sensiblement développés, je diagnostiquai un chancre infectant. Le malade me dit qu'il le craignait, mais que cela l'étonnait beaucoup ; car, précédemment, il s'était exposé à la contagion sans en avoir jamais ressenti le moindre effet. Il était tellement convaincu que la vérole n'avait aucune prise sur lui, qu'un grand nombre de fois il avait eu des relations sexuelles avec des femmes qu'il savait être affectées d'accidents syphilitiques de date récente, et toujours il était sorti de ces luttes triomphant et fier d'être mieux doué que tout le monde.

Cette immunité n'eut qu'un temps, puisque le chancre pour lequel il est venu me consulter s'est induré et qu'il a été suivi de roséole. Je ne peux pas encore vous dire ce que deviendra cette maladie. On pourrait supposer que la vigoureuse constitution du malade en triomphera, mais je n'oserais pas l'affirmer ; et il pourrait bien se faire que la vérole se vengeât d'avoir été si longtemps bravée. La résistance à l'infection ayant en effet cessé, mon malade peut être devenu un sujet ordinaire.

Les accidents qui suivent la contamination syphilitique sont si peu les mêmes pour tout le monde, que dans ces derniers temps on a professé qu'il y a des véroles de différents degrés, des véroles de première et de deuxième classe ; c'est une opinion qui peut être soutenue, mais je crois que la différence des manifestations dépend exclusivement de la constitution des malades et de la vigueur dont ils sont doués à l'époque où ils s'exposent à la contagion.

L'iodure de potassium, que l'on a longtemps réservé pour les accidents tertiaires contre lesquels il est héroïque, a aussi été vanté contre les premières manifestations de la vérole constitutionnelle. Administré seul, il m'a toujours paru d'une inefficacité complète à cette période de la maladie. Il n'en est pas de même lorsqu'on l'associe au protoiodure de mercure. Dans ce dernier cas, on peut penser qu'il n'agit qu'en augmentant l'action du protoiodure qu'il transforme en biiodure (1). Cette transformation n'a pas cependant le danger que les chimistes supposent. J'ai fréquemment administré à la même femme 1 gramme d'iodure de potassium et 10 centigrammes de protoiodure, sans avoir jamais vu le moindre accident en résulter. Si, comme la chimie l'indique, il y a formation de deutoiodure et de mercure métallique, il faut que MM. Trousseau et Pidoux se soient trompés en affirmant que le deutoiodure de mercure est infiniment plus actif que le sublimé. Mais je vous avoue que je préfère les expériences cliniques aux déductions souvent forcées que quelques savants veulent tirer de ce qui se passe dans une éprouvette ou dans une cornue.

Je soutiens qu'il n'y a pas le moindre danger à donner au même malade le protoiodure et l'iodure de potassium, sans nier pourtant qu'il y ait transformation en deuto-iodure de mercure.

Si je conteste à l'iodure de potassium l'action que quelques médecins lui ont attribuée contre les accidents précoces de la syphilis, contre ceux que l'on a longtemps appelés *secondaires*, il n'en est plus de même quand il s'agit des accidents *tertiaires* contre lesquels il agit d'une manière merveilleuse. Son action est tellement rapide dans ce dernier cas, que c'est une bonne fortune pour

(1) Tous les chimistes savent, dit M. Mialhe, que l'iodure de potassium transforme immédiatement le protoiodure de mercure en deutoiodure et en mercure métallique. (*Recherches sur les mercuriaux*, p. 66.)

un jeune médecin d'avoir un de ces accidents à combattre.

La différence entre les accidents précoces et les accidents tardifs de la syphilis est si tranchée sous le rapport
du traitement, que l'on pourrait presque classer ces accidents d'après l'action de l'iodure de potassium. On peut
en effet employer ce médicament pendant plusieurs mois
contre une syphilide papuleuse ou squameuse sans constater une amélioration sensible, tandis qu'une périostose disparaît en quelques semaines sous l'influence du
traitement par l'iodure de potassium.

Dans le plus grand nombre des cas, je donne ce sel de
1 à 4 grammes par jour. Je sais bien que l'on peut aller
beaucoup plus loin. Il y a même des médecins qui n'ont
pas craint d'en donner jusqu'à 50 grammes dans la même
journée ; mais si je ne redoute pas autant que M. Rilliet
les accidents produits par les préparations iodées, je ne
peux pas nier qu'ils soient possibles.

J'ai fréquemment vu un coryza opiniâtre naître sous
l'influence du traitement par l'iodure de potassium. Quelquefois c'est une bronchite ou une éruption de petits boutons sur la peau, qui indique la saturation de l'économie.
Ce sont là de bien petits accidents ; il y en a de beaucoup
plus redoutables.

J'ai vu un malade qui, malgré moi, prenait chaque
jour de 12 à 18 grammes d'iodure de potassium, être
affecté d'étourdissements, de vertiges coïncidant avec une
grande exaltation. Chez un autre, il s'est produit une
anesthésie des membres inférieurs et, au bout de quelque temps, des accidents épileptiformes se sont mani-
festés. Le malade était pris subitement de convulsions

qui duraient une ou deux minutes ; son intelligence s'était affaiblie ; son urine et ses matières fécales sortaient sans qu'il en eût la sensation : on eût dit cet homme affecté d'une paralysie progressive.

On lui conseillait de continuer l'iodure de potassium qu'il prenait depuis longtemps à la dose 2 à 4 grammes par jour ; mais, tenant compte de l'impuissance génitale qui s'était produite longtemps avant les accès épilepti-formes, je pensai que cet accident avait pu être le pre-mier indice de l'iodisme, et je conseillai de cesser tout traitement. Au bout de deux mois, les convulsions avaient presque disparu, et aujourd'hui il ne reste plus au ma-lade que le souvenir d'une maladie qui lui a causé de terribles inquiétudes.

Il se plaint encore pourtant d'être peu porté à l'amour. C'est là, en effet, messieurs, une conséquence des plus fâcheuses de l'abus des préparations d'iode. Vous pouvez regarder comme un fait incontestable qu'après avoir pris de l'iodure de potassium pendant plusieurs mois, même à la dose de 1 à 4 grammes par jour, on a les plus grandes chances pour devenir impuissant. Je ne dis pas que les fonctions génératrices seront perdues pour toujours, mais elles seront compromises pour un temps souvent fort long. Je pourrais vous citer à ce sujet des cas nom-breux d'une impuissance complète que l'on attribuait à l'action de la vérole sur les testicules et qui a disparu après la cessation du traitement.

J'ai vu un malade qui se croyait syphilitique, bien qu'il n'eût pas la moindre manifestation qui pût inspirer des craintes un peu fondées. Pour le satisfaire, son médecin lui conseilla un peu d'iodure de potassium : le malade

devait infailliblement en prendre beaucoup , il ne calcula
pas trop ce qu'il en prenait, mais il n'épargna pas la dose
et au bout de trois mois il n'était plus exposé à contracter
la maladie qu'il croyait avoir eue. Quoique hypochon-
driaque, il avait conservé jusqu'à l'époque de son traitement, une ardeur amoureuse toute juvénile. Après avoir
pris l'iodure de potassium, il resta plus d'un an complète-
ment impuissant, et aujourd'hui encore l'amour a pour
lui des rigueurs qui le désolent.

Vous savez que le bromure de potassium passe pour
l'antiaphrodisiaque le plus infaillible. Je crois que, sous
ce rapport, l'iodure de potassium se rapproche beaucoup
de lui.

Je vous ai parlé du danger auquel on s'expose en se
soumettant à des doses élevées d'iodure de potassium.
Ces dangers seraient encore beaucoup plus grands si le
sel ne s'éliminait pas très promptement. Mon interne en
pharmacie, M. Valser, un des élèves les plus distingués
de l'école de Paris (1), a bien voulu faire à ce sujet des
analyses dont voici les résultats :

Une femme couchée au n° 2 de la salle Saint-Louis,
prit le 10 décembre à sept heures du matin, 2 grammes
d'iodure de potassium dans 100 grammes d'eau. Dans les
douze heures qui suivirent, elle rendit 530 grammes
d'urine dont on retira $1^{gr},15$ d'iodure de potassium.

Dans le reste de la journée il y eut 650 grammes d'urine
qui contenaient $0^{gr},55$ d'iodure ; de sorte que $1^{gr},70$ d'iodure de potassium avaient été éliminés par l'urine au
bout de vingt-quatre heures Il n'en restait donc dans

_____

(1) Aujourd'hui pharmacien à Châlons-sur-Marne.

l'économie que 0ᵍʳ,30, si cette fraction n'avait pas trouvé d'issue par les autres organes de sécrétions.

Je mets sous vos yeux le tableau des analyses de M. Valser, ne pensant pas qu'il soit utile de commenter chacun des résultats.

SALLE SAINT-LOUIS Nº 2.

11 décembre. — Repos pour que l'iodure de potassium qui pourrait être resté dans l'économie ait le temps d'être éliminé.

12 décembre. — 2 grammes d'iodure de potassium dans 100 grammes d'eau :

> Après 12 heures, 470 grammes d'urine, 0,90 d'iodure.
> 12 heures suivantes, 520 — — 0,47 —
>
> Total en 24 heures..... 1,37 d'iodure.

14 décembre. — 4 grammes d'iodure de potassium dans 100 grammes d'eau. — Administration à sept heures du matin :

> Dans la journée, 850 grammes d'urine, 1,80 d'iodure.
> Dans la nuit... 480 — — 0,90 —
>
> Total dans les 24 premières heures..... 2,70 d'iodure.

Le lendemain, 15 décembre, *sans qu'on ait donné une nouvelle dose d'iodure* :

> Dans la journée, 770 grammes d'urine, 0,45 d'iodure.
> Dans la nuit... 530 — — 0,17 —
>
> Total en 48 heures..... 3,32 d'iodure.

16 septembre. — 4 grammes d'iodure, 100 grammes d'eau :

> Dans la journée .... 825 grammes d'urine, 1,75 d'iodure.
> Dans la nuit............... 535 — — 0,84 —
> Dans la journée du lendemain, 465 — — 0,57 —
> Dans la nuit .... 420 — — 0,28 —
>
> Total en 48 heures..... 3,44 d'iodure.

20 décembre. — 6 grammes d'iodure de potassium, 100 grammes
d'eau :

Dans la journée...........	1060 grammes d'urine,	2,69 d'iodure.
Dans la nuit	510 —	— 1,28 —
Dans la journée du lendemain.	630 —	— 0,75 —
Dans la nuit	460 —	— 0,28 —
	Total en 24 heures.....	5,00 d'iodure (1).

De ces recherches il résulte que l'iodure de potassium
active la sécrétion de l'urine, et qu'il est promptement
éliminé. L'action qu'il produit sur l'économie subsiste
donc après son élimination, puisque l'iodisme peut persister plusieurs mois après la cessation de l'emploi du
médicament.

On peut voir aussi sur le tableau des analyses que lorsqu'on augmente la dose de l'iodure de potassium, il y a
dans les douze heures qui suivent, une hypersécrétion
des reins pour éliminer au plus vite un agent qui deviendrait promptement nuisible s'il restait mêlé au sang.

Si l'iodure de potassium est à peu près infaillible dans la
dernière période de la syphilis, nous avons déjà dit que
les accidents précoces, les plaques muqueuses et quelques
syphilides, par exemple, sont peu influencés par cet agent.
Il en est même qui résistent aux préparations mercurielles
et à tout autre médicament. C'est après avoir été témoin
de cette impuissance des remèdes contre quelques formes
de la syphilis qu'un chirurgien éminent s'est imprudem-
ment écrié, dans un moment de découragement, que l'on
ne guérit pas la vérole.

Ne récriminons pas contre cette sentence ; il eût fallu

(1) Je renvoie à la fin du livre le complément du tableau.

une grande abnégation pour la publier, si elle eût été le produit de longues méditations.

Je suis porté à croire que celui qui a dit que la vérole ne se guérit pas, l'a guérie plus souvent que les médecins qui prétendent la guérir toujours.

Cela prouve seulement que la syphilis, quand une fois elle a pris racine sur certains sujets, est longtemps rebelle aux moyens employés pour la combattre, c'est une raison de plus pour insister. Dans ces cas, il est bon de suspendre l'usage des mercuriaux et d'envoyer les malades aux eaux sulfureuses; souvent le traitement est plus efficace après une saison passée soit à Baréges, soit à Louesche, à Luchon, etc.

Tout le monde a vu de ces cas où le découragement du médecin finit par égaler le désespoir des malades. Aussi, ne faut-il pas s'étonner que l'on ait cherché des moyens de guérison en dehors de la thérapeutique ordinaire.

Je vous entretiendrai dans la prochaine leçon du traitement par l'inoculation du virus vaccin, par les vésicatoires multiples, et enfin nous nous occuperons de la syphilisation.

ONZIÈME LEÇON

TRAITEMENT DE LA SYPHILIS.

— SUITE —

Sommaire. — Inoculation du vaccin ; M. Lukomski.

Je me suis engagé, messieurs, à vous parler du traitement de la syphilis par l'inoculation du virus vaccin. Je viens aujourd'hui tenir ma promesse.

Bien que le sujet mérite à peine d'occuper un instant votre attention, je veux vous en entretenir parce que l'auteur de cette méthode thérapeutique, peu satisfait du jugement de la Société de chirurgie, semble vouloir se poser en victime.

L'inventeur de ce traitement est un employé des forêts de l'empire de Russie, nommé Lukomski, qui a présenté récemment à la Société de chirurgie un mémoire dans lequel il expose sa méthode et raconte ses prétendues guérisons (1).

Le monde médical, si souvent accusé d'intolérance pour l'empirisme, s'est montré depuis quelques années

(1) Le professeur ayant reproduit dans cette leçon la critique qu'il avait faite comme rapporteur de la commission chargée de suivre les expériences de M. Lukomski, le rédacteur a cru pouvoir, sans s'écarter de son rôle, emprunter au *Bulletin de la Société de chirurgie*, ce qui est relatif au traitement de la syphilis par l'inoculation du virus vaccin. On prend son bien où on le trouve.

d'une complaisante crédulité à laquelle nous devons la communication de quelques travaux, qui par leur mérite n'étaient peut-être pas destinés à fixer l'attention des Académies.

Lorsque les guérisseurs se contentaient de la publicité que l'on trouve à la quatrième page des journaux, une société savante eût consenti difficilement à s'occuper d'un moyen thérapeutique qui n'eût été vanté que par un homme n'ayant ni la mission ni le droit de l'administrer.

L'hospitalité que nous donnons aux travaux de pure imagination pourrait avoir de grands inconvénients, si nous n'y prenions garde.

Ces réflexions me sont suggérées par le mémoire présenté à la Société de chirurgie, par M. Lukomski, employé dans les forêts de l'empire de Russie; il est intitulé : *Du traitement de la syphilis par la vaccination, c'est-à-dire par l'inoculation du virus vaccin.*

L'accueil bienveillant fait à ce travail nous imposait le devoir de l'étudier, et d'en soumettre les conclusions à l'expérimentation que son auteur réclamait. Après avoir lu le mémoire de M. Lukomski, j'avoue que j'eus tout de suite la crainte que la Société de chirurgie n'eût donné à cette œuvre une importance exagérée. A chaque page, à chaque ligne, je reconnaissais que l'auteur était peu compétent pour résoudre la question à laquelle il prétendait donner une solution scientifique. Plusieurs fois M. Lukomski avait dit qu'il n'était pas médecin; il avait même adressé à ce sujet une réclamation à un journal qui l'avait honoré du titre de docteur. Tout dans ses allures dénotait un homme de bonne foi; mais son travail, avant toute expérience faite par nous, disait bien haut qu'il n'avait sur la vérole que les notions les plus vulgaires.

Ayant contracté une affection vénérienne qu'il ne décrit pas, et ayant en vain cherché à s'en débarrasser par un traitement non mercuriel, il eut l'occasion de se faire revacciner dans la crainte de la variole, et bientôt toute trace de syphilis disparut comme par enchantement.

Comme il le dit lui-même, ce fait était insuffisant pour établir sur des bases inébranlables les propriétés anti-syphilitiques du vaccin; mais cette guérison éveilla son imagination, et il commença à vacciner tous les malades affectés de syphilis, qui lui tombèrent sous la main.

Le résultat de ces vaccinations est consigné dans un mémoire renfermant des observations qui n'ont aucune valeur scientifique (1). La commission dut donc chercher à s'éclairer par des expériences faites dans les services spéciaux dont M. Cullerier et moi nous sommes chargés.

Avant de vous faire connaître les résultats de nos expériences, je veux vous dire comment M. Lukomski inocule le vaccin.

Il se sert d'une aiguille à coudre un peu grosse, pour gratter l'épiderme et pour tracer des lignes longues de 2 centimètres, qui se croisent à angle droit, à la manière des hachures. Nous avons compté jusqu'à 80 égratignures dans une seule scarification. Lorsque la peau a été ainsi égratignée, on la recouvre du vaccin qui a été préalablement délayé dans un peu d'eau sur une plaque de verre.

Je crois ce procédé très propre à assurer l'inoculation.

---

(1) La Société de chirurgie, après avoir entendu la lecture de ces observations, a décidé qu'il n'y avait pas lieu de les publier.

M. Lukomski pense que plus la surface d'absorption est considérable, plus est grande l'influence du vaccin.

En m'entretenant avec lui, je ne manquai pas de lui témoigner mon étonnement à ce sujet, en lui disant que la dose de virus ne paraît pas avoir d'influence sur les manifestations de la vérole et de la variole; il persista à soutenir qu'il guérissait par l'absorption d'une grande dose de vaccin.

Je lui avais objecté que je comprendrais l'influence du vaccin lorsqu'il produit une manifestation locale et générale, mais que mon esprit se refusait à l'admettre lorsque le virus, dont l'activité ne nous paraît s'exercer qu'alors qu'il manifeste son action par un peu de fièvre et par une pustule, ne donne lieu ni à une pustule ni à toute autre manifestation.

M. Lukomski, me répondant par une simple affirmation, n'avait pas l'autorité suffisante pour changer mes convictions, et pourtant, je dois l'avouer, malgré l'étrangeté de ces opinions, je commençai mes expériences avec une lueur d'espoir, que m'inspirait sans doute le désir de trouver un nouveau remède pour une maladie qui paraît d'autant plus rebelle, que l'on a de plus fréquentes occasions de l'étudier.

M. Lukomski commença le 31 octobre 1859 ses vaccinations dans le service de M. Cullerier. Le premier malade dont il entreprit la guérison était affecté d'un chancre induré du méat urinaire, avec pléiades ganglionnaires indurées des aines.

M. Lukomski se disait sûr d'empêcher l'apparition de la roséole. Déjà deux vaccinations avaient été pratiquées, lorsque, le 7 novembre, M. Cullerier crut apercevoir quelques taches de roséole ; M. Lukomski affirma que la roséole ne paraîtrait pas.

Mais le 8, le doute n'était plus permis ; l'érythème syphilitique couvrait la plus grande partie du corps.

Je n'insisterai pas longuement sur cette observation. Le malade, ayant encore été vacciné et voyant que la roséole persistait, se décida à quitter l'hôpital le 21 décembre.

Le second malade avait un chancre induré de la commissure droite des lèvres, avec induration des ganglions sous-maxillaires correspondants. La lèvre inférieure était, en outre, le siége de quelques plaques muqueuses superficielles, et autour de l'anus et sur le scrotum on voyait des plaques muqueuses dont quelques-unes faisaient une saillie assez considérable. Une roséole légère existait depuis deux jours, et les ganglions cervicaux postérieurs étaient indurés. M. Lukomski pratiqua à ce malade quatre inoculations le 31 octobre, cinq autres le 6 novembre, huit le 13. Le malade quitta l'hôpital le 14 décembre, ayant encore des plaques muqueuses au scrotum, à la verge et à l'anus.

Ces deux observations, dont je ne vous ai donné que le résumé, disent assez l'insuffisance de la vaccination pour enrayer la marche de la vérole.

Deux femmes syphilitiques de mon service n'ont pas été plus heureuses.

Pour ne pas donner à cette question une longueur disproportionnée avec son importance, je me suis contenté d'analyser les observations qui précèdent. Je vous demande la permission d'insister un peu plus longuement sur la suivante.

Une fille de vingt et un ans, d'une constitution vigoureuse, ayant été vaccinée dans son enfance et portant
encore les traces de cinq pustules de vaccine, ayant eu
en outre une varioloïde à l'âge de sept ou huit ans, entra
dans mon service, à l'hôpital de Lourcine, le 6 octobre 1859.

A cette époque, les grandes lèvres de cette malade
étaient œdématiées, et leur face interne était couverte de
plaques muqueuses. Les ganglions des deux aines étaient
volumineux, durs et indolents. L'anus était entouré de
plaques muqueuses moins développées que les précédentes.

Je constatai en outre un peu d'érythème guttural, quelques ganglions cervicaux durs, mais peu volumineux. Il
n'y avait d'ailleurs ni roséole ni alopécie.

Les plaques muqueuses ayant été cautérisées avec la
solution de nitrate d'argent, je prescrivis 5 centigrammes
de protoiodure de mercure.

Le traitement par le protoiodure et par la cautérisation
des plaques muqueuses fut continué jusqu'au 1er novembre, époque à laquelle M. Lukomski entreprit la cure par
l'inoculation du vaccin.

L'œdème de la vulve avait alors disparu, ainsi que les
plaques muqueuses des grandes lèvres et de l'anus; les
ganglions des aines, peu volumineux à droite, avaient
grossi à gauche et étaient devenus d'une dureté caractéristique; bien que quelques cheveux eussent tombé, le
cuir chevelu ne paraissait pas malade; la voûte palatine
était le siége d'une plaque muqueuse ayant environ les
dimensions d'une petite pièce de 20 centimes.

On voyait en outre une plaque muqueuse au fond de la

bouche, entre les maxillaires inférieur et supérieur du côté gauche, et une autre à la lèvre inférieure, près de la première molaire gauche. Il y avait enfin de l'érythème guttural et une petite plaque opaline sur l'amygdale gauche.

. Trois inoculations vaccinales furent pratiquées au bras gauche de la malade et deux à son bras droit.

Le 4 novembre, les points scarifiés du bras gauche étaient entourés d'une aréole rouge, et l'épiderme des surfaces inoculées était soulevé par de la sérosité jaunâtre. A droite, les parties scarifiées, moins rouges, étaient devenues saillantes.

Les plaques muqueuses étaient dans le même état. Je crus apercevoir le commencement d'une roséole. M. Lukomski soutint qu'il n'y en aurait pas.

Le 5, les parties scarifiées étaient devenues le siége d'une inflammation phlegmoneuse qui causa de l'insomnie et de la fièvre. La roséole était incontestable; elle était particulièrement apparente sur le tronc. La violence de l'inflammation des bras m'obligeant à prescrire des cataplasmes et un julep diacodé.

Le 6, les accidents inflammatoires commençaient à se calmer, mais la plaque muqueuse de la voûte palatine était devenue plus saillante, ses bords étaient plus accentués, elle était creusée de sillons profonds. La roséole suivait sa marche ordinaire.

Le 17, les pustules vaccinales étant sèches, deux nouvelles inoculations furent pratiquées sur la face antérieure de l'avant-bras gauche.

Le 24, on en pratiqua deux au bras droit, puis deux le 29, et deux autres le 9 décembre.

A cette époque, la malade ayant été vaccinée cinq fois

en cinq semaines, nous étions en droit de demander au prétendu traitement un peu d'atténuation des accidents syphilitiques ; et pourtant la vérole se développait avec une vigueur qui m'effrayait et dont la pauvre fille sujet de l'expérience commençait à se plaindre. Je dois dire ici que je n'avais point donné à la malade plus d'espoir que je n'en avais moi-même. Je lui avais proposé de se soumettre au traitement de M. Lukomski, en la prévenant que j'y avais peu de confiance.

Le 19 décembre, de nouvelles plaques muqueuses existaient à la vulve, au nombre de dix ou douze pour chacune des deux grandes lèvres. La roséole était dans toute son intensité. Une plaque opaline couvrait la face antérieure de la luette, et la plaque palatine grandissait toujours. Nouvelles vaccinations.

Le 29, la plaque muqueuse du palais occupait les trois quarts de la voûte palatine, et la vulve, couverte de plaques suintantes, était devenue tellement douloureuse, que la malade ne pouvait plus quitter le lit. M. Lukomski reconnut lui-même que c'était là un *insuccès éclatant*.

Je repris alors le traitement par le protoiodure de mercure et par la cautérisation. Bientôt l'état de la malade s'améliora, mais je dus la garder à l'hôpital jusqu'au 29 février 1860, pour obtenir une guérison complète.

La seconde malade ne fut pas plus heureuse : entrée à la salle Sainte-Marie pour des plaques muqueuses de la vulve, elle n'avait été soumise à aucun traitement interne, lorsque, le 20 novembre 1859, M. Lukomski entreprit de la guérir par des vaccinations multiples.

Vaccinée le 20, le 24 et le 29 novembre, puis le 9 décembre et le 3 janvier, elle subit dans ce laps de temps le

développement de la syphilis, sans que les symptômes
aient paru un instant modifiés par le vaccin. Quand les
plaques muqueuses, qui à son entrée étaient bornées à la
vulve, apparurent à l'isthme du gosier, la malade se plai-
gnit, disant qu'une cautérisation par la pierre infernale,
pratiquée le jour de son entrée, l'avait beaucoup soulagée.
Elle céda pourtant aux prières de M. Lukomski et resta
soumise aux inoculations jusqu'au 16 janvier, époque
à laquelle j'appris qu'elle s'était baignée deux fois à mon
insu. Je n'avais pas le droit de demander à cette pauvre
femme une confiance plus longue dans un traitement
sur l'inefficacité duquel j'étais fixé. Je lui prescrivis donc
le traitement par le protoiodure de mercure, qu'elle suivit
jusqu'au 26 mars, époque à laquelle elle sortit de l'hôpital, débarrassée des signes apparents de la syphilis.

Après de pareils insuccès, il devient inutile de discuter
une méthode thérapeutique qui, étant complétement
inefficace, laisse à la vérole le temps de se développer, de
prendre de plus profondes racines et de devenir ainsi plus
difficile à guérir. Si mon expérience n'est pas en défaut,
je crois, en effet, pouvoir affirmer que le traitement antisyphilitique est bien plus efficace au début de la maladie
qu'à l'époque où l'économie est comme saturée par le
virus, en exceptant cependant les accidents dits tertiaires,
qui, comme on le sait, guérissent facilement.

Il a fallu que je tinsse à remplir la mission qui m'avait
été imposée par la Société, pour que je me sois décidé à
expérimenter ce traitement par la vaccination, car ma
raison se refusait à admettre les théories de M. Lukomski,
pour qui le vaccin a d'autant plus d'influence sur la constitution qu'il ne se manifeste pas localement, de sorte

que la fausse vaccine aurait plus d'action que le virus qui
donne naissance aux pustules, dont le développement est
regardé par tout le monde comme l'indice d'une impré-
gnation de l'économie !

L'auteur du mémoire ne nous étonnait pas moins en
soutenant que l'on agit plus directement sur la vérole en
pratiquant les scarifications vaccinales au voisinage des
symptômes locaux de la syphilis. Enfin, englobant dans
une même maladie les plaques muqueuses, les chancres,
la blennorrhagie et les végétations, il croyait pouvoir
guérir par des vaccinations répétées une femme qui avait
à la vulve une masse de végétations du volume du poing !
Ai-je besoin d'ajouter que le résultat trompa l'attente de
M. Lukomski?

A mesure que nous vieillissons, l'espoir de nos jeunes
années s'affaiblit et les rêves de découvertes dans lesquels
notre amour-propre nous avait bercés s'évanouissent.
Arrivés sur cette pente des déceptions, ne soyons pas trop
sévères pour ceux qui ont le tort de publier trop tôt et de
confondre les conceptions ambitieuses de leur esprit avec
les faits démontrés par l'expérience.

M. Lukomski a cru de bonne foi qu'il venait de faire
une grande découverte. Sa conviction était si profonde
qu'il s'est inoculé la syphilis pour en démontrer la guérison par l'inoculation vaccinale. Malheureusement cette
expérience n'est pas plus concluante que celles qui ont
été faites à l'hôpital du Midi et à l'hôpital de Lourcine. Il
dit, en effet, qu'il fut amené à tenter l'inoculation du
vaccin pour se guérir d'une syphilis constitutionnelle qui,
en 1854, avait résisté à un traitement dont la durée avait
été de trois mois et demi. Le 2 novembre 1857, il eut,

dans un but de démonstration, des relations avec une fille qui avait huit chancres à la vulve. Pour être plus sûr de ne pas échapper à la vérole, il répéta deux fois le coït avec cette malade.

Dès le lendemain apparut une vésicule qui en vingt-quatre heures s'ouvrit et donna lieu à une petite ulcération ; de nouvelles vésicules s'étant développées, M. Lukomski eut bientôt trois ulcères qu'il décrit de la manière suivante : « Ils avaient l'aspect caractéristique d'un chancre, des bords taillés à pic, une profondeur suffisante, un fond inégal, granuleux, gris jaunâtre, sécrétant du pus, saignant à la pression. » Évidemment c'étaient là des chancres, comme le dit M. Lukomski, mais étaient-ce bien des chancres infectants? Je ne le crois pas, car la description précédente convient parfaitement aux chancres mous. La femme avec laquelle M. Lukomski avait eu des relations n'avait, un an plus tard, qu'une *éruption scabieuse, consistant en de petits boutons coniques qui, en se desséchant, laissaient après eux une desquamation furfuracée.*

Encouragé par les succès de la vaccination, M. Lukomski se soumit à une nouvelle expérience.

Le 13 octobre 1858, M. Plechkow, médecin de l'hôpital de Simphéropol, lui inocula au bras gauche du virus chancreux de la *meilleure qualité qu'il pût trouver.* Ce virus fut recueilli sur le chancre de la verge d'un homme qui était malade depuis huit jours. C'est le seul renseignement qui soit consigné dans l'observation. Une piqûre faite avec une lancette et une scarification donnèrent naissance à des chancres dont les bords étaient indurés. Abandonnés à eux-mêmes, ces chancres devinrent très douloureux, le bras se gonfla, un bubon se forma dans l'aisselle. Du côté où le virus avait été inoculé, les ganglions cervicaux augmentèrent de volume, et l'on put constater de la rougeur et de la tuméfaction des amygdales.

Les signes de la syphilis paraissant alors de toute évidence, M. Lukomski se vaccina en se faisant neuf scarifications sur la moitié gauche de la poitrine. Presque immédiatement il ressentit du soulagement, et, dans le courant de la semaine, les chancres se modifièrent, leurs bords s'amollirent, s'affaissèrent, et l'engorgement des ganglions axillaires et cervicaux disparut, ainsi que la rougeur des amygdales.

Six jours après la première inoculation vaccinale, M. Lukomski se fit douze scarifications sur la moitié droite de la poitrine; huit jours plus tard tous les accidents avaient disparu, et M. Plechkow constata la guérison.

Voilà le résumé de cette observation, qui est loin de nous satisfaire. Pour que le résultat fût inattaquable, il faudrait, en effet, qu'il fût bien prouvé que le chancre inoculé était d'une nature infectante, tandis que le contraire semble bien plus probable. M. Lukomski dit, à la vérité, que les chancres résultant de l'inoculation avaient des bords indurés; mais cette constatation de l'induration n'est pas tellement facile qu'un homme étranger à la médecine puisse décider la question.

Le bubon de l'aisselle, s'accompagnant de rougeur et de douleur, s'expliquerait bien mieux par l'existence de chancres mous. Quant aux ganglions cervicaux et à la rougeur de l'isthme du gosier, qui disparurent au bout de quelques jours, personne, je pense, ne leur accordera une grande signification.

J'aurais voulu que l'on eût précisé à quelle époque apparurent ces chancres ; M. Lukomski n'en parle pas, mais il dit qu'ils furent abandonnés à eux-mêmes jusqu'au 28 octobre. De sorte que du moment de l'inoculation jusqu'à celui où l'on commença à s'inquiéter de l'inflammation qu'ils avaient causée, quinze jours seulement s'étaient écoulés, c'est-à-dire le temps souvent nécessaire à l'incubation du virus infectant. Il est donc probable que du pus de chancre non infectant a été inoculé. Mais admettons pour un instant que c'est bien la vérole qui a été transmise à M. Lukomski et combattue par des vaccinations successives.

Est-ce au bout d'un mois que l'on pouvait annoncer une guérison définitive ? Des pustules ont continué depuis cette époque à se montrer en divers points du corps, tantôt sur le front, tantôt sur le menton. On pourrait donc demander à M. Lukomski d'administrer la preuve qu'il est bien radicalement guéri. On serait d'autant plus en droit d'exiger cette preuve, que j'ai vu son menton couvert d'énormes tubercules ulcérés. M. Lukomski n'étant venu qu'une fois à Lourcine pendant qu'il souffrait de cette éruption, je n'ai pas pu établir un diagnostic précis. Je crois pourtant qu'il n'a eu qu'un sycosis.

Si je n'avais déjà donné trop d'importance à ce travail, je vous ferais remarquer la singulière aptitude de M. Lukomski à contracter trois fois de suite des chancres infectants.

Mais après les expériences que nous avons faites à l'hôpital du Midi et à l'hôpital de Lourcine, toute discussion me paraît superflue.

Avant de finir, je dois vous rappeler que déjà des expé

14

riences qui avaient été faites en Allemagne auraient pu éclairer l'auteur de ce mémoire, puisque, dans le compte rendu des travaux de l'hôpital général de Vienne (1854-1855), on lit cette phrase :

« Mêlé avec le pus d'un chancre, le vaccin produit chaque fois un chancre et non une pustule vaccinale. Nous pouvons aussi conclure de notre expérience que le virus syphilitique n'est point affaibli par la lymphe vaccinale, et que la vaccine n'exerce aucune influence sur la syphilis.» (*Service de M. Sigmund, division des syphilitiques.*)

On trouve aussi dans Friedinger (Vienne, 1855), *La vaccine et la vérole* : « La vaccine n'a aucune action médicatrice sur la vérole, dont elle peut augmenter l'activité. — La vaccine, chez les nouveau-nés, réveille la syphilis latente, elle rend plus intenses les manifestations de la vérole. »

Ces citations, que je dois à mon interne M. Picard, très familiarisé avec la littérature médicale allemande, prouvent que M. Lukomski n'a pas même la priorité de son erreur.

DOUZIÈME LEÇON

SYPHILISATION.

Sommaire. — M. Diday établit le principe de la méthode. — M. Auzias-Turenne. — Transmission de la syphilis aux animaux. — MM. Boeck (de Christiania) et Sperino (de Turin). — La prétendue saturation n'est pas durable. — M. Laval. — Effets des vésicatoires multiples chez les syphilitiques.

L'inoculation du virus chancreux, dans le but de guérir la syphilis, a fait, je crois, plus de bruit que l'inoculation du virus vaccin. Voyons si M. Auzias-Turenne a rendu à l'humanité plus de services que M. Lukomski.

En 1849, M. Diday avait eu la pensée que la syphilis devait être son propre contre-poison. Par l'inoculation du sang des malades arrivés à la période tertiaire, il crut qu'il pourrait s'opposer au développement des accidents constitutionnels, en imprimant à l'organisme une modification analogue à celle que produit la syphilis. Pour cela, prenant des malades qui avaient récemment contracté des chancres, il leur inocula du sang retiré du voisinage d'une périostose. Neuf mois environ (terme moyen) s'étant écoulés sans qu'il y ait eu aucune manifestation de syphilis constitutionnelle, il lui sembla qu'il avait produit dans l'organisme de ses malades la modification désirée.

Je doute que M. Diday ait aujourd'hui grande confiance dans ce moyen préservatif de la syphilis, et je ne m'attacherai pas à le combattre, ne voulant point adresser à ce travailleur infatigable des objections qui ont dû déjà depuis longtemps frapper son esprit ; je ferai seulement remarquer que sur les seize individus soumis à l'inoculation, un seul avait un chancre induré, et chez celui-là les accidents constitutionnels se montrèrent bientôt ; mais, prévoyant le cas où l'expérience viendrait à démontrer que son idée est *une pure chimère*, M. Diday se consolait d'avance en disant que le *principe de la méthode survivrait intact à la ruine du procédé, et resterait pour encourager de nouvelles recherches.*

M. Auzias s'est jeté dans la voie tracée par l'ancien chirurgien de l'Antiquaille ; mais, tandis que M. Diday n'osait pas inoculer le sang des individus qui n'avaient encore que des accidents secondaires, M. Auzias voulut se servir du virus syphilitique, celui qu'il croyait le plus apte à donner la syphilis, pour rendre le sujet inoculé impropre à contracter de nouveau la vérole. Il commença ses expériences sur les singes. Jusque-là, la syphilis avait été considérée comme étant l'apanage exclusif de l'homme ; aussi les prémisses du *syphilisateur* furent-elles vigoureusement attaquées. M. Ricord, après avoir nié que les ulcérations développées sur les singes et sur les lapins fussent des chancres, hésitait, lorsque M. Cullerier, alors chirurgien à l'hôpital de Lourcine, nia hardiment la nature syphilitique de ces ulcérations. Je crois que cette solution est aujourd'hui d'un mince intérêt, au point de vue de la question de l'inoculation syphilitique, comme moyen curatif et préventif de la vérole.

Si des chancres peuvent être transmis, comme je le crois, de l'homme aux animaux, tout le monde reconnaît que cette transmission est difficile, partant, il est impossible de prouver que les premières inoculations sont la cause qui s'oppose au succès des autres, et l'on ne peut jamais affirmer qu'un singe est *syphilisé*.

Des expériences nombreuses ont d'ailleurs été faites sur les malades des deux sexes, qui ont été soumis par MM. Boeck (de Christiania) et Sperino (de Turin) à la syphilisation, dont ces deux médecins se sont déclarés les champions, tout en la repoussant comme moyen pro-phylactique.

La question de la prophylaxie devait en effet être mise de côté pour donner quelque chance de succès à la syphi-lisation comme moyen thérapeutique. Qui eût voulu se donner sûrement la vérole par l'inoculation, pour avoir des chances de ne pas la contracter par le coït? Si par la syphilisation on annihile l'action du virus syphilitique, il sera toujours temps d'avoir recours à ce moyen, quand on aura la triste certitude d'en avoir besoin.

Examinons donc cette question exclusivement au point de vue du traitement.

Le dernier travail de M. Boeck contient trois cents faits de malades guéris par la syphilisation. Je connais M. Boeck pour un homme de conviction, je crois à sa bonne foi et à sa probité scientifique; mais je crains qu'il ne se soit laissé égarer.

Le traitement de ses malades a eu une durée moyenne de six mois.

Voici comment il procède pour *syphiliser* :

L'inoculation du virus chancreux devant avoir lieu tant qu'elle est possible, M. Boeck commence par le tronc, sur les côtés de la poitrine ; M. Sperino préfère le ventre, parce que chez les femmes les cicatrices des chancres se

confondent avec les vergetures abdominales. M. Boeck
fait trois piqûres par jour; M. Sperino en pratique de
six à dix. Quand l'inoculation devient impossible sur le
tronc, on passe aux bras et enfin aux cuisses. Le nombre
des inoculations est de quatre cents; elle peut aller jusqu'à
deux mille cinq cents, comme dans le cas de M. Lindmann.

Mais quelle est cette espèce de chancre qui est susceptible de s'inoculer plusieurs centaines de fois sur le même
individu? Ce n'est pas certainement le chancre induré
qui, comme vous le savez, ne peut s'inoculer qu'excep-
tionnellement à des sujets syphilitiques. C'est donc, et ce
ne peut être que le chancre mou. Or, il est curieux de voir
qu'il est une époque à laquelle cette variété de chancre,
qui est essentiellement inoculable, perd enfin son inoculabilité et *ne s'inocule pas à perpétuité*, comme le dit
M. Ricord. On produit donc une immunité, mais une
immunité contre le chancre dont le pus a été inoculé un
grand nombre de fois, c'est-à-dire qu'on arrive à ne plus
pouvoir produire le chancre mou, le chancre qui de sa
nature est un accident purement local.

En opérant avec le pus de ce chancre, et ils ne peuvent
se servir d'autre chose, les syphilisateurs restent à côté
de la question qu'ils ont posée. Ce qui importe, en effet,
c'est de savoir si la syphilis ne peut plus agir sur l'individu
qui cesse d'être propre à la reproduction du chancre
mou. Or, M. Auzias reconnaît qu'*il n'est pas possible
d'arriver à la syphilisation sans traverser l'état de
syphilis constitutionnelle*, *l'essentiel*, dit-il, *est de le
traverser assez rapidement par des inoculations en quelque
sorte précipitées, pour qu'il n'ait pas le temps d'endom-
mager nos organes.*

Les syphilisateurs qui croient à l'unicité du virus syphilitique, pensent que par le pus du chancre mou, ils peuvent produire l'état de syphilis constitutionnelle tant
désiré, mais nous qui sommes convaincus qu'un chancre
longtemps inoculable sur le même individu, est essentiellement local, nous ne pouvons pas trouver que le pro-
gramme de M. Auzias soit rempli, quand on s'est contenté
d'inoculer à un malade des milliers de chancres non
infectants.

Inoculez le chancre induré, si vous le pouvez, sur un
individu déjà syphilitique; inoculez-le surtout un bon
nombre de fois, et si des accidents consécutifs ne se produisent pas, vous serez bien près de nous avoir convaincus;
mais le vrai chancre, celui-là qui indique que l'économie
est imprégnée de virus syphilitique, *syphilise* en une fois,
c'est-à-dire que, lorsqu'il existe, l'inoculation n'en peut
plus produire d'autres. Direz-vous alors que le malade qui
en est affecté est guéri? Direz-vous qu'il est à l'abri de
la vérole? Mais c'est cette impossibilité de reproduire un
chancre induré qui prouve l'état syphilitique de la constitution.

En raisonnant par analogie, vous seriez peut-être en
droit d'admettre que l'individu *syphilisé* par vous, à
force d'avoir des chancres locaux, finit par se trouver
dans l'état d'un homme qui n'a eu qu'un chancre induré;
mais à quoi bon tant de temps, tant de piqûres et tant de
douleurs pour produire ce qu'il est si facile d'attraper en
un instant?

Mais je ne peux même pas accorder que vous produi-
siez la vérole. Non-seulement vous ne la guérissez pas,
mais vous êtes incapables de la donner. Vos malades, en

effet, ne tardent pas à perdre l'immunité qu'ils avaient si péniblement acquise. Ainsi M. Laval, que l'on avait cru *syphilisé*, M. Laval, à qui MM. Ricord et Gosselin n'avaient pas pu inoculer de nouveaux chancres, M. Laval perdit bientôt son immunité. Une lettre de M. Lindmann, publiée à l'époque de la discussion sur la syphilisation, en fait foi (1).

MM. Boeck et Sperino sont des hommes recommandables, mais égarés par une observation insuffisante. Pour moi je suis convaincu, après avoir lu le livre de M. Sperino, que le chirurgien de Turin a traité un grand nombre d'ulcérations simples, qui pour lui étaient la vérole, puisqu'il est identiste, mais qui n'étaient que des chancres mous et ne pouvaient produire une infection constitutionnelle. Dans plusieurs cas où l'infection constitutionnelle était incontestable, il a dû recourir à l'emploi de l'iodure de potassium. Je reconnais que, dans quelques cas, les accidents constitutionnels ne se sont pas montrés après la syphilisation. Mais qu'est-ce que cela prouve ?

Un grand nombre de malades sortent de l'hôpital en apparence guéries, même lorsqu'elles n'ont pris qu'un très petit nombre de pilules ; mais elles reviennent, quelques mois après, nous demander des soins pour des accidents qui se sont reproduits.

On sait aussi que des soins de propreté suffisent parfois pour faire disparaître des plaques muqueuses pen-

---

(1) Il y a à peu près un mois, M. Laval, que je rencontrai par hasard dans la rue, me montra sur son bras gauche la cicatrice récente d'un chancre qui avait tout au moins la grandeur d'une pièce de 25 centimes. M. Laval eut la franchise d'ajouter que, si l'année passée il avait paru syphilisé, cela n'avait dépendu que de l'impuissance du pus qu'on avait employé, mais qu'il n'avait jamais été dans l'immunité du virus chancreux. (Lindmann.)

dant un temps variable. Mais est-ce là une guérison?

Ce serait une guérison aux yeux de ceux qui croient avoir guéri la vérole, quand, en définitive, ils ne l'ont traitée que par un moyen purement local, dont l'action est analogue à celle d'un exutoire.

Les faits de M. Boeck sont difficiles à connaître. Ils sont indiqués dans un tableau statistique qui ne suffit pas pour que l'on juge de leur valeur.

Mais allons plus loin : admettons pour un instant que la syphilisation guérit la vérole : quels seront les avantages de ce traitement?

Pour notre compte, nous n'en voyons aucun. Ce moyen est long; il faut ordinairement six mois d'inoculation. Il est douloureux, il est repoussant : le vérolé syphilisé devient une espèce de pestiféré, dangereux pour tous, et par lui-même, et par ses vêtements, et par tout ce qu'il touche.

Les chancres mous inoculés peuvent faire naître des bubons virulents. C'est déjà un accident qui mérite d'être pris en considération; mais l'objection la plus sérieuse, c'est le phagédénisme, mal si terrible et si souvent mortel. Comparez ce traitement barbare au résultat de nos pilules de protoiodure, inoffensives pour les malades qu'elles guérissent en moins de six mois, qui ne causent aucune douleur, et qui sont sans danger, puisque la salivation est supprimée. Comparez et choisissez.

Je viens de dire qu'un traitement de six mois par le protoiodure de mercure suffit pour guérir la syphilis. Vous trouverez ce temps bien long, si vous n'avez pas suivi des malades véritablement syphilitiques. Des médecins très recommandables ont dit qu'une centaine de

pilules suffisent pour assurer la guérison, tandis que
M. Ricord a soutenu, comme je vous l'ai déjà dit, que
l'on ne guérit jamais la vérole. La vérité est entre ces
deux opinions extrêmes. Pour être arrivé à croire que le
mercure administré pendant trois mois enlève jusqu'à la
dernière trace de virus syphilitique, il faut avoir vu plus
de chancres mous que de chancres infectants. Maintenant
que le traitement interne est réservé exclusivement aux
accidents qui dénotent sûrement une infection constitutionnelle, vous pouvez être sûrs que la moyenne du traitement va changer pour tout le monde, pour tous ceux
au moins qui, comme nous, ont toujours professé que la
vérole se guérit.

En fixant approximativement le terme de six mois, je
crois être dans la vérité ; mais je suis convaincu que la
longueur du traitement est nécessairement proportionnée
au temps qui s'est écoulé depuis la première manifestation de la syphilis, en faisant toutefois mes réserves pour
la période dite *tertiaire*.

Laissant de côté l'inefficacité de la syphilisation, nous
ne pouvons méconnaître, dans les inoculations de M. Boeck,
un fait extrêmement intéressant au point de vue de la
pathologie générale ; je veux parler de la modification locale qui se produit. Ainsi, lorsque l'inoculation ne donne
plus d'ulcérations à la poitrine, elle peut encore en produire sur le bras, et enfin, quand le bras est devenu réfractaire, les inoculations sont encore possibles sur la cuisse.

Cette seule particularité des inoculations du chirurgien
de Christiania suffirait pour démontrer que le pus dont il
s'est servi n'agit que localement, si la nature des ulcérations auxquelles les syphilisateurs empruntent leur virus

n'était pas démontrée par la persistance de l'inoculabilité.

M. Cullerier est arrivé à un résultat analogue en traitant les syphilitiques par les vésicatoires. Après l'application d'un grand nombre d'exutoires, on devient réfractaire à la vésication. Je sais bien que parfois il a fallu jusqu'à quinze vésicatoires pour qu'ils cessassent de prendre, mais la syphilisation peut n'arriver qu'après plusieurs centaines ou des milliers d'ulcérations. Si donc l'impossibilité de reproduire des chancres sur un individu syphilisé, vous semble une preuve de la guérison, il faudra admettre aussi que la syphilis doit être guérie chez les personnes qui sont devenues réfractaires à la vésication. M. Cullerier a eu cet espoir pendant un certain temps, mais il n'a pas tardé à revenir à la thérapeutique ordinaire.

C'est, en effet, messieurs, aux préparations mercurielles et iodurées que reviennent tous les médecins qui ont étudié la syphilis sans autre désir que d'arriver à connaître le remède le meilleur que l'on puisse lui opposer. Gardez-vous donc des idées ambitieuses qui égarent l'esprit, et soyez sûrs que vous triompherez des maladies les plus opiniâtres. N'oubliez pas surtout que le traitement est d'autant plus efficace, qu'il est commencé à une époque plus rapprochée du début de l'affection, et puis tenez-vous en garde contre les récidives. Tant que l'induration persiste dans un ganglion, je dis qu'elles sont *possibles*, car il ne faut pas croire qu'elles sont alors inévitables. Seulement, tenez-vous en garde : surveillez, faites surveiller vos malades ; qu'ils ne s'endorment pas dans une sécurité qui laisserait le mal se reproduire.

TREIZIÈME LEÇON

DE LA SYPHILIS DES FEMMES ENCEINTES ET DES ENFANTS NOUVEAU-NÉS.

SOMMAIRE. — Intensité de la syphilis chez les femmes enceintes. — Influence de l'époque de la contamination sur l'enfant. — Un enfant peut arriver avant sa naissance à la période tertiaire. — Danger du mercure à doses élevées chez les femmes enceintes. — Lésions viscérales dans la syphilis des enfants. — Syphilides; M. Mayr. — Coryza. — Conditions et mode de transmission de la syphilis des parents à l'enfant. — Traitement interne et externe de la syphilis des nouveau-nés.

Pendant la grossesse, l'organisme de la femme est profondément modifié. Sous l'influence des nouvelles fonctions qui lui sont dévolues, il devient en quelque sorte réfractaire à l'absorption en vertu de laquelle certains états morbides disparaissent. On dirait que l'état de gestation active les forces plastiques aux dépens de celles qui président à la décomposition; procréer et accroître un nouvel être semble être la seule tâche de la nature pendant neuf mois. C'est en vertu de ce *nisus formativus* que la syphilis des femmes enceintes est réfractaire au traitement le plus rationnel.

On serait singulièrement déçu si l'on s'attendait à voir les plaques muqueuses des femmes enceintes disparaître aussi promptement que celles qui existent dans des conditions différentes. Pour celles qui se développent à la vulve, l'obstacle à la circulation veineuse, qui résulte de la compression exercée par l'utérus, explique suffisamment leur persistance. Tout le monde sait que, dès les premiers mois de la grossesse, la vulve acquiert une coloration bleuâtre, caractéristique, provenant d'une congestion active ou passive, et peut-être active et passive. Ce qu'il y a de bien certain, c'est que la vulve est congestionnée ; c'est que, par suite, l'absorption y est très lente. Dans cet état, il n'est pas rare de voir naître des végétations qui persistent pendant toute la durée de la grossesse.

Je ne veux point anticiper ici sur ce que je vous dirai de ces productions ; mais, dès à présent, il faut que vous sachiez qu'avec un bon nombre d'hommes ayant une autorité dans la science, je crois qu'elles peuvent naître sous des influences autres que la syphilis ; mais leur ténacité pendant la grossesse doit être notée, comme une des particularités les plus remarquables de leur existence.

J'ai attaqué par les caustiques les plus violents les végétations des femmes enceintes ; je les ai détruites par le fer rouge : elles ont presque toujours répullulé avec une activité désespérante ; j'ai dû attendre l'accouchement pour en avoir raison. A cette époque, soit qu'on les ait cautérisées, soit qu'on les ait abandonnées à elles-mêmes, je les ai vues souvent se flétrir et tomber spontanément.

On a difficilement une idée exacte du développement dont les végétations vulvaires et anales sont susceptibles pendant la grossesse. J'en ai vu qui avaient le volume de la tête d'un enfant d'un an. En raison de la congestion de la vulve, elles saignent au moindre contact, et parfois elles sont gorgées de sang, de manière à ressembler à des hémorrhoïdes.

Les plaques muqueuses subissent la même influence ; elles ne sont pas, comme les végétations, susceptibles de prendre naissance sans contagion syphilitique ; mais leur développement reçoit une activité plus grande de l'obstacle à la circulation veineuse dont nous avons parlé ; elles se multiplient et s'accroissent en dépit du traitement local et général, tant que la grossesse existe ; ou si elles disparaissent pendant quelque temps, elles ont une grande tendance à se reproduire, non-seulement à la vulve, mais à l'isthme du gosier, à la langue et aux lèvres ; leur persistance ou leur reproduction indique que le traitement n'a pas l'efficacité qu'il a en dehors de l'état de gestation.

En voyant cette ténacité des accidents syphilitiques pendant la grossesse, j'ai cru qu'il fallait augmenter la dose des médicaments pour avoir raison de la maladie. Il est impossible, en effet, de ne pas concevoir quelque inquiétude pour l'enfant qu'une femme syphilitique porte dans son sein, lorsqu'on reconnaît l'inefficacité du traitement pour les accidents que l'on a sous les yeux.

Ici se présente une des questions les plus intéressantes de l'étude de la syphilis : l'enfant conçu par une femme syphilitique étant exposé à mourir de la vérole avant sa naissance, y a-t-il un moyen sûr de le soustraire aux conséquences de l'infection syphilitique ?

Il n'est pas douteux que beaucoup de fœtus succombent pendant que leurs mères sont soumises au traitement mercuriel. J'ai cru longtemps que la syphilis était la seule cause que l'on dût invoquer. Aujourd'hui, je n'ai plus la même conviction. L'enfant d'une femme enceinte qui est traitée pour une affection syphilitique, peut succomber, parce que ses organes ont subi une modification morbide qui trouble les fonctions indispensables à la vie, ou bien parce que le mercure absorbé par la mère a empoisonné l'enfant. Je n'ai pas besoin de vous prouver longuement la première de ces assertions, personne ne la conteste. Les propositions suivantes qui pourront paraître un peu trop absolues, mais que je crois incontestables, vous diront en peu de mots les chances de vie et de mort d'un enfant conçu par une femme syphilitique :

1° Un enfant conçu par une mère syphilitique résiste ordinairement à la maladie, quand celle-ci a été contractée dans les derniers temps de la gestation; à sa naissance, il peut même avoir l'aspect d'une bonne santé ; mais au bout d'un temps qui varie de dix à quarante jours, l'infection se traduit par des plaques muqueuses ou par une syphilide.

2° Si la syphilis est contractée par une femme longtemps avant son accouchement, et que son enfant subisse, pendant qu'il est dans le sein de sa mère, les diverses phases de l'évolution syphilitique, il mourra presque infailliblement avant l'époque naturelle de sa naissance ; ou, s'il naît vivant, il viendra au monde avec des lésions auxquelles il aura les plus grandes chances de succomber.

Je n'ose pas dire que l'on pourrait calculer la période de la syphilis à laquelle l'enfant doit être rigoureusement arrivé, par le temps qui s'est écoulé depuis l'infection de la mère. Ceux qui ont étudié la syphilis chez les femmes savent qu'elles ignorent presque toujours l'époque d'apparition de leurs premiers accidents ; il y en a même qui ont la vulve couverte de plaques muqueuses sans se douter que ce puisse être quelque chose d'inquiétant. Il résulte de là qu'on ne peut faire qu'un calcul approximatif; mais je ne doute pas que l'on arrivât à des chiffres exacts, si l'on avait l'occasion d'observer la syphilis chez des femmes enceintes, depuis l'époque de la maladie jusqu'à celle de l'accouchement; malheureusement, cette étude n'est possible qu'en compromettant, par une abstention coupable, la santé de la mère et de son enfant.

Je me contente donc d'affirmer d'une manière générale que la syphilis contractée par une femme dans *les derniers temps* de sa grossesse, n'est pas *ordinairement une cause d'avortement.*

La seconde proposition n'est pas plus explicite sous le rapport du temps, c'est-à-dire qu'il m'est impossible de fixer l'époque précise où la mère aura contracté la syphilis, lorsque l'enfant mourra dans son sein, ou lorsqu'il devra succomber, après sa naissance, aux conséquences de l'infection; mais j'affirme *que cet enfant aura d'autant plus de chances de mort, que l'époque de la contamination de sa mère sera plus proche de celle de la conception.*

Cette distinction n'est pas vaine; elle a une importance pratique sur laquelle je vous demande de fixer un instant votre attention.

De ce que nous avons remarqué l'heureuse influence du traitement mercuriel sur l'enfant dans le sein de sa mère, lorsque la syphilis a été contractée peu de temps avant l'accouchement, vous pourriez conclure que l'effet sera toujours le même, quel que soit l'âge de l'enfant à l'époque où sa mère est infectée, et vous commettriez, suivant moi, une grande erreur. Le traitement doit en effet varier suivant la date de l'infection. Je me ferai mieux comprendre, peut-être, en vous disant que lorsqu'une femme contracte la syphilis à une époque rapprochée de celle de la conception, son enfant peut arriver à la période dite tertiaire, avant de naître. Or vous savez que le traitement mercuriel n'est pas celui qui convient aux accidents de cette phase de l'évolution de la vérole. J'ai la conviction que, si beaucoup d'enfants succombent pendant que leurs mères sont en traitement, c'est que l'on n'a pas fait la distinction sur laquelle j'attire votre attention.

Quand une femme enceinte est affectée de syphilis, plusieurs considérations de la plus haute importance doivent donc présider au traitement.

1° Lorsqu'elle est encore affectée de plaques muqueuses, et quand, d'après les renseignements, on est fondé à croire que la syphilis est de date récente, il faut administrer du mercure; mais la dose du médicament n'est pas indifférente.

Je vous ai dit que les malades peuvent prendre jusqu'à 20 centigrammes de protoiodure de mercure par jour sans éprouver d'accidents. Il n'en est plus de même dans la grossesse, car l'expérience m'a démontré que les préparations mercurielles deviennent promptement mortelles pour l'enfant qui est dans le sein de sa mère, dès que leur dose est un peu élevée. Cette dose ne peut pas être la même pour toutes les femmes; aussi y aurait-il là un problème difficile à résoudre, si l'on voulait fixer la quantité de mercure que chaque malade enceinte peut supporter sans danger pour son enfant. Heureusement, cette fixation n'est pas indispensable, et il est toujours prudent de ne donner que la moitié de ce qui est toléré par la grande majorité des malades.

Tant que j'ai cru que la syphilis était le seul danger que l'on eût à craindre pour une femme enceinte et pour son enfant, j'ai administré le protoiodure de mercure à la dose de 5 centigrammes, matin et soir, pensant qu'il y aurait avantage à précipiter l'action du médicament. Cette dose étant souvent même insuffisante pour faire disparaître les plaques muqueuses de la mère, je pouvais croire qu'elle devait être doublée, puisque le médicament était destiné à modifier l'organisme de la mère et de l'enfant.

L'expérience n'a pas tardé à m'éclairer : j'avais déjà observé plusieurs fausses couches survenues dans le cours de ce traitement. Je résolus d'étudier les faits avec soin : je donnai à deux femmes syphilitiques enceintes, l'une de trois mois, l'autre de cinq, 5 centigrammes de protoiodure de mercure matin et soir. Au bout de trois semaines chez celle-ci, après dix-sept jours chez l'autre, il y eut avortement. Comme ces deux faits se présentèrent à mon observation à la même époque, ils me frappèrent vivement, et je compris que 10 centigrammes de protoiodure par jour avaient agi trop violemment sur la constitution des deux petits êtres qui venaient de mourir. Je me promis alors d'être plus prudent à l'avenir, et je le fus en effet jusqu'au moment où l'on me fit des objections.

Je me disais moi-même que ces enfants avaient pu succomber à la syphilis, et puis aussi il pouvait se faire que leur âge ne fût pas sans influence sur leur *capacité* pour le mercure (si je puis dire ainsi). Une femme enceinte de-six mois environ, étant entrée dans mon service à l'époque où l'on m'objectait que les deux fausses couches dont je viens de vous parler ne suffisaient pas pour établir le danger de la dose de mercure que j'avais administrée, je la soumis au même traitement. Quinze jours s'étaient à peine écoulés, lorsque cette malade cessa de ressentir les mouvements de son enfant et bientôt la fausse couche se produisit.

Pour cette fois, je me déclarai irrévocablement convaincu, et, depuis cette époque, je n'ai jamais élevé la dose de protoiodure de mercure au-dessus de 5 centigrammes par jour, quand j'ai eu à traiter une femme enceinte.

Les préparations mercurielles sont donc dangereuses pour l'enfant dans le sein de sa mère, lorsqu'elles sont administrées à dose élevée. D'un autre côté, à dose modérée, elles sont utiles en s'opposant à ce que la syphilis de l'enfant parcoure ses diverses phases, et en retardant le développement des accidents si souvent mortels de la période tertiaire.

2° Lorsqu'une femme a contracté la syphilis à une époque voisine de celle de la conception, ou longtemps auparavant, j'ai déjà dit que l'enfant qu'elle a conçu arrivera avant sa naissance à la période de la syphilis où cette maladie devient mortelle, si l'on se borne à traiter la mère par le mercure.

Anatomie pathologique. — Les enfants qui meurent dans ces conditions sont mous et flasques. Comme ils ont séjourné plus ou moins longtemps dans le liquide amniotique après leur mort, leur épiderme se détache et laisse voir le derme d'une couleur rouge foncé. Si l'on en fait l'autopsie, on trouve leurs viscères malades. Plusieurs fois j'ai rencontré la rate ramollie et ressemblant à celle des personnes qui ont succombé à la fièvre typhoïde ou à une autre maladie de nature septique ; presque toujours les ganglions lymphatiques des aines et ceux du mésentère sont beaucoup plus volumineux qu'à l'état normal ; j'ai aussi observé la teinte de pierre à fusil, qui a été signalée par M. Gubler, dans le foie des enfants syphilitiques ; mais il ne m'a jamais été donné d'y observer l'aspect que cet ingénieux praticien a comparé à des grains de semoule, bien que j'aie eu de fréquentes occasions de faire des autopsies d'enfants nouveau-nés.

Les reins sont altérés de diverses manières : tantôt je les ai trouvés hypertrophiés et ramollis, tantôt ils étaient ratatinés et comme rétractés. Plusieurs fois j'ai vu les bassinets et les calices remplis de sang liquide ou coagulé. Dans ce cas, la vessie en contient toujours une quantité plus ou moins grande.

Les poumons sont fréquemment le siége des lésions syphilitiques indiquées en 1851 par M. Depaul ; comme lui, j'ai souvent rencontré des dépôts de tissu fibro-plastique ou du pus dans les poumons et dans les bronches des enfants nouveau-nés qui ont succombé à la syphilis ; pour moi, ce qui caractérise le tissu pulmonaire dans ces cas, c'est l'induration partielle des lobules.

Enfin, les os du crâne, de la voûte palatine et des membres sont souvent altérés ; mais je n'ai jamais rencontré d'exostoses proprement dites. Le périoste est rouge et tuméfié ; les os sous-jacents ont une vascularité plus grande qu'à l'état normal, ils sont même parfois infiltrés de lymphe à moitié purulente, mais je n'en ai jamais vu qui fissent une saillie notable. Au palais, j'ai vu quelquefois des ulcérations saignantes de la membrane muqueuse, au fond desquelles était un os ramolli et enflammé.

Je dois dire que je ne me souviens pas d'avoir observé de pemphigus chez les enfants qui sont morts de la syphilis dans le sein de leur mère. J'en ai vu quelques cas chez des enfants nouveau-nés, mais je suis tenté de croire que ce n'est pas un accident aussi fréquent qu'on l'a dit.

Convaincu comme je le suis, que la syphilis du fœtus arrive vite à la période où les préparations mercurielles sont insuffisantes, j'ai dû avoir recours au traitement de la mère par l'iodure de potassium, et j'ai reconnu que ce médicament n'offre pas le même danger que le mercure, et qu'il a une efficacité incontestable lorsqu'on l'administre à une époque où les lésions viscérales n'ont pas encore eu le temps de se développer.

Pour me résumer, je dirai que la femme enceinte doit être traitée par des doses faibles de mercure, quand elle est affectée d'une syphilis récente et par l'iodure de potassium lorsque sa maladie remonte à une époque qui peut faire redouter pour l'enfant le prochain développement des lésions viscérales.

Symptômes. —Les enfants conçus par une mère syphilitique ont l'air de petits vieillards, quand, à leur naissance, ils sont arrivés à la période dite tertiaire, ou même à la fin de ce que l'on a appelé les accidents secondaires.

Ils peuvent, au contraire, naître avec l'aspect d'une bonne santé, quand leur mère n'est devenue malade que peu de temps avant leur naissance, ou lorsqu'un traitement efficace a retardé l'évolution de la syphilis dont ils portent le germe. Dans ce cas ils restent quinze, vingt ou trente jours dans cet état; mais au bout de ce temps, on voit naître de petites papules ou pustules à la région anale ou au pli inguinal ; si l'enfant n'est pas poudré avec soin, l'eczéma ne tarde pas à compliquer la maladie et à en rendre le diagnostic fort difficile.

Les plaques muqueuses de l'enfant nouveau-né peuvent ressembler à celles de l'adulte ; cependant elles en diffèrent dans le plus grand nombre des cas par un volume moindre et par une moins grande tendance à l'ulcération.

Souvent la syphilis des enfants nouveau-nés consiste dans de petites papules plus ou moins confluentes sur les cuisses, sur le ventre et particulièrement sur les surfaces habituellement baignées par l'urine, compliquées ou non d'eczéma. Comme les éruptions du premier âge affectent fréquemment une teinte foncée, le médecin pourrait être embarrassé s'il ne tenait pas compte de l'état des ganglions lymphatiques des aines et du cou.

On a décrit diverses syphilides chez les enfants nouveau-nés. M. Mayr soutient que la syphilide pustuleuse (impétigo syphilitique) est beaucoup plus rare que chez les adultes ; cet auteur, qui a fait un très bon mémoire sur la syphilis héréditaire chez les enfants, admet la fréquence du psoriasis syphilitique et il donne à cette forme de la syphilis des caractères d'une grande importance. Tandis que chez l'adulte c'est aux coudes et aux genoux que se montre d'abord le psoriasis, chez l'enfant c'est au front, au menton, à la face antérieure des bras, à la paume des mains et à la plante des pieds qu'on l'observe le plus souvent. Pour M. Mayr, le siége seul serait suffisant pour caractériser la nature syphilitique du psoriasis, et, d'ailleurs, il n'admet pas que l'on observe le psoriasis ordinaire chez les enfants âgés de moins d'un an.

Je n'oserais pas me prononcer à ce sujet. Je tiendrai grand compte de ces observations, tant que l'expérience ne m'aura pas démontré qu'elles sont erronées.

Il est une autre espèce de syphilide assez commune chez l'enfant nouveau-né, elle consiste dans des pustules du cuir chevelu, se recouvrant de croûtes qui, lorsqu'elles tombent, laissent à nu des surfaces ulcérées. M. Mayr décrit cette syphilide sous le nom d'*acnée sébacée syphilitique*.

Je ne veux pas insister plus longuement sur les éruptions de la peau, qui sont dues à la vérole ; j'ai évité d'empiéter sur le domaine de la dermatologie, en parlant de la syphilis de l'adulte, je veux rentrer pour la syphilis de l'enfant dans le cadre que je me suis tracé. Je vous dirai seulement qu'il y a des caractères à l'aide desquels vous reconnaîtrez sûrement qu'un enfant nouveau-né est syphilitique.

Je vous ai déjà parlé de la forme que les plaques muqueuses affectent dans les premiers temps de la vie ; je n'insisterai pas de nouveau sur ce sujet, mais il est un caractère de la plus haute importance que vous devez toujours avoir présent à l'esprit, avant de vous prononcer sur la nature des symptômes pour lesquels vous serez consultés. Dans les cas où les papules, pustules ou vésicules ne reposent pas sur une peau suffisamment cuivrée pour qu'il n'y ait plus de doute dans votre esprit, vous consulterez l'état des ganglions lymphatiques, et puis si cela ne suffit pas encore, examinez la membrane muqueuse nasale. Très fréquemment cette membrane devient sèche et s'oppose à ce que l'enfant respire aisément par le nez ; il y a un coryza à forme chronique, très distinct du coryza aigu qui se complique promptement de larmoiement et de bronchite ; à la sécheresse de la membrane muqueuse succède bientôt une sécrétion de matières séro-purulentes plutôt que muqueuses ; parfois même, l'écoulement est un peu sanguinolent, dans ce dernier cas, on parvient presque toujours à distinguer au voisinage de l'orifice antérieur des fosses nasales, des ulcérations qui souvent ne consistent qu'en des fissures que l'on peut observer aussi à l'orifice buccal.

Le coryza des nouveau-nés a donc la plus grande importance au point de vue du diagnostic de la syphilis. On a encore signalé comme un signe d'une grande valeur les dépôts sous l'épiderme, d'un pigment qui donne à la peau l'aspect des taches hépatiques; j'avoue que cette coloration ne serait pas suffisante pour me faire prescrire un traitement mercuriel, en l'absence de tout autre signe de syphilis.

Jusqu'ici, messieurs, nous avons admis l'hérédité de la vérole; il nous reste à étudier les circonstances dans lesquelles cette maladie se transmet.

L'enfant en venant au monde peut contracter la syphilis par le contact avec les organes génitaux de sa mère; il se trouve alors dans les conditions d'un adulte, si ce n'est qu'étant faible, il a de plus grandes chances de mort, et, qu'étant incapable de se nourrir par lui-même, il expose sa nourrice à la contagion. Ce n'est pas là ce que l'on désigne généralement sous le nom de syphilis héréditaire et je ne pourrais dire à ce sujet rien que vous ne deviniez facilement. Ce n'est pas, d'ailleurs, une forme très ordinaire de la syphilis du premier âge, puisque M. Mayr, que j'ai déjà souvent cité, prétend que sur 700 enfants malades, on ne la rencontre pas plus d'une fois, tandis que la syphilis héréditaire s'observerait une fois sur 300 malades. Je ne puis rien dire à ce sujet, si ce n'est qu'il ne m'a pas encore été donné de voir un enfant ayant contracté la syphilis au moment de l'accouchement; jamais je n'en ai vu qui eussent des chancres.

La forme *héréditaire* est la seule qui offre quelque difficulté sous le rapport du diagnostic et de l'origine; c'est donc de cette forme que je vous entretiendrai.

Si un enfant hérite de la syphilis, il faut qu'il la tienne

de son père ou de sa mère : de sa mère, la chose n'est guère contestée ; mais à quelle époque faut-il que la mère ait eu la syphilis pour qu'elle la transmette à l'enfant qu'elle portera ou qu'elle porte dans son sein ?

Je ne doute pas qu'une femme syphilitique depuis long-temps ne soit apte à transmettre la syphilis à l'enfant qu'elle procréera. Je suis fort étonné de trouver cette opinion contredite par un homme qui a étudié spéciale-ment ce sujet; il va même jusqu'à dire qu'une femme syphilitique est nécessairement stérile. Ai-je besoin de dire que c'est là une regrettable exagération? Sans doute, les ovaires peuvent, comme les testicules, subir une trans-formation plastique ou s'atrophier de manière à produire la stérilité; mais les femmes qui ont eu successivement plusieurs enfants syphilitiques de différents maris dont un seul avait été malade, prouvent suffisamment qu'une femme affectée de syphilis depuis un temps variable peut être apte à la reproduction.

Nous devons donc admettre qu'un enfant nouveau-né peut avoir reçu la syphilis d'une mère qui, à l'époque de la conception, n'avait plus aucun symptôme apparent de la maladie. Je crois que, dans ce cas, c'est la forme ter-tiaire, celle qui affecte les viscères et les os, que l'on observe chez l'enfant nouveau-né. La transmission est encore plus assurée lorsqu'à l'époque de la conception la mère a des manifestations extérieures de la syphilis.

On dit que la syphilis n'est pas transmise à l'enfant quand la mère la contracte dans les derniers temps de sa grossesse. Je l'admettrai, si cette époque est bornée aux derniers jours. Puisque avec tout le monde je reconnais qu'un enfant peut être contaminé au passage par le contact du pus d'un chancre ou d'une plaque muqueuse ayant son siége sur les organes génitaux de la mère, il faut bien qu'il n'ait pas été infecté antérieurement; mais qui oserait dire qu'un mois d'infection de la mère, par exemple, ne suffit pas pour que la syphilis se transmette à l'enfant?

Pour l'hérédité du chef du père, il y a bien d'autres difficultés.

Un homme, en transmettant la syphilis à sa femme, peut toujours engendrer un enfant syphilitique; mais quand ses organes génitaux ne sont plus malades et qu'il n'a que des accidents syphilitiques, tels qu'un psoriasis, qui ne sont pas transmissibles par le contact, est-il *apte* à infecter le germe? A ce sujet, les avis sont partagés : la plupart pensent que l'aptitude est commune au père et à la mère.

M. Ricord, qui admet la transmissibilité de la syphilis du père à l'enfant sans que la mère ait eu des symptômes d'infection, raconte dans ses lettres l'histoire d'un enfant qui était couvert d'une syphilide squameuse humide, dont les lèvres et le pourtour de l'anus étaient le siége de plaques muqueuses, bien que son père, sa mère et sa nourrice n'eussent aucun indice de syphilis ayant existé antérieurement ou existant actuellement.

Le fait paraissait à M. Ricord assez étrange, lorsque le lendemain un jeune officier de cavalerie vint le consulter pour une syphilide plantaire et palmaire, et lui avoua qu'il était le père réel de l'enfant malade; mais qu'il ne comprenait pas comment il avait pu lui transmettre la vérole, dont il n'avait plus aucun symptôme au moment de ses rapports avec la mère de cet enfant.

Voilà un fait qui est bien de nature à prouver la transmissibilité de la syphilis par le père ; mais depuis longtemps il s'est trouvé des observateurs, d'ailleurs habiles et consciencieux, qui ont soutenu que la syphilis héréditaire ne provient jamais que de la mère. Dès 1807, Vassal soutint cette doctrine dans un *Mémoire sur la transmission du virus vénérien de la mère à l'enfant*. En 1854, M. Cullerier, reprenant cette idée, a cité à l'appui un certain nombre d'observations auxquelles on ne peut objecter qu'une chose, c'est que les faits négatifs n'annihilent pas des faits positifs. Des observations de M. Cullerier on pourra conclure que l'enfant d'un homme syphilitique n'aura pas nécessairement la vérole, mais on ne sera pas autorisé à dire qu'un homme affecté de syphilis ne peut engendrer qu'un enfant non syphilitique. M. Notta, dans un mémoire publié dans les *Archives de médecine*, a prouvé la même chose que M. Cullerier, mais pas davantage. Le seul fait de M. Ricord suffirait pour combattre victorieusement la théorie de la non-transmissibilité par le père ; mais il n'est guère de praticiens qui ne puissent citer des faits semblables. M. Cazenave serait même disposé à admettre que c'est surtout du fait du père que l'infection héréditaire a lieu ; c'est lui, je crois, qui raconte le fait suivant :

Une dame, parfaitement saine, avait eu un enfant dont la santé ne laissait rien à désirer. Son mari, ayant plus tard contracté la syphilis à laquelle il opposa le traitement ordinaire, ils eurent successivement quatre enfants qui moururent de la vérole, sans que la mère eût éprouvé aucun accident syphilitique.

Si donc il y a des faits qui prouvent que des hommes

syphilitiques peuvent avoir des enfants sains, il y en a aussi d'incontestables qui démontrent qu'il n'en est pas toujours ainsi. S'il était permis, dans une question aussi grave, d'invoquer l'analogie, nous pourrions trouver la confirmation théorique de la possibilité de la transmission par le père ; est-il, en effet, un médecin qui nie l'hérédité, du chef du père, pour le cancer, l'épilepsie, la folie, etc., etc.? L'observation la plus vulgaire démontre qu'un enfant peut tenir de son père, non-seulement les aptitudes morbides, mais la conformation extérieure, et l'on voudrait qu'un homme infecté de syphilis ne fût apte qu'à engendrer un enfant non syphilitique !

Laissons, messieurs, les discussions qui ne sont propres qu'à faire dévier de la route de la vérité les gens à imagination un peu trop vive. On peut sans doute, en soutenant l'impossibilité de l'hérédité du fait du père, tranquilliser un homme marié qui s'inquiète de son passé ; mais avec cette croyance, que de femmes seront condamnées à avoir des enfants qui mourront de la vérole! La croyance opposée, fût-elle erronée, n'aurait d'autre inconvénient que de forcer les hommes qui ont eu la syphilis à se soumettre à un traitement avant de se marier, et je crois qu'agir autrement n'est ni prudent ni sage.

Nous nous sommes occupés de la transmission de la syphilis au fœtus dans le sein de sa mère ; nous avons vu que les premières manifestations de la maladie peuvent ne se produire chez l'enfant qu'après un temps qui varie le plus souvent entre deux et six semaines. J'admets bien que cet intervalle peut être beaucoup plus long ; mais, quoique l'on ait cité des individus qui n'ont éprouvé les premiers symptômes de la syphilis héréditaire qu'au bout de vingt ou trente ans, je crois que, lorsque la maladie ne s'est pas manifestée dans la première enfance, on peut faire des objections très sérieuses à ceux qui pensent que ce sont là des faits d'hérédité.

Tant qu'on a cru qu'un enfant syphilitique devait naître avec des symptômes de syphilis, il n'y a pas eu de difficultés pour confier à une nourrice celui qui n'avait, en naissant, aucun indice de cette maladie; maintenant, pour affirmer qu'un enfant né de parents suspects peut être allaité par une femme saine, il faut au moins que deux mois se soient écoulés depuis sa naissance.

Je ne discuterai point ici la question relative à la transmission de la syphilis du nourrisson à la nourrice. Avant de reconnaître la transmissibilité des accidents secondaires de la vérole chez les adultes, plusieurs des élèves les plus éminents de l'école du Midi avaient été forcés, par l'observation de faits incontestables, de reconnaître que la contagion de ces accidents s'exerce de l'enfant nouveau-né à sa nourrice. Il n'était pas facile d'expliquer cette contradiction; mais il fallait bien l'admettre. Aujourd'hui, ces faits rentrent dans la loi générale de transmission, sur laquelle j'ai trop longuement insisté, pour que je doive y revenir.

Traitement de la syphilis du nouveau-né. — L'enfant à la mamelle peut-il être guéri de la syphilis par le traitement auquel on soumet sa nourrice? A priori, on est tenté de répondre affirmativement, et pendant longtemps c'est à ce moyen que l'on a eu recours. Pour justifier cette thérapeutique, il fallait que la chimie démontrât l'existence du mercure dans le lait des personnes ou des animaux que l'on avait soumis à l'ingestion d'une préparation mercurielle. Les premiers résultats ne furent pas favorables à l'opinion généralement reçue, car en 1836, un de nos chimistes les plus estimés, M. Péligot, rechercha vainement des traces de mercure dans le lait d'une ânesse qui prenait 25 centigrammes de sublimé par jour. Il ne fut pas plus heureux en analysant le lait d'une chèvre à laquelle on administrait chaque jour 60 centigrammes de ce sel.

Depuis cette époque, de nouveaux travaux ont démontré que l'on peut trouver du mercure métallique dans le lait d'une femme soumise au traitement ordinaire de la syphilis. J'ai sous les yeux une note que M. Personne a publiée dans le tome II du Recueil des travaux de la Société d'émulation pour les sciences pharmaceutiques, de laquelle il résulte qu'en détruisant la matière organique par l'eau régale, on démontre le passage du mercure dans le lait. Il faut, pour cela, que les quantités du liquide soumis à l'analyse soient assez considérables, puisque sur trois échantillons contenant, le premier, 79 centilitres de lait d'une femme prenant chaque jour 5 centigrammes de protoiodure de mercure, un autre 125 centilitres de lait d'une autre femme soumise au même traitement, et le troisième 170 centilitres de lait d'une chèvre qui prenait de 5 à 6 décigrammes de protoiodure de mercure dans une journée, une seule fois M. Personne a pu bien constater, à l'œil muni d'une loupe, les globules mercuriels. Dans les autres cas, pour rendre l'existence du mercure évidente, il a dû frotter sur une lame d'or un petit morceau de papier à filtrer, avec lequel il avait préalablement essuyé le tube effilé servant à l'analyse.

Quelque difficulté que l'on ait à démontrer le passage

du mercure dans le lait, c'est aujourd'hui un fait admis par tout le monde, et on l'admet d'autant plus volontiers qu'il est conforme à une loi générale de la physiologie, en vertu de laquelle la plupart des sels métalliques sont, en grande partie, éliminés par les sécrétions. Mais le mercure est-il dans le lait d'une nourrice en assez grande quantité pour que ce liquide devienne un médicament énergique? C'est la question que nous devons examiner.

Bien que quelques hommes d'un grand mérite aient avancé qu'une pareille médication est suffisante pour un nourrisson syphilitique, je suis d'un avis complétement opposé. Tant que j'ai voulu traiter les enfants syphilitiques par le lait de leurs nourrices, je les ai vus promptement s'affaiblir, sans que leur maladie ait été en rien modifiée. Quelques-uns de mes prédécesseurs à Lourcine ont été du même avis que moi, et, reconnaissant l'insuffisance du mercure que l'on peut faire absorber sans danger par une femme, ils ont eu recours à une chèvre à qui l'on administrait des doses considérables de sels mercuriels. Eh bien! savez-vous ce que l'on a obtenu? Une intoxication de la pauvre chèvre, sans que les enfants se soient guéris.

Une méthode qui ne vaut guère mieux consiste à faire prendre directement par l'enfant de petites doses de sels mercuriels. Dans quelques cas pourtant j'ai vu des enfants qui toléraient un demi-centigramme de protoiodure de mercure, et alors une amélioration ne tardait guère à se manifester; mais le traitement externe est si promptement efficace que je n'hésite pas à dire qu'il suffit toutes les fois que la syphilis n'a pas attaqué profondément les organes nécessaires à la vie.

Ce traitement est le seul auquel, depuis trois ans, je soumets les enfants syphilitiques; vous pourrez vous-mêmes juger de son efficacité. Voici un enfant qui est entré dans nos salles il y a deux jours. Sa mère est syphilitique, et lui, vous le voyez, il a le corps couvert de plaques muqueuses. Il en a aux bourses, à l'anus, aux plis inguinaux, à l'ombilic; mais comme il a de l'embonpoint et que, bien évidemment, il n'est point arrivé à la période tertiaire, je vous le présenterai, dans quinze jours ou trois semaines, guéri de ces accidents locaux (1), et j'espère qu'il ne quittera pas l'hôpital avant que sa guérison soit complète; il va être soumis au traitement par les bains de sublimé.

Pour un enfant qui n'a pas un an, un bain contient ordinairement 10 à 15 litres d'eau; on y ajoute 2 grammes de sublimé (deutochlorure de mercure) que l'on a mêlés préalablement à une quantité égale d'hydrochlorate d'ammoniaque pour en assurer la solubilité. Je n'ose pas mettre plus de 2 grammes de sublimé quand il s'agit d'un enfant nouveau-né, ou lorsque l'enfant, étant plus âgé, est affecté de larges plaques suintantes par lesquelles l'absorption pourrait se faire trop activement sur une grande surface. Au bout de quelques jours, je porte la dose à 4 grammes, et je n'ai jamais besoin de l'élever au delà.

L'effet en est d'une promptitude qui vous étonnera. Quand vous aurez traité des enfants syphilitiques par cette méthode, vous serez bien loin de répéter avec Hippocrate : *Lactantium cura posita est tota in medicatione nutricum.*

(1) L'enfant a été présenté quinze jours plus tard, n'ayant plus une plaque muqueuse.

. Mais pour cela, il faut, je le répète, que le petit malade ne soit pas arrivé à la période où la syphilis altère la texture des viscères. Et, notez bien ceci encore, il faut que l'enfant n'ait pas plus d'un an. Je fixe sans doute cette limite d'une manière approximative, et je ne veux pas dire qu'après trois cent soixante - six jours d'existence, un enfant ne puisse pas être guéri par les bains de sublimé, tandis qu'il l'eût été le trois cent soixante-cinquième. Je veux dire qu'à l'époque où l'enfant commence à pouvoir se passer d'une nourrice, il ne ressent plus aussi promptement et d'une manière aussi efficace les bons effets des bains de sublimé. Heureusement, à cette époque, le mercure administré par la bouche est ordinairement beaucoup mieux supporté que dans les premiers temps de la vie, et cette dernière méthode semble être indiquée par l'insuffisance de l'autre.

Pour un enfant d'un à deux ans, un demi-centigramme de protoiodure suffit ; mais le traitement doit durer au moins trois mois.

J'ai dit que la syphilis des enfants nouveau-nés se guérit vite. Pour être dans le vrai, il faut ajouter : quand elle n'est pas promptement mortelle. Dans tous les cas, on ne tarde guère à être fixé pour le pronostic : car, quand l'enfant doit guérir, l'amélioration se manifeste au bout de quelques jours ; quand, au contraire, après trois ou quatre bains de sublimé, il reste chétif, tette peu, digère mal, sans que ses ulcérations soient modifiées d'une manière notable, on peut dire, sans crainte de se tromper, qu'il mourra.

<hr>

16

QUATORZIÈME LEÇON

DE LA VULVITE.

On a donné à l'écoulement de mucus, de muco-pus, ou de pus qui se fait par l'urèthre, les noms de *gonorrhée*, de *blennorrhagie*, mots tirés du grec (γονὴ, semence ; βλέννα, mucus). Le vulgaire désigne encore cette maladie sous le nom *d'échauffement*, quand elle est légère ; il l'appelle *chaudepisse*, quand elle a une certaine intensité.

Le nom de blennorrhagie, inventé par Swediaur, est celui que nous préférons, bien que le plus souvent la matière de l'écoulement ne soit pas exclusivement du mucus.

Chez la femme, la blennorrhagie n'affecte pas seulement l'urèthre, mais encore la vulve, le vagin et le rectum.

Avant de vous décrire la vulvite, permettez-moi de vous rappeler en quelques mots l'anatomie de la vulve.

Cette partie des organes génitaux de la femme est limitée extérieurement par les grandes lèvres, auxquelles on reconnaît une face cutanée, recouverte de poils, et une face muqueuse, garnie de follicules nombreux. Les poils sont implantés comme ceux du scrotum dans des follicules obliques. Au-dessous de la peau, on trouve le fascia superficialis, qui recouvre une espèce de sac dans lequel est contenue une grande quantité de graisse (bourse graisseuse). C'est cette poche que M. Broca a décrite comme étant une bourse séreuse. Depuis la description que cet anatomiste en a donnée, tous les auteurs ont répété qu'elle occupe toute l'étendue de la grande lèvre. C'est là, ce me semble, une erreur ou une mauvaise indication. Le sac fibro-séreux rempli de graisse dont il est question appartient tout autant au mont de Vénus qu'à la grande lèvre. Il s'étend depuis l'anneau inguinal externe jusqu'au niveau de la branche descendante du pubis. En arrière de ce point, les deux feuillets dont elle est constituée s'unissent intimement l'un à l'autre pour envelopper la glande vulvo-vaginale, les vaisseaux et les nerfs qui se dirigent les uns obliquement, les autres transversalement de dehors en dedans, de la branche ascendante de l'ischion vers l'orifice du vagin.

On peut affirmer que la *moitié postérieure de la grande lèvre est complétement étrangère à cette bourse séreuse.* Entre la bourse du côté droit et celle du côté gauche, il en existe une autre qui est médiane et dont la paroi externe est constituée par la paroi interne des bourses latérales. Elle est destinée à faciliter le glissement de la peau sur le pubis au niveau de la symphyse. Complétement dépourvue de graisse, elle mérite bien mieux que les deux autres le nom de bourse séreuse.

En haut, les grandes lèvres, en se réunissant, forment la commissure antérieure au-dessous de laquelle se trouve le clitoris. En arrière et en bas, elles s'aplatissent avant

de se réunir pour constituer la *fourchette*, qui n'est autre
chose que la commissure postérieure des grandes lèvres.

C'est entre la fourchette, qui est en arrière, et l'orifice
du vagin, qui est en avant, que se trouve l'espace connu
sous le nom de *fosse naviculaire*.

A la face interne des grandes lèvres, on aperçoit plusieurs rangées de glandules sébacées susceptibles d'hypertrophie, sécrétant de la matière sébacée qui s'accumule
entre les grandes et les petites lèvres, chez les femmes
qui n'ont pas des soins suffisants de propreté.

Les nymphes ou petites lèvres sont situées en dedans
des grandes lèvres, qu'elles dépassent quelquefois dans
leur partie moyenne. En avant et en haut, elles se bifur-
quent au-dessous de la commissure antérieure des grandes
lèvres, et leurs divisions, en se réunissant d'un côté à
l'autre, forment une espèce de capuchon qui recouvre et
entoure le clitoris de la même manière que le prépuce
entoure le gland du pénis.

Des glandules sébacées existent en grand nombre en ce
point, et le sébum s'y accumule souvent, s'y altère et produit une exulcération des parties avec lesquelles il est
resté longtemps en contact.

Les petites lèvres, en s'hypertrophiant, peuvent des-
cendre au-devant des cuisses pour former ce que l'on a
nommé le *tablier* des Hottentotes.

On trouve fréquemment cette hypertrophie à un degré
moindre, mais suffisant pour gêner les femmes qui en
sont affectées. Cette difformité est surtout gênante pour
les personnes qui se livrent au plaisir de l'équitation.
Dans les mouvements sur la selle, les petites lèvres allongées sont froissées et comprimées. Pour cette raison,

sinon par coquetterie, on m'a demandé d'exciser une portion de ce repli hypertrophié ; mais je me suis toujours opposé à cette opération, que l'on ne doit pratiquer que dans les cas où le développement hypertrophique troublerait réellement la vie des malades.

Tandis que les grandes lèvres ont une face muqueuse et une face cutanée, les petites sont exclusivement un repli muqueux. Quand on les examine attentivement, on aperçoit à leur face interne une quantité innombrable de glandules, qui, à l'état normal, ont un diamètre d'un millimètre environ ; elles sont ordinairement placées sur trois ou quatre rangs concentriques.

Sous le capuchon se trouve le clitoris, organe érectile qui est l'analogue du gland du pénis. Sa longueur varie suivant les individus ; les habitudes de masturbation lui donnent un volume et une turgescence remarquables.

A un centimètre et demi au plus du clitoris se trouve le méat urinaire : chez les filles chastes, c'est une simple fente qu'on découvre à peine. Chez quelques-unes de nos malades, qui depuis longtemps ont rompu avec la chasteté, l'orifice de l'urèthre est béant ; ses bords sont comme tendus par la turgescence du tissu érectile qui entoure le canal. Souvent le méat est à moitié rempli par une sorte de crête qui ressemble au *verumontanum* de l'urèthre de l'homme. Cette crête existe à l'état normal sur le bord inférieur de l'urèthre. Du volume d'une petite tête d'épingle, elle est susceptible d'acquérir un grand développement ; elle divise le méat en deux parties égales. Le bord inférieur de cet orifice se continue avec un petit tubercule proéminent, qui sert de point de repère pour le cathétérisme, et qui paraît être un prolongement partiel des éléments qui composent le vagin. Ce tubercule peut avoir un demi-centimètre de hauteur ; mais souvent, chez les jeunes filles, il est à peine visible.

Le méat urinaire est ordinairement sur le plan formé par le vestibule ; il est alors facile à découvrir. Il n'en est plus de même chez les femmes qui ont eu des relations sexuelles précoces. La vulve, dans ce cas, est comme refoulée en arrière, et le méat urinaire est caché sous la symphyse du pubis.

Cette dépression de la vulve est infundibuliforme. Elle se produit sous l'influence des efforts répétés de l'introduction d'un corps trop volumineux. Cette disposition anatomique peut avoir une grande importance au point de vue de la médecine légale.

La membrane hymen n'étant guère compatible avec les maladies pour lesquelles les femmes viennent à l'hôpital de Lourcine réclamer nos soins, je peux me dispenser de vous en parler. Après les premiers rapports sexuels, on ne trouve plus que des débris de cette membrane, qui sont connus sous le nom de *caroncules myrtiformes*.

Ces débris, qui d'ordinaire n'ont guère que le volume d'un grain de chènevis, sont au nombre de quatre ou cinq. Ils établissent en quelque sorte la limite entre le vagin et la vulve. C'est près des deux caroncules latérales inférieures que viennent s'ouvrir les conduits des glandes vulvo-vaginales. Quand la membrane hymen a été déchirée avec violence, ce sont des lambeaux de forme variable qui lui succèdent. Plus souvent qu'on ne pense, l'orifice de l'hymen est dilaté sans qu'il y ait eu déchirure, bien que les femmes aient eu de nombreuses relations sexuelles.

— L'inflammation partielle ou totale des éléments dont

j'ai tâché de vous donner une idée succincte, constitue la *vulvite*.

La vulvite peut consister en un simple érythème ; le plus souvent elle est caractérisée par une hypersécrétion des nombreuses glandules qui existent près du méat urinaire, autour de l'entrée du vagin, sur les grandes et les petites lèvres.

Les glandes sébacées que l'on rencontre en dedans de la grande lèvre et autour du clitoris, sécrètent une matière blanche plus abondante qu'à l'état normal, qui peut former une espèce de fausse membrane, dont la partie la plus profonde est tellement adhérente aux tissus sous-jacents, qu'il faut un frottement d'une certaine force pour la détacher.

Le sébum sécrété dans ces conditions a une odeur repoussante, *sui generis*, qu'il est difficile de ne pas reconnaître. Quand on a enlevé ce produit de sécrétion, les parties sur lesquelles il était appliqué apparaissent d'un rouge plus ou moins vif, et les glandules font une saillie plus ou moins considérable à la surface de la membrane dans laquelle elles sont implantées ; la pression en exprime une matière blanche, caséeuse, semblable à celle qui s'accumule dans les plis de la vulve.

Lorsque l'inflammation devient plus intense, la matière sébacée est moins épaisse, en même temps qu'elle est plus abondante ; elle cesse d'adhérer aux tissus sous-jacents, dont elle est isolée par une humeur muqueuse ou muco-purulente. C'est la *vulvite sébacée*.

Lorsque les glandules des petites lèvres prennent part à l'inflammation de la vulve, elles acquièrent un volume considérable. Par le simple toucher, on pourrait, sans le secours de la vue, reconnaître cette hypertrophie, qui donne aux petites lèvres l'aspect de la peau de chagrin. Les lobules dont les glandes sont composées deviennent saillants sous la membrane muqueuse; on a beau les presser, on n'en exprime ni liquide ni matière semi-solide. Ce n'est donc point par une hypersécrétion que se manifeste la *vulvite des petites lèvres*. Les glandules hypertrophiées ont une couleur jaune, qui tranche sur le fond rouge des tissus environnants. Elles ont aussi des reflets brillants qui leur donnent de la ressemblance avec des réseaux lymphatiques injectés au mercure. Cette inflammation a une grande tendance à passer à l'état chronique. Je lui ai donné le nom d'*acné granuleuse des petites lèvres*.

Les deux formes de vulvite que je viens de décrire ne sont pas toujours le résultat du virus blennorrhagique. Elles peuvent sans doute se produire sous l'influence de ce principe, mais le plus souvent elles sont engendrées par la malpropreté ou par des excitations habituelles de ces parties. C'est tout le contraire pour la *vulvite des glandules mucipares*.

Cette espèce de vulvite est caractérisée par la rougeur de la membrane muqueuse qui entoure l'orifice des glandules mucipares. Cette coloration n'est nulle part plus marquée qu'auprès des caroncules myrtiformes. Comme la matière qui est sécrétée par ces petites glandes est incolore, tant qu'elle n'est pas altérée dans sa qualité, l'hypersécrétion est difficilement appréciée; mais quand l'inflammation est intense, quand surtout elle résulte de l'action du virus blennorrhagique, le mucus se trouble et devient puriforme.

La vulvite des glandules mucipares s'accompagne ordinairement de l'inflammation des glandes sébacées, tandis que celle-ci existe souvent sans que les autres glandes de la vulve soient enflammées.

Toutes les formes de la vulvite peuvent coïncider avec l'uréthrite; mais les glandules qui entourent le méat urinaire sont presque toujours solidaires de l'état des follicules intra-uréthraux.

L'inflammation de la glande vulvo-vaginale a trop d'importance pour que nous ne lui consacrions pas une leçon tout entière. Je ne l'indique ici que pour mémoire.

Ces diverses formes de la vulvite ont pour symptômes communs la rougeur de la vulve et une sensation pénible dont les degrés vont de la démangeaison à la douleur.

Souvent le prurit qui accompagne la vulvite pousse les malades à rechercher le coït ou à se livrer à la masturbation. Quand l'inflammation acquiert une vive intensité, elle peut donner lieu à une adénite inguinale douloureuse et susceptible de se terminer par suppuration. A ce degré, la vulvite est caractérisée par du gonflement des parties, par de la rougeur, de la douleur, par une sécrétion abondante, fétide et souvent purulente.

Bien que l'œdème des lèvres coïncide le plus ordinairement avec la présence d'un chancre, je l'ai observé dans des cas de vulvite simple. C'est une complication dont la durée dépasse toujours celle de l'inflammation qui l'a produite.

La vulvite spéciale est produite par le virus blennorrhagique. Elle est essentiellement contagieuse, et c'est même, je crois, la seule qui soit susceptible de se transmettre par le coït.

Les causes de la vulvite simple sont la malpropreté, qui souvent est poussée à un point incroyable. Nous voyons entrer à l'hôpital (dans un hôpital de Paris !) des femmes qui ne se lavent pas même après leurs règles.

Il y a des hommes jeunes pour qui les lotions des organes génitaux sont chose inconnue. Mais la malpropreté des parties génitales de la femme est encore plus repoussante.

Plus d'une fois il m'est arrivé de recevoir des malades qui avaient la vulve rouge, tuméfiée, suintante, et dont les sécrétions vulvaires, se mêlant à la saleté, pouvaient faire croire à une maladie de nature spéciale.

Comme dans ces cas l'exploration n'est pas facile à cause de la douleur qui porte les malades à se défendre quand on les examine, on s'assure mal de l'état de l'urèthre et du vagin. Quelques bains ont bien vite raison de cette espèce de vulvite, et l'on peut dire que la simplicité du traitement et son prompt succès sont un signe dont on peut se servir pour la confirmation du diagnostic.

Toutes les femmes ont besoin des soins de propreté, mais toutes n'ont pas ce besoin au même degré. Il y en a qui ne sont propres qu'à la condition de se laver plusieurs fois par jour. Ce sont celles qui ont la peau brune et comme huileuse; on remarque aussi une sécrétion très abondante des glandules des organes génitaux chez les femmes qui s'adonnent aux lectures obscènes et se complaisent dans les pensées érotiques.

Tous les frottements, la marche, l'équitation, l'excès de coït, aussi bien que la disproportion des organes génitaux, peuvent provoquer la vulvite : aussi ne vous hâtez pas trop de condamner ou d'absoudre un homme accusé de viol sur une petite fille ; l'excitation habituelle des organes génitaux chez les enfants peut causer une sécrétion vulvaire abondante. La dentition a le même effet : aussi devez-vous vous tenir sur vos gardes et compter avec toutes ces causes d'erreur. La grossesse prédispose à la vulvite par la gêne qu'elle apporte à la circulation veineuse des organes génitaux.

Les applications de corps gras, que l'on conseille souvent contre la vulvite, conviennent peu aux membranes muqueuses. J'ai toujours vu les pommades produire une irritation de la vulve, et augmenter l'inflammation qu'elles étaient destinées à combattre.

La pommade mercurielle, par ses qualités spéciales, détermine dans cette région, plus vite que partout ailleurs, une éruption hydrargyrique.

De toutes les causes, la plus puissante est sans contredit l'habitude de la masturbation. Ce vice peut être porté chez les jeunes filles jusqu'à la folie. L'excitation des organes génitaux sans cesse renouvelée détermine une congestion de la membrane muqueuse vulvaire, et une hypersécrétion des glandes que l'insuffisance des soins de propreté aggrave encore.

Les liquides irritants, de quelque nature qu'ils soient, peuvent donner naissance à l'inflammation de la vulve. Aussi cette maladie coïncide-t-elle souvent avec les plaques muqueuses et les végétations qui sont le siége d'une sécrétion abondante.

Le diagnostic de la vulvite est ordinairement facile. La rougeur de la membrane muqueuse vulvaire, dans la forme érythémateuse, ne peut guère être confondue qu'avec la couleur d'un rouge violacé qui caractérise la vulve des femmes enceintes. En se rappelant tous les signes de la grossesse, on ne sera pas longtemps dans le doute.

L'inflammation simple de la vulve ne peut pas être confondue avec les chancres bien caractérisés; mais rien n'est plus difficile que de distinguer la vulvite ulcérée de l'exulcération chancreuse. Cette espèce de chancre donnant le plus ordinairement lieu aux accidents d'infection constitutionnelle, il est important que l'on puisse se prononcer au début de la maladie : les membranes ulcérées conservent leur mollesse normale, quand l'ulcération provient d'une simple inflammation; quand l'ulcération est chancreuse, quelque superficielle qu'elle soit, ses bords et le fond sur lequel elle repose ont bien vite une consistance qui n'est pas encore de l'induration, mais qui, avant de devenir parcheminée, est déjà suffisante pour leur donner une roideur que l'on ne retrouve pas dans les tissus simplement enflammés. Si ces caractères n'étaient pas suffisamment tranchés, on serait réduit à attendre pour se prononcer, dans le cas où l'on ne pourrait pas remonter à la source du mal, en examinant l'individu avec lequel la malade a eu des relations.

Pour que la vulvite simple détermine une ulcération, il faut qu'elle ait une intensité exceptionnelle. Toutes les fois que la vulve est ulcérée sans que les tissus voisins soient le siége d'une vive inflammation, il est permis de soupçonner une affection syphilitique. Dans ce cas, les ganglions inguinaux éclaireront le diagnostic. Il y a de grandes probabilités pour qu'ils soient douloureux, s'il n'y a qu'une vulvite ulcérée; ils ne tarderont pas à s'indurer sans causer de douleur, si l'ulcération est destinée à devenir un chancre infectant.

Les chancres mous se distinguent facilement de la vulvite. Leur fond grisâtre, leurs bords inégaux, leur multiplicité, tout en eux diffère de l'ulcération qui est due à
l'intensité d'une inflammation simple.

Les plaques muqueuses, quand elles ne font pas encore
saillie sur la membrane muqueuse de la vulve, peuvent en
imposer pour une vulvite. Mais avec un peu d'attention,
on reconnaîtra bien vite la nature des ulcérations. Lorsqu'elles ont disparu, elles laissent sur les tissus qu'elles
ont affectés une rougeur qu'un médecin inexpérimenté pourrait confondre avec la couleur des tissus
enflammés ; mais on ne tardera pas à connaître la vérité,
en consultant les ganglions de l'aine et du cou, en examinant l'isthme du gosier, qui conserve de l'érythème
longtemps après que les plaques muqueuses ont disparu.

L'acné vulvaire est une forme de la vulvite, mais trop
spéciale pour qu'une leçon tout entière ne lui soit pas
consacrée.

L'herpès a des caractères à l'aide desquels on le distinguera sans peine. Dans l'herpès, il y a des vésicules
réunies par groupes, s'ouvrant promptement et laissant
après elles de petites croûtes. Comme presque toujours
on trouve des vésicules d'herpès dans le pli génito-crural ;
quand il y en a sur la vulve, c'est une coïncidence dont on
doit tenir grand compte pour le diagnostic. L'herpès siége
d'ailleurs rarement sur les petites lèvres et en dedans de
ses replis ; c'est le plus souvent les grandes lèvres qu'il
affecte.

L'eczéma est, comme l'acné et l'herpès, une inflammation spéciale ; mais il a cela de particulier qu'il peut
affecter dans toute sa continuité le tégument qui par ses

replis constitue la vulve. Tandis que l'acné est localisée dans les follicules, l'eczéma paraît être une inflammation de toute la superficie de la peau ou de la membrane muqueuse vulvaire. Comme dans l'herpès il se forme des vésicules, mais l'épithélium étant ici peu résistant, les squames ont de la peine à se former, et le suintement qui résulte de l'ouverture spontanée des vésicules ressemble beaucoup à celui de la vulvite simple.

Quand on est embarrassé pour se prononcer, il faut interroger les parties voisines; quand c'est de l'eczéma, on en trouve souvent des traces à l'anus ou aux plis génito-cruraux. Il est important de rechercher les caractères plus tranchés de ces régions, surtout lorsque l'eczéma, se continuant sur la membrane muqueuse vaginale, y détermine une sécrétion abondante.

Le lichen vulvaire est plus difficilement confondu avec la vulvite, parce qu'il altère promptement les tissus qui en sont le siége. Ces tissus, qui primitivement ont été couverts de papules, s'épaississent, se fendillent, et perdent leur mollesse normale.

Comme dans l'eczéma, la démangeaison produite par le lichen vulvaire est tellement vive, que les malades se déchirent avec les ongles. Il y a bien du prurit dans la vulvite, mais cette sensation est promptement remplacée par la douleur.

Une distinction importante à établir est celle qui est relative à la nature de la maladie. Cette affection peut être, comme nous l'avons déjà dit, virulente ou simplement inflammatoire. Si elle ne coexiste ni avec la vaginite ni avec l'uréthrite, il y a de grandes probabilités pour qu'elle ne soit que le résultat d'actions irritantes; on peut au contraire la regarder comme virulente toutes les fois qu'elle coïncide avec une sécrétion muco-purulente de l'urèthre.

L'étiologie de la vulvite offre un grand intérêt au point de vue de la médecine légale. Il faut prendre garde d'attribuer à une tentative de viol un écoulement vulvaire que la masturbation aurait produit. Si l'hymen a été rompu, il peut l'avoir été par des attouchements. Les violences exercées sur les petites lèvres peuvent guider le médecin légiste.

Chez les jeunes filles qui ont eu des relations sexuelles avant que les organes génitaux aient acquis leur complet développement, j'ai souvent observé une dépression de la vulve vers la cavité du vagin, constituant un infundibulum vulvaire analogue à l'infundibulum anal des pédérastes ; mais cette déformation ne peut être produite que par des tentatives plusieurs fois répétées. Lorsque l'on doit se prononcer sur la nature de la vulvite, il faut se tenir en garde contre les assertions des petites filles, qui sont loin d'avoir toujours l'ingénuité de leur âge. J'ai appris depuis longtemps à me défier de la parole des enfants, surtout quand ils veulent cacher une faute.

Lorsque l'inflammation n'a rien de spécial, elle cesse dès que l'on supprime les causes qui lui ont donné naissance. Il n'en est pas de même pour celle que le virus blennorrhagique a produite. Le pus provenant de l'urèthre et du vagin entretient l'inflammation de la fosse naviculaire, qui, sans cesse baignée par ce liquide irritant, finit quelquefois par s'ulcérer. La vulvite est fréquemment la cause sous l'influence de laquelle naissent les végétations. J'ai vu souvent apparaître ces productions à la fin d'une blennorrhagie; c'est le plus ordinairement près des caroncules myrtiformes, ou sur la partie des petites lèvres qui avoisine l'orifice du vagin, que l'on voit le début de cette maladie.

Répétons enfin que toute espèce de vulvite peut se compliquer d'adénite aiguë. L'existence d'un bubon n'est pas en effet, comme quelques médecins le croient encore, une preuve irrécusable de la virulence de l'écoulement.

Lorsque la vulvite est bornée aux glandules sébacées, les bains, les lotions répétées, réussissent promptement à la guérir. Le sébum accumulé et corrompu, étant très irritant pour les parties sur lesquelles il séjourne, doit être enlevé avec beaucoup de soin; mais souvent il est tellement adhérent, qu'il faut frotter plusieurs fois avec un linge pour le détacher.

Les lotions alcalines de potasse et surtout d'ammoniaque, en le dissolvant, réussissent mieux que lorsqu'on emploie l'eau simple ou l'eau de guimauve.

Une fois débarrassées de ce produit de sécrétion, les parties enflammées ne tardent pas à reprendre leur aspect normal. La rougeur, la démangeaison, la chaleur, diminuent et disparaissent. Les glandules sébacées, devenues volumineuses et saillantes à la surface de la membrane vulvaire, s'affaissent, et leur orifice, qui était largement ouvert pour l'écoulement de la matière sécrétée, se rétrécit en proportion de l'affaissement et de la rétraction du tissu glandulaire.

On peut encore employer contre cette forme de vulvite les lotions astringentes faites avec de l'eau blanche, une solution d'alun ou de sulfate de zinc, etc. Je n'y ai recours que dans les cas où la membrane muqueuse ajoute son produit de sécrétion à celui des glandules sébacées, et quand les tissus sont comme ramollis et macérés.

Lorsque l'inflammation affecte les glandules des petites lèvres, je fais appliquer sur les parties malades des cataplasmes de fécule de riz ou de pommes de terre. Pour cette forme de vulvite plus que pour toute autre, il importe beaucoup que la malade reste couchée et s'abstienne des mouvements qui produiraient le frottement d'une lèvre contre l'autre.

Je parlerai du traitement de l'inflammation des glandules mucipares quand je m'occuperai de celui de l'uréthrite.

La vulvite contagieuse, coïncidant le plus souvent avec l'uréthrite et la vaginite, est liée à l'existence de ces deux affections. Il faut donc diriger le traitement de manière que la membrane muqueuse de l'urèthre et du vagin ne sécrète plus une matière virulente qui puisse reproduire la maladie de la vulve.

Nous verrons plus tard, en parlant de l'uréthrite et de la vaginite, par quels moyens on peut atteindre ce but.

Lorsque la sécrétion de la vulve est très abondante, il faut, à l'aide de charpie placée entre les parties qui sont naturellement en contact, absorber la matière sécrétée. Les poudres inertes, telles que celles de fécule, de riz, de pommes de terre, de lycopode, de sous-nitrate de bismuth, appliquées sur la vulve, suffisent souvent, avec les bains et les soins de propreté, pour guérir la vulvite simple ; elles contribuent aussi à guérir la vulvite virulente. Les grands bains de deux ou trois heures, les lotions avec le vin aromatique, avec l'eau de sureau ou de feuilles de noyer, avec l'eau blanche ou une solution d'alun plus ou moins concentrée, suivant l'intensité de l'inflammation, sont des moyens dont on retire de grands avantages quand ils sont employés avec discernement.

Le nitrate d'argent est utile surtout pour la vulvite virulente. On badigeonne les parties malades avec un pinceau trempé dans 30 grammes d'eau contenant 5 ou 10 centigrammes de nitrate d'argent. Une solution plus concentrée peut aggraver l'inflammation, causer de vives douleurs et provoquer l'apparition d'un bubon.

Je n'ai jamais pratiqué de saignée du bras pour la vulvite. Je comprendrais pourtant que l'on y eût recours; mais je repousse, comme un moyen plus dangereux qu'utile, les applications de sangsues qui ont été conseillées contre cette affection.

Je ne parle pas du danger d'un diagnostic incomplet, alors que des chancres échappent aux recherches du médecin, qui ne voit que l'inflammation de la vulve. Dans ce cas, les piqûres, tout le monde le sait, peuvent devenir chancreuses. Mais les sangsues produisent dans les jours qui suivent leur application une démangeaison insupportable qui porte les malades à se gratter, et la congestion qui en résulte a des inconvénients sur lesquels il est à peine besoin d'insister. A cause de cela quelques médecins conseillent d'appliquer les sangsues non à la vulve, mais aux aines. Je doute que, placées aussi loin du siége de l'inflammation, elles puissent être bien utiles. Si je trouvais une vulvite assez intense pour nécessiter une émission de sang, j'aimerais mieux, je le répète, recourir à une saignée du bras.

Pour résumer le traitement de la vulvite, je dirai que les cataplasmes émollients, les bains prolongés conviennent à la période d'acuité de l'inflammation, tandis que plus tard il faut avoir recours aux astringents. Les agents modificateurs de la vitalité sont surtout utiles lorsque la vulvite est virulente.

Ai-je besoin de dire que le régime devra être celui qui convient à toutes les phlegmasies? Les malades ont de la peine à le comprendre; mais on ne peut trop recommander une diète sévère aux femmes dont la vulve est le siége d'une violente inflammation. La constipation, en gênant la circulation veineuse, aggrave la maladie. Il faut la faire cesser quand elle existe, et même la prévenir en prescrivant un purgatif de temps en temps.

Les rapports sexuels n'ont pas seulement l'inconvénient de la transmission de la maladie quand elle est de nature virulente. La vulvite est le plus souvent aggravée par le coït. La masturbation est plus fâcheuse encore, et quelques malades s'y livrent avec frénésie. L'inflammation de la vulve a même ce danger pour les jeunes filles, qui, instinctivement, portent la main aux parties malades, et finissent par deviner ce vice que le mariage ne guérit pas toujours.

QUINZIÈME LEÇON

INFLAMMATION ET ABCÈS DES GLANDES VULVO-VAGINALES.

SOMMAIRE. — Anatomie de la glande vulvo-vaginale. — Inflammation de divers degrés. — Abcès. — Symptômes. — Diagnostic. — Traitement.

L'inflammation des *glandes vulvo-vaginales* peut être une complication de la vulvite ; mais elle est souvent indépendante de tout accident blennorrhagique.

Longtemps confondues avec les glandules mucipares qui existent au niveau du vestibule, les glandes vulvo-vaginales avaient pourtant été décrites par Duverney, Bartholin, Morgagni, Cowper, etc.

Astruc, qui n'était pas un anatomiste, en parle comme d'une chose connue de tout le monde. Énumérant les parties qui peuvent être le siége de la gonorrhée, il indique *les glandes de Cowper, situées dans le périnée, près de l'anus, lesquelles s'ouvrent dans la vulve par deux conduits qui sont au commencement du vagin, près de la naissance des caroncules myrtiformes.*

Ces glandes étaient tombées dans l'oubli, à ce point qu'un chirurgien distingué des hôpitaux, décrivant l'inflammation des organes sécréteurs de la vulve, avait méconnu leur existence lorsque M. Huguier, en 1841, en donna une description très complète.

Les glandes vulvo-vaginales appartiennent à l'ordre

des glandes conglomérées ou en grappes; elles sont au nombre de deux, l'une à droite, l'autre à gauche, situées près de l'entrée du vagin. Leur conduit s'ouvre à l'union du quart inférieur avec les trois quarts supérieurs de cet orifice, en dehors de l'hymen et des caroncules myrtiformes. Elles occupent un espace triangulaire limité par le rectum, le vagin et la branche ascendante de l'ischion.

La meilleure idée que l'on puisse s'en former, dit M. Huguier, c'est de les comparer à une amande d'abricot encore enveloppée de son épisperme. Suivant cet auteur, elles peuvent être ovalaires, semi-lunaires, réniformes, etc., ou même ressembler à une simple plaque de Peyer.

Quand elles ont acquis un développement morbide, elles peuvent avoir de la ressemblance avec la glande lacrymale. A l'état normal, je les ai trouvées du volume d'un gros grain de chènevis, semblables aux glandes qui chez l'homme sont connues sous le nom de *glandes de Cowper.*

Le volume de ces glandes varie suivant les sujets, suivant l'âge et les habitudes; peu développées avant la puberté, elles deviennent volumineuses chez les filles adonnées à la débauche.

Leur couleur est d'un rouge grisâtre ou jaunâtre. La teinte jaune prédomine à mesure que l'on enlève le sang contenu dans le tissu glanduleux.

Enveloppées par une membrane fibro-vasculaire qui envoie des prolongements dans leur intérieur, elles sont placées entre le vagin, dont elles sont séparées par le prolongement de l'aponévrose moyenne et la branche ascendante de l'ischion, dont elles sont distantes de

1 centimètre environ. Elles sont situées au-dessous du *fascia superficialis* (fascia ischio-pubio-vulvaire de M. Jarjavay), en avant du fascia moyen (fascia ischio-pubio-bulbaire) ; affectant avec le bulbe du vagin les mêmes rapports que l'on observe chez l'homme entre le bulbe de l'urèthre et les glandes de Cowper, elles sont en rapport comme ces glandes avec l'artère transverse du périnée, se conformant en cela à une loi générale en vertu de laquelle les organes sécréteurs un peu complexes sont placés près d'une artère, de manière à en ressentir une impulsion de voisinage.

Si l'on étudie le rapport des glandes vulvo-vaginales avec la peau, on voit qu'elles sont situées en dedans des grandes lèvres et en arrière des nymphes.

Leur situation entre le vagin dont elles sont séparées par une aponévrose résistante, la branche de l'ischion, les fascia superficiel et moyen, explique pourquoi le pus qui se forme dans leur tissu reste circonscrit, ne fuse pas comme celui des abcès des grandes lèvres ou des collections stercorales, et ne se fait jour ni dans le rectum ni dans le vagin.

Les glandes vulvo-vaginales sont composées de lobules d'un blanc jaunâtre formées par des granulations réunies : ces lobules ont de petits conduits qui vont tous se rendre dans un canal commun (canal excréteur de la glande) dont la longueur est de 2 centimètres environ. L'orifice du canal est caché par les caroncules myrtiformes.

Les vaisseaux de ces glandes sont très nombreux : les artères viennent de la branche clitoridienne et de la transversale, branche de la honteuse interne ; vous remarquerez l'analogie de cette distribution vasculaire avec celle qu'on observe dans les glandes de Cowper qui reçoivent aussi une transverse, branche de la honteuse interne.

Les veines des glandes vulvo-vaginales se rendent aux veines honteuses, au plexus vaginal et au bulbe du vagin.

Les lymphatiques sont douteux ; M. Huguier les admet. Quant à moi, je crois que toute excoriation du conduit excréteur peut amener un gonflement du ganglion de l'aine correspondante ; mais je dois avouer que les plus fortes inflammations, les suppurations les plus complètes de la glande n'ont aucun retentissement ganglionnaire tant qu'ils n'intéressent pas, soit la peau, soit la muqueuse vaginale.

Une sympathie profonde existe entre les glandes vaginales, le clitoris, les corps caverneux et le bulbe du vagin.

Nous y reviendrons un peu plus loin.

Degrés divers de l'inflammation.—Pour bien étudier l'inflammation des glandes vulvo-vaginales, nous aurons à la considérer dans ses différentes phases d'hypersécrétion, de tuméfaction, de suppuration et de collection purulente. L'hypersécrétion comprend l'*hypérémie*, ou augmentation de sécrétion sans modification appréciable, sans altération de la structure de la glande, et l'hypersécrétion hypérémique, s'accompagnant du développement morbide des éléments de cet organe.

L'*hypersécrétion* des glandes vulvo-vaginales est une maladie de la jeunesse : jamais on ne l'observe chez les femmes âgées. Elle est rare avant la puberté.

Les lectures érotiques, le dévergondage de l'imagination, les attouchements ont pour effet d'augmenter la sécrétion normale; il en est de même du coït trop souvent répété, surtout lorsque cet acte est suspendu et repris sans qu'il aboutisse à la sensation qui est le dernier terme de la volupté. Par la prolongation de l'éréthisme des glandes, on produit infailliblement une hypersécrétion, et bientôt une hypertrophie de l'organe sécréteur. C'est par un mécanisme semblable que s'opère le plus souvent l'augmentation de volume de la prostate chez les hommes qui se sont adonnés à la masturbation, ou qui ont transformé le coït en un acte analogue.

Dans la copulation, les glandes vulvo-vaginales tendent à l'éjaculation. Si ce but n'est pas atteint et que l'excitation recommence bientôt par des attouchements ou de toute autre manière, la sécrétion continue, et le mucus sécrété s'écoule lentement et peu à peu.

Souvent aussi l'excrétion se fait subitement sous l'influence d'un baiser voluptueux ou même d'un simple contact. On observe cette éjaculation diurne chez les femmes passionnées dont les désirs sont contenus depuis longtemps, aussi bien que chez les filles dont la vie est tout entière consacrée à la volupté.

Les pollutions nocturnes sont sans doute plus rares chez les femmes que chez les jeunes gens; mais elles se produisent pourtant chez elles lorsque leurs désirs ne sont pas satisfaits. M. Huguier pense que l'hypersécrétion des glandes vulvo-vaginales est plus fréquente chez les femmes brunes que chez les blondes. Je serais fort embarrassé pour me prononcer sur cette question. Tout ce que je puis soutenir, c'est que j'ai vu fréquemment ces glandes très développées chez les femmes frêles, ayant les cheveux blonds et une peau très blanche.

Le liquide sécrété est un mucus filant comme de l'eau de gomme, incolore, ressemblant à du verre fondu. On le dit alcalin : le plus souvent il m'a semblé neutre. La sécrétion se fait sans douleur ; on n'en cause aucune en comprimant la glande pour la vider entièrement ; il se produit au contraire une sorte de sensation voluptueuse, dit M. Huguier ; j'avoue que dans mes explorations à Lourcine, je n'ai jamais songé à m'assurer de cet effet, et je crois ne l'avoir jamais produit.

Lorsqu'il y a hypersécrétion sans autre indice d'inflammation, les femmes se plaignent d'être mouillées, sans connaître la source de l'écoulement qu'elles rapportent à des flueurs blanches. Quand les glandes ont augmenté de volume, la pulpe de l'indicateur, en passant sur la peau qui les recouvre, permet de constater entre la branche de l'ischion et l'orifice du vagin, en arrière de la petite lèvre, un corps globuleux qui n'existe pas quand la glande n'a que son volume normal.

En pressant en ce point, on fait sortir par l'orifice du conduit une quantité plus ou moins considérable du mucus décrit plus haut. On peut aussi, lorsque l'inflammation est un peu vive, provoquer de la douleur par la pression, mais souvent les femmes ne ressentent que de la chaleur et du prurit. La douleur appartient à la période dans laquelle le pus se produit.

Les symptômes s'exaspèrent au moment de la menstruation ; les règles seules suffisent souvent pour amener l'hypersécrétion. Le diagnostic de cet état des glandes vulvo-vaginales est facile, lorsqu'on a des connaissances anatomiques suffisantes. Pour ne pas confondre l'écoulement du liquide muqueux, transparent, filant, incolore de ces glandes, avec la sécrétion des glandules mucipares, on essuie la vulve avec un pinceau de charpie, et, comprimant en dehors de l'orifice des glandes vulvo-vaginales, on exprime une quantité très notable de mucus transparent et filant.

Les caractères physiques de ce produit de sécrétion sont à peu près ceux du mucus albumineux qui provient de l'hypersécrétion simple du col de l'utérus. Celui-ci est pourtant un peu plus épais et plus gluant; mais la distinction de ces deux liquides ne peut jamais être embarrassante pour le médecin, puisque, par la pression, on connaît l'état des glandes vulvo-vaginales, et qu'à l'aide du spéculum, on diagnostique facilement le catarrhe utérin.

Le mucus du vagin est tout différent : au lieu d'être incolore, filant, semblable à du blanc d'œuf, il est blanchâtre ; il devient jaunâtre, quand il y a vaginite.

Dans quelques cas, l'orifice du canal excréteur de la glande est rétréci, et le mucus dilate le conduit en s'y accumulant. Une pression en ce point peut alors exprimer une quantité de liquide que l'on n'avait pas soupçonnée. Il faut prendre garde de confondre cet état avec l'abcès de la glande : dans l'un et dans l'autre cas, il y a tumeur globuleuse ; mais dans le premier, c'est du mucus que la pression exprime ; dans le second, c'est du pus.

On a conseillé de pratiquer le cathétérisme pour mieux préciser le diagnostic; je crois que cette méthode n'est ni utile, ni sans inconvénient. Pour moi, je ne conseillerai jamais l'introduction d'un corps étranger dans un conduit enflammé, lorsque je pourrai suppléer à cette opération.

Abcès de la glande. — Je viens de vous parler de l'inflammation à sa première période. Quand la maladie s'aggrave, ce n'est plus du mucus limpide qui est sécrété par la glande, mais du mucus trouble, opaque ou strié de pus, puis du pus qui s'accumule et constitue un abcès.

A cette phase de la maladie, les symptômes éveillent l'attention de la malade, et l'obligent à réclamer des soins : à la démangeaison succède une douleur que le moindre contact exaspère ; au niveau de la glande enflammée, la membrane muqueuse rougit, la partie devient le siége d'une sensation de chaleur pénible; puis des élancements se produisent, lorsque le travail de suppuration commence.

La tuméfaction est proportionnée au degré d'inflammation : au début, en portant la pulpe de l'indicateur en arrière de la petite lèvre, entre l'orifice du vagin et la branche ascendante de l'ischion, on constate une petite tumeur globuleuse qui devient douloureuse à la pression, et l'on exprime, par l'orifice du conduit de la glande, du mucus en partie limpide et transparent, en partie trouble et opaque.

A une période plus avancée de la maladie, c'est du pus sans apparence de mucus, que l'on exprime. L'extension de l'inflammation donne lieu à une tumeur qui, en acquérant le volume d'une grosse noix, peut oblitérer en grande partie l'orifice du vagin.

Lorsque l'inflammation se borne à la membrane muqueuse des conduits, le muco-pus est souvent excrété à mesure qu'il se forme. Quand, au contraire, elle s'étend au parenchyme de la glande, il peut arriver deux choses :

ou bien le pus se fait jour au dehors à travers la membrane muqueuse vulvaire, ou bien, en suivant le canal excréteur, il sort près de son orifice. L'abcès peut encore s'ouvrir dans un des conduits de la glande; c'est même le cas qui se produit le plus souvent. Le pus s'écoule alors comme s'il n'y avait qu'une inflammation suppurative de la membrane qui tapisse les conduits glanduleux, mais subitement et en grande quantité.

Quand l'abcès est formé, le diagnostic offre peu de difficultés; on ne confondra pas un abcès stercoral avec une collection de pus provenant de l'inflammation de la glande vulvo-vaginale. Dans le premier cas, le pus peut être refoulé par la pression; il y a une tumeur immuable dans le second. Dans l'un le pus a l'odeur fétide des collections purulentes formées au voisinage du tube digestif; il est inodore quand il provient de la glande vulvo-vaginale.

L'abcès stercoral est mal limité. Celui de la glande a une forme qu'il est difficile de méconnaître. S'il y avait doute, on pourrait sonder la plaie. On ne confondra pas non plus l'abcès de la glande vaginale avec un abcès ossifluent, provenant d'une altération de la branche de l'ischion. Le pus, dans le premier cas, est crémeux, son abondance est bornée; dans la maladie de l'os, il est séreux et très abondant : l'abcès de la glande vaginale est limité d'ordinaire par les deux plans aponévrotiques; le plus souvent celui qui provient d'une ostéite a promptement des dimensions considérables.

Quand l'abcès se développe primitivement dans le canal excréteur, il s'étend en dedans et en dehors de l'extrémité postérieure de la petite lèvre qui se trouve ainsi déplissée.

Lorsque c'est dans la glande que la première manifestation de l'abcès se produit, la tumeur est plus voisine de la branche de l'ischion que de l'orifice du vagin. Au début, la membrane muqueuse vulvaire ne prend pas part à l'inflammation, mais elle tarde peu à rougir et à se confondre avec les autres tissus enflammés qu'elle recouvre. Le plus souvent la douleur est trop vive pour que le chirurgien puisse rechercher la fluctuation; l'empâtement, la rougeur, la forme arrondie et la situation de la tumeur indiquent assez la nature de la maladie.

Ce sont là, en effet, des symptômes qui sont bien suffisants pour que l'on ne confonde pas l'abcès de la glande avec les kystes séreux qui s'y développent.

Les kystes ne s'accompagnent point de rougeur de la membrane vulvaire ; ils sont indolents, la sensation qu'ils donnent, quand on y cherche la fluctuation, diffère de celle que l'on éprouve en palpant un abcès. Dans l'abcès, il y a une sorte d'empâtement ; dans le kyste, on devine avec les doigts un liquide plus aqueux.

Les kystes sont indolents, tandis que les abcès s'accompagnent d'une douleur plus ou moins vive.

Les abcès de la grande lèvre ne peuvent point en imposer pour ceux des glandes vulvo-vaginales. Les premiers occupent toute l'étendue de la lèvre, les seconds sont limités à sa moitié postérieure, et débordent le repli en dedans pour gagner l'orifice du vagin.

Le thrombus de la vulve se distingue également de la maladie qui nous occupe par son extension à toute la grande lèvre.

Les furoncles, qui sont fréquents dans cette région, se développent dans la peau et dans le tissu cellulaire qui la double, tandis que les abcès de la glande ne peuvent point être limités profondément par la main qui explore la région.

Des abcès se forment parfois sur le trajet des vaisseaux lymphatiques qui de la vulve se rendent aux ganglions de l'aine; mais leur forme, leur situation superficielle, tout les distingue de ceux que nous décrivons.

Le *pronostic* est peu grave ; à moins que le chirurgien n'intervienne trop tôt, la guérison est facile et prompte. La maladie dure de deux à trois septénaires ; le plus souvent, tout est fini au bout de quinze jours, mais la malade n'est point à l'abri d'une rechute.

L'abcès se termine souvent par une ouverture spontanée ; dans certains cas, et c'est le cas le plus ordinaire, l'abcès s'écoule par le canal excréteur. Quand l'inflammation périphérique est intense, l'abcès peut s'ouvrir, soit près de l'orifice, soit dans le sillon nympho-labial. Le pus une fois évacué, les tissus s'affaissent et l'écoulement dure encore pendant quelque temps. C'est un pus crémeux, inodore, parfois mêlé de sang ; il reprend peu à peu tous les caractères du liquide normal, et la sécrétion physiologique se rétablit. Lorsque l'abcès a duré plus de quinze jours, il laisse après lui une certaine induration du tissu de la glande ; on sent comme une coque fibreuse, résistante, peu sensible à la pression.

Quand l'abcès s'ouvre largement près des caroncules myrtiformes, il arrive assez souvent que la cicatrice est déprimée en cupule de manière à faire croire qu'elle est la trace d'une ulcération chancreuse. Il faut avoir vu la cicatrisation des abcès de la glande vulvo-vaginale donner ce résultat, pour ne pas trouver dans cette cicatrice l'indice d'une affection syphilitique.

Le traitement est fort simple : il consiste, au début, en bains prolongés et en application de cataplasmes émollients de fécule de riz, de pommes de terre ou de mie de pain ; la farine de lin, fermentant facilement, ne doit jamais être appliquée sur les membranes muqueuses, dont la susceptibilité est encore plus grande que celle de la peau.

On a conseillé les applications de sangsues sur la tumeur. Je repousse ce moyen comme insuffisant pour conjurer la formation de l'abcès, quand l'inflammation est intense, et aussi à cause du retentissement sur les vaisseaux lymphatiques, qui se produit si souvent lorsque l'on applique des sangsues dans cette région.

Confondant cet abcès avec une maladie des follicules, on a incisé l'orifice par lequel s'écoulait le pus, dans la pensée qu'on préviendrait les récidives. Introduisant une lame de ciseau dans le vagin et l'autre dans l'orifice du canal excréteur, Robert divisait d'un seul coup le bord du vagin. Mais, aujourd'hui, que cette maladie est mieux connue, il n'est pas besoin de discuter une pareille opération.

Si l'on se rappelle la situation de la glande vulvo-vaginale entre les aponévroses superficielle et moyenne, on comprendra que le pus doive tendre à se faire jour près de l'orifice du conduit excréteur. C'est là, en effet, que les abcès s'ouvrent le plus souvent. Si l'opinion contraire est admise, c'est que l'on ne tient pas compte du grand nombre de ceux pour lesquels on ne consulte pas les chirurgiens.

Quand le pus doit se faire jour à travers le *fascia superficialis*, la douleur est trop vive pour que les malades ne réclament pas les soins d'un médecin, tandis que les abcès qui s'ouvrent dans le conduit excréteur, cessant promptement d'être douloureux, sont le plus ordinairement méconnus.

Je crois que l'on se presse trop d'ouvrir les abcès. En incisant en dedans de la grande lèvre, on trouve la partie la plus épaisse de l'aponévrose superficielle qui s'oppose au recollement des tissus; l'ouverture de cette membrane fibreuse reste longtemps béante : son peu de tendance à se cicatriser donne souvent naissance à une fistule.

On a conseillé d'ouvrir en dehors pour soustraire la plaie au pus provenant d'une blennorrhagie ou de chancres qui pourraient exister près de l'orifice du vagin. Si l'examen de la vulve fait reconnaître qu'il y a plusieurs ulcères, si surtout on reconnaît des chancres mous, il faut, s'il est possible, ajourner l'opération jusqu'au moment où les chancres sont guéris.

Quand l'abcès de la glande vulvo-vaginale n'est compliqué ni de chancre, ni de blennorrhagie, j'attends encore dans l'espoir que le pus se fera jour par l'orifice du conduit excréteur, et je n'ai jamais à regretter de ne pas avoir agi, car quand l'abcès s'ouvre spontanément dans le sillon nympho-labial, la guérison ne se fait pas plus attendre que lorsque l'on a ouvert une voie au pus.

Je n'incise cet abcès que dans le cas où la douleur est très vive. Pour soulager les malades, je fais alors une ponction avec une lancette ou un bistouri droit, près de l'orifice du conduit excréteur de la glande, s'il n'y pas de chancre.

Dans le cas contraire, je choisis le point où la membrane muqueuse, amincie, semble sur le point de crever.

Il y a des femmes qui sont sujettes à des abcès que l'on

peut appeler à répétition, à cause de la facilité de leur reproduction sous l'influence de la cause la plus légère. Dans ce cas, il faut avoir recours à l'extirpation de la glande. Pour cela, le procédé opératoire consiste à faire une incision longitudinale dans le pli nympho-labial ; après avoir éloigné les lèvres de la plaie, on saisit la glande avec une érigne, on la dissèque avec précaution, et on l'excise d'un coup de ciseaux ou de bistouri ; le pédicule que l'on coupe pour achever l'extirpation, contient des vaisseaux qu'il faut lier aussitôt, parce que les artérioles qui s'y trouvent suffiraient pour donner lieu à une hémorrhagie. L'artère transverse du périnée peut être coupée, si on ne se rappelle pas très bien le rapport de ce vaisseau avec la glande. Si elle est divisée, on fera la ligature, cela a peu d'inconvénients, mais il importe beaucoup de ménager le plexus veineux qui enveloppe le vagin. En disséquant au voisinage de la paroi vaginale, on trouve de grosses veines que l'on divisera presque infailliblement, si l'on cherche à enlever le conduit excréteur dans toute son étendue, et cette lésion sera grave moins à cause de l'hémorrhagie que pour les accidents d'infection purulente auxquels elle expose le malade.

Comme pour s'opposer à la récidive de la maladie, il suffit d'exciser la glande, sans se préoccuper de son conduit excréteur, une incision longitudinale est toujours suffisante et jamais on n'a besoin d'inciser crucialement ou en **T**.

Les vaisseaux ayant été liés avec soin et la plaie ayant été débarrassée des caillots qui s'y étaient formés, je me contente d'appliquer sur la partie un linge mouillé que je fait renouveler souvent.

Lorsque le pus s'écoule par le conduit excréteur de la glande, on n'a besoin de pratiquer aucune opération ; le plus souvent, sous l'influence des cataplasmes et du repos au lit, on voit promptement la suppuration s'arrêter. Pendant quelque temps, du mucus est encore sécrété en plus grande abondance qu'à l'état normal, puis bientôt tout rentre dans l'ordre et la malade se guérit. Dans quelques cas rebelles on a été forcé de recourir à des injections substitutives ou astringentes. Mais ces faits sont assez rares pour que je n'aie pas eu l'occasion de les observer.

SEIZIÈME LEÇON

VAGINITE.

Sommaire. — Anatomie du vagin. — Vaginite simple. — Vaginite
virulente. — Vaginite granuleuse.

Le vagin est un conduit membraneux, s'étendant du
col de l'utérus jusqu'à la vulve. Sa longueur est de 10 à
12 centimètres ; il a une largeur variable suivant les
sujets et suivant leur âge. A son extrémité antérieure
ou vulvaire est l'orifice du vagin que la membrane hymen ferme en grande partie chez les filles vierges.
Ce conduit s'élargit d'avant en arrière jusqu'au col de
l'utérus sur lequel il se termine. La partie dilatée qui
entoure le museau de tanche porte le nom de culs-de-sac,
que l'on divise en antérieur, postérieur et latéraux. Le
plus profond est le postérieur ; c'est dans ce point que se
réfugie souvent une vaginite que l'on croit guérie. Malgré
la dilatation de sa partie profonde, le vagin a une forme
à peu près cylindrique quand il est distendu, mais ses
parois antérieure et postérieure se mettent en contact
quand elles sont abandonnées à elles-mêmes.

Sur la ligne médiane, en avant et en arrière, on aperçoit une sorte de raphé, saillie médiane à laquelle viennent se terminer des rugosités transversales qui, par
leur ensemble, ont été comparées à une lyre. Les
anciens anatomistes ont souvent abusé des comparaisons,

ils avaient déjà mis une lyre dans le cerveau, ils auraient pu se dispenser d'en découvrir une autre dans le vagin. De pareilles dénominations ne sont bonnes qu'à éveiller dans l'esprit des plaisanteries auxquelles on s'abandonne souvent trop volontiers. Ces rugosités ne paraissent pas servir à l'ampliation du vagin; M. Cruveilhier professe que leur saillie est due au volume des papilles de cette région.

C'est dans l'intervalle de ces saillies qu'il est le plus difficile de distinguer une ulcération; un peu de muco-pus peut s'y cacher, dans les cas où l'on n'en voit pas de trace sur le reste de l'étendue des parois vaginales.

Il suffit de dire que le vagin est doublé à sa face interne d'une membrane muqueuse, pour que l'on s'attende à y trouver des glandules et des follicules mucipares, et pourtant on lit dans le *Dictionnaire de Nysten* (édition Littré et Robin) : « Cette muqueuse ne renferme pas de glandes, ni d'orifices folliculaires ou autres. ».

M. Girardès dit n'en avoir pas trouvé dans la partie supérieure.

Je crois que les glandules mucipares sont incontestables. M. Cruveilhier disait déjà en 1834 : *Les follicules muqueux y sont faciles à démontrer*.

S'ils n'existaient pas, cette particularité anatomique serait en désaccord avec la loi qui a présidé à l'histogénie des membranes muqueuses, et nous aurions peine à comprendre comment se produisent les mucosités si abondantes de la vaginite et de la leucorrhée vaginale.

Le vagin est remarquablement vasculaire; ses artères, qui viennent de l'hypogastrique, forment des réseaux très fournis, mais les veines sont bien autrement remarquables.

elles se rendent aux troncs hypogastriques après avoir
formé entre le vagin et le rectum un plexus dont les vaisseaux se dilatent sous l'influence d'un obstacle au retour
du sang veineux.

Les vaisseaux lymphatiques de la moitié postérieure du
vagin vont aux ganglions du bassin; ceux de la moitié
antérieure se rendent aux ganglions internes du pli inguinal, ce qui explique comment un bubon peut se produire dans le cours d'une vaginite intense.

Je ne veux pas donner trop d'étendue à ces aperçus.
anatomiques sur lesquels je n'appelle votre attention qu'à
cause des applications qu'on en peut faire en étudiant la
vaginite.

On désigne sous le nom de *vaginite* l'inflammation aiguë
ou chronique de la membrane muqueuse du vagin.

Cette maladie a des espèces qui sont essentiellement distinctes : la première est l'*inflammation simple*, résultant
de l'action d'un corps irritant quelconque; la seconde
est due à l'action d'un virus; le pus qui en résulte est
susceptible d'engendrer une inflammation semblable à celle
qui l'a produit; c'est la *vaginite blennorrhagique*. Il existe
enfin une troisième espèce que l'on a désignée sous le nom
de *vaginite granuleuse.*

Vaginite simple.

L'existence de cette vaginite ne peut pas être mise
en doute, elle est souvent la conséquence d'excitation
prématurée des organes génitaux; on l'observe chez les
petites filles qui se livrent à la masturbation, mais
c'est le plus ordinairement par suite de l'introduction
de corps étrangers dans le vagin qu'elle se produit.

Cette maladie reconnaît surtout pour cause les violences exercées à l'aide de corps trop durs ou trop gros. La répétition trop fréquente du coït, surtout à l'approche des règles, peut aussi donner lieu à une inflammation de la membrane muqueuse vaginale; c'est cette vaginite qui suit souvent la première nuit des noces; il est peu de médecins qui n'aient été consultés pour des écoulements muco-purulents provenant de la défloraison. On voit cette inflammation surtout chez les jeunes filles que l'on a mariées trop tôt.

La vaginite peut encore être la conséquence d'injections irritantes; la malpropreté y prédispose, le contact prolongé d'un pessaire la produit, de même qu'une éponge abandonnée dans le vagin.

Cette espèce de vaginite a une intensité variable, mais elle a de la tendance à se guérir dès que la cause irritante qui l'a produite n'existe plus, elle peut pourtant passer à l'état chronique lorsqu'on ne fait rien pour la combattre. La durée de la maladie ne peut pas être dans tous les cas un indice de sa nature et de sa gravité. En effet, bien que la vaginite simple soit facile à guérir, elle se montre dans quelques cas rares, aussi rebelle que la vaginite virulente.

Pour un grand nombre de médecins, le pus qui provient de la vaginite née sous l'influence d'une irritation simple, est contagieux. Nous discuterons plus tard cette question; mais dès à présent je dois vous dire que telle n'est pas mon opinion.

Vaginite virulente.

Tandis que le pus de la vaginite simple peut, tout au plus, transmettre par le coït un suintement muqueux d'une durée de quelques jours, le pus de la vaginite virulente engendre presque fatalement une inflammation intense, susceptible de se transmettre toujours semblable à elle-même.

La contagion est donc le caractère essentiel de cette espèce de vaginite. D'après M. Donné, l'existence du *tri-chomonas* dans le pus sécrété par la membrane muqueuse vaginale enflammée, serait un indice certain de la virulence de la maladie ; mais le trichomonas est un infusoire provenant de la macération d'une matière animale dans un liquide stagnant, qui n'appartient pas exclusivement à la vaginite virulente ; c'est à la clinique qu'il faut demander les conditions de la contagion de la vaginite. Le plus souvent il est fort difficile de remonter à la source de la maladie, à cause de la répugnance que les hommes ont à avouer qu'ils ont sciemment infecté une femme ; pour cette raison ils refusent presque toujours d'aller chez le médecin de leur victime. On n'a donc pour fixer son opinion que les renseignements de la malade.

Les symptômes de la vaginite virulente sont la chaleur, qui peut aller jusqu'à la cuisson, une rougeur qui varie et dont l'intensité peut arriver au rouge violet foncé. Quant à la sécrétion, c'est d'abord du mucus, puis du muco-pus, enfin du pus. C'est seulement à la première période que convient le nom de blennorrhagie, sous lequel la maladie est désignée depuis Swediaur. Si vous déprimez le vagin d'une femme atteinte de vaginite virulente intense, vous voyez s'écouler un flot de pus, d'une couleur verdâtre, d'une odeur nauséeuse. Les parois du vagin se tuméfiant, tout frottement devient pénible. Les malades marchent difficilement et quand elles veulent s'asseoir elles prennent à peu près les mêmes précautions qu'un homme affecté d'épididymite aiguë. Mais pour que la douleur acquière ce degré d'intensité, il faut que l'inflammation du vagin s'étende jusqu'à la vulve. Dans le plus grand nombre des cas, les malades ne souffrent pas quand elles sont assises ou couchées. Mais tout attouchement produit de la douleur. L'examen au spéculum cause parfois de réelles souffrances, la membrane muqueuse du vagin peut même saigner, quelques précautions que l'on ait prises. Je crois même que quelquefois il est prudent d'attendre, pour procéder à cet examen, que l'inflammation se soit un peu calmée. Dans tous les cas le spéculum bivalve, muni de son embout, doit être préféré à tout autre pour cette exploration. Je crois que, sous l'influence d'une violente inflammation, un déchirement de la muqueuse ne serait pas impossible.

Pour épargner les souffrances aux malades, il faut se souvenir, quand on introduit le spéculum, que la sensibilité est exaltée, et pour vous-mêmes, messieurs, vous ferez bien d'éviter toute violence qui pourrait produire l'écoulement de quelques gouttes de sang. Tout récemment, un médecin m'écrivait qu'ayant examiné une dame au spéculum avec les plus grandes précautions, il n'en a pas moins été accusé par la sage-femme de la malade d'avoir causé une déchirure du vagin, bien qu'il eût constaté, lors de son examen, les brides qu'il était accusé d'avoir produites. D'après les renseignements contenus dans la lettre de ce médecin, je serais tenté de croire qu'il a, en introduisant le spéculum, déchiré des brides en voie de formation, et causé ainsi une douleur que la malade a considérée comme l'indice d'une maladresse de la part du médecin.

Il y a des femmes qui se plaignent sans raison, parce qu'elles ont peur; mais avec un peu d'habitude de l'usage du spéculum, il est bien facile de reconnaître s'il y a un obstacle à l'introduction.

Une fois l'instrument introduit, on constate la rougeur des parois du vagin et du col de l'utérus; du pus jaune, verdâtre ou grisâtre, ou d'un blanc jaunâtre, recouvre ces parties et s'accumule au fond du vagin, entre le spéculum et le museau de tanche. La rougeur est proportionnée à l'intensité de l'inflammation; souvent la membrane muqueuse du vagin et surtout celle du museau de tanche, sont tachetées de points rouges, du diamètre d'un grain de chènevis, que l'on aperçoit dès que l'on enlève le pus qui les recouvre.

J'ai vu dans quelques cas de vaginite intense le museau de tanche recouvert d'ulcérations semblables à celles que l'on observe dans la balanoposthite provenant du séjour prolongé de la matière sébacée. Cette petite complication paraît provenir de l'action du pus qui séjourne sur la membrane muqueuse du col. La vaginite, abandonnée à elle-même, se complique presque fatalement d'uréthrite et de vulvite. Quand elle a un certain degré d'acuité, les ganglions de l'aine peuvent se tuméfier et devenir douloureux; la douleur qu'ils produisent augmente avec leur volume, si la malade ne fait rien pour combattre cette complication, et dans quelques cas, ce sont de véritables bubons se terminant par suppuration, qui sont la conséquence de la propagation de l'inflammation au système lymphatique. Il est assez difficile de savoir quelle est la part de la vulvite dans cette inflammation, mais on comprend facilement que l'adénite puisse naître sous l'influence de l'inflammation aiguë du vagin. (Vous vous rappelez sans doute que les vaisseaux lymphatiques de la moitié antérieure de ce conduit se rendent aux ganglions inguinaux.) Dans ce cas, les symptômes généraux donnent à la maladie une physionomie particulière : à de l'inappétence succèdent les nausées; la chaleur brûlante de la peau et la fréquence du pouls accompagnent la douleur ; si la fièvre est intense et se prolonge, on peut craindre une complication du côté du péritoine ou des ligaments larges. Cette crainte est surtout fondée lorsque la chaleur est précédée par un frisson ressemblant à celui des fièvres intermittentes.

Nous étudierons ailleurs les tumeurs inflammatoires qui se développent au voisinage de l'utérus. Ce serait scinder d'une manière fâcheuse l'histoire de la vaginite que de décrire ici toutes les maladies auxquelles l'inflammation du vagin peut donner naissance.

Dans le plus grand nombre des cas, le diagnostic de la vaginite est facile, il ne faut pourtant pas trop se hâter de se prononcer avant d'avoir précisé la nature de l'écoulement.

Si du pus baigne la membrane vaginale, on ne doit pas nécessairement conclure qu'il est le produit de la vaginite. Il peut provenir d'une néphrite, ou bien d'un abcès ouvert dans le vagin. A l'aide du spéculum il sera toujours facile de dire s'il est le produit d'un chancre ou de l'inflammation de la membrane muqueuse vaginale; mais dans le cas de vaginite, il faut encore savoir si elle est virulente ou si, au contraire, elle résulte de violences ou d'attouchements contre nature. Si on pouvait compter sur la sincérité des malades, les commémoratifs seraient ici d'un grand secours. Malheureusement les renseignements ne peuvent guère servir, parce que l'on doit toujours se tenir en garde contre la tendance que les malades ont à atténuer une faute ou un vice. Il faudrait une bien grande inattention pour croire à l'existence d'une vaginite, dans le cas où le vagin est rempli de pus provenant d'un cancer du col de l'utérus. Quand la vaginite est le résultat d'une violence ou du contact d'un corps irritant, elle ne se complique pas d'uréthrite, tandis que l'inflammation de l'urèthre est la conséquence presque inévitable de la vaginite virulente. C'est là, pour tout le monde, le signe le plus certain à l'aide duquel on pourra se prononcer sur la nature de l'écoulement. Il y a des cas compliqués dans lesquels il est bien facile d'être induit en erreur. La vaginite peut coïncider avec l'existence de chancres sur le col de l'utérus ou sur les parois du vagin. C'est sans doute à une pareille coïncidence qu'il faut rapporter les faits dans lesquels une femme ayant eu des relations avec plusieurs hommes, donne à l'un des chancres, à l'autre une uréthrite. Si Vigarous avait pu voir les parois vaginales et le col utérin de la femme qui donna des maladies différentes aux divers hommes avec lesquels elle avait eu des rapports, son observation tant de fois invoquée n'eût pas été un argument bien puissant en faveur de l'identité des virus.

Si l'on veut se mettre à l'abri de toute erreur de diagnostic, il faut se rappeler que l'ouverture d'un phlegmon péri-utérin dans le vagin n'exclut pas la possibilité d'une vaginite.

Puisque l'on a des relations avec une femme afffectée

de cancer, cette dernière maladie peut aussi coïncider avec une vaginite virulente. C'est sans doute sur des faits de pareille coïncidence que s'est formée l'opinion erronée qui admet que par le coït avec une femme affectée de cancer de l'utérus, on peut contracter une blennorrhagie.

Si le diagnostic d'une vaginite purulente n'est pas toujours facile à préciser à première vue, c'est bien autre chose lorsque l'écoulement est muqueux : je ne crains pas de le dire, et même il est du devoir d'un médecin qui a longtemps étudié les maladies vénériennes de la femme, de déclarer à ses confrères qu'il y a des cas où il serait impossible de se prononcer sur la nature du liquide contenu dans le vagin, s'il n'avait pas pour s'éclairer l'existence ou l'absence de l'uréthrite et les commémoratifs dans lesquels les circonstances relatives à la contagion doivent tenir la première place.

Dans la vaginite, en effet, après avoir sécrété du pus, la membrane muqueuse du vagin sécrète un mucus plus ou moins abondant, blanchâtre, qui ressemble au produit de sécrétion qui constitue une variété des flueurs blanches. C'est pour cela qu'il est difficile d'assurer à une femme dont le vagin contient encore du mucus en quantité anormale, qu'elle n'est plus apte à transmettre une blennorrhagie.

Cette terminaison de la vaginite constitue la *blennorrhée vaginale*. On peut la reconnaître dans quelques cas à la liquidité du mucus et à sa couleur qui est moins blanche que dans la leucorrhée; mais l'uréthrite qui n'es jamais liée à l'existence de simples flueurs blanches, dure ordinairement aussi longtemps que la vaginite, et c'est l'indice le plus sûr d'une maladie contagieuse.

Je n'ai pas besoin de dire que l'écoulement albumineux

et transparent du col ne pourra jamais en imposer pour une vaginite. Le mucus de la membrane interne du vagin est seul capable d'induire le médecin en erreur. Mais il arrive parfois que dans la vaginite, l'inflammation, en se propageant d'avant en arrière, arrive jusque dans la cavité du col et produit ainsi une blennorrhagie (*blennorrhagie du col*) qui peut persister longtemps après la guérison de l'inflammation du vagin.

Cette espèce de blennorrhagie sera presque infailliblement confondue avec le catarrhe utérin, s'il ne reste plus de trace de vaginite. Il faut donc être réservé pour le diagnostic d'une affection qui n'est caractérisée que par du mucus ou du muco-pus, s'écoulant du col de l'utérus; car la blennorrhagie utérine étant aussi contagieuse que celle du vagin, il y aurait de grands inconvénients à la confondre avec un simple catarrhe.

Dans la vaginite, la membrane muqueuse du vagin peut être, dans toute son étendue, le siége de la sécrétion blennorrhagique. Lorsque l'inflammation a disparu dans la partie antérieure et sur le col, elle peut encore persister dans les culs-de-sac et surtout dans le cul-de-sac postérieur qui est la partie la moins accessible aux médicaments, c'est aussi le point du vagin que l'on explore le plus difficilement à l'aide du spéculum. Cette *blennorrhagie des culs-de-sac* explique comment des femmes, en apparence saines, transmettent pourtant une blennorrhagie que l'on ne reconnaît chez elle qu'avec la plus scrupuleuse attention. Le spéculum à valves qui écarte largement les parois du fond du vagin est bien préférable au spéculum cylindrique pour cette exploration.

Nous avons dit que la blennorrhagie virulente se transmet d'un individu à un autre. Je vous demande d'arrêter un peu votre attention sur les lois de cette transmission. Vous savez déjà que le produit de sécrétion de la blennorrhagie n'est pas inoculable avec la lancette, tandis qu'il engendre presque fatalement une blennorrhagie, quand il est déposé à la surface d'une membrane muqueuse. Mais ce qu'il faudrait pouvoir fixer, c'est le temps pendant lequel le liquide blennorrhagique est susceptible de reproduire une maladie semblable à celle qui lui a donné naissance. C'est là le point difficile de la question : tant que le produit de sécrétion de la membrane muqueuse du vagin contient manifestement du pus, tant que sa couleur est grisâtre ou nuancée de jaune ou de vert, tant que les parties sont rouges et tuméfiées, on peut être sûr que la maladie est transmissible, mais la difficulté commence à l'époque où la blennorrhagie passe à l'état chronique. Le produit de sécrétion qui, à cette phase de la maladie, a les mêmes caractères objectifs que les flueurs blanches, est longtemps contagieux, et si dans quelques circonstances il paraît ne pas l'être, c'est, je crois, que sa sécrétion n'est pas aussi abondante à toutes les époques de la vie de la malade : on admet généralement que l'écoulement leucorrhéique par lequel une blennorrhagie s'est terminée. peut être sans danger lorsque la femme se livre sans passion, tandis que sous l'influence d'une grande excitation, ou bien après l'époque des règles, ou encore après un excès de boissons alcooliques, l'écoulement peut revêtir pour un certain temps le caractère de malignité qu'il avait au début de la maladie. Je suis de cet avis, mais il faut prendre garde de donner une trop grande importance à cette sorte de régénération du virus

blennorrhagique. Je suis convaincu pour ma part que, si la
blennorrhée est plus contagieuse à une époque rapprochée des règles, cela peut aussi dépendre de ce que la
sécrétion des glandules de la vulve, de l'urèthre et du vagin
est alors plus abondante. S'il ne reste en effet d'une
blennorrhagie qu'une sécrétion de l'urèthre trop peu
considérable pour que le mucus vienne agir sur le méat
urinaire du pénis au moment de l'introduction de celui-ci,
ce n'est que sous une excitation quelconque que la maladie deviendra contagieuse par l'augmentation du mucus
sécrété.

Parmi les faits observés par moi, il en est un certain
nombre que je pourrais rappeler à l'appui de cette manière de voir. Je me contenterai de vous dire en quelques
mots une observation qui me paraît avoir quelque valeur.

Une femme contracta une blennorrhagie dans ses relations avec son mari. Après avoir fait ce que son médecin lui prescrivit, elle se croyait parfaitement guérie,
lorsqu'elle devint veuve. Comme beaucoup de femmes qui
n'ont jamais eu de maladies vénériennes, elle remarquait
bien que son linge était taché avant et après ses règles,
mais, dans l'intervalle de deux époques menstruelles, elle
n'avait pas le moindre écoulement qui pût constituer
soit une blennorrhagie, soit de la leucorrhée. Trois ans
après la mort de son mari, elle devint éperdument amoureuse d'un homme marié qu'elle voyait tous les jours
dans le monde. Malgré son désir de rester vertueuse, il
arriva que le lendemain de la cessation de ses règles, elle
succomba, et quelques jours après je reçus la visite de
son complice, qui commençait à douter de sa vertu. Je
reconnus de suite qu'il avait une blennorrhagie caracté-

risée par de la douleur dans l'urèthre et par un écoulement de matière muco-purulente de couleur jaunâtre.

En pareil cas, les hommes veulent toujours avoir été
victimes de l'âcreté de l'humeur qui suit les règles. Aussi
je prêtai peu d'attention à l'histoire que me racontait ce
malade. Je lui affirmai que, suivant toute probabilité, la
femme avec qui il avait eu des relations, avait la chaudepisse. Le lendemain, une jeune dame vint me demander
de la visiter avec soin, et, à son insistance, je devinai la
femme que j'avais accusée la veille. En déprimant la
fourchette avec le doigt, je ne fis écouler ni pus ni mucus;
je pressai l'urèthre et je ne constatai ni rougeur, ni suintement; j'examinai au spéculum, et je ne vis sur les parois du vagin qu'un peu de mucus blanc, ne différant en
rien de celui que la membrane muqueuse du vagin sécrète
chez les vierges. Cette dame avait fait en voiture plus
d'une lieue pour venir chez moi; il y avait nécessairement près d'une heure qu'elle s'était habillée, et sa chemise n'avait pas la moindre tache.

Quand elle me demanda ce que je pensais de son état,
je lui répondis que je la croirais parfaitement portante,
si son attitude en entrant chez moi ne m'avait pas fait
deviner qu'elle venait se soumettre à l'examen d'un juge.
Elle m'avoua alors qu'elle était en effet la femme que
j'avais soupçonnée, et, pleurant à chaudes larmes, elle
me dit combien elle était malheureuse du mal qu'elle
avait causé. Évidemment, elle n'eût jamais consenti à des
relations qui devaient donner d'elle une opinion qui l'hu-
miliait profondément, si elle avait pu penser qu'elle eût
une maladie contagieuse. Elle m'avoua la blennorrhagie
contractée avec son mari; elle me dit que sa guérison

avait été constatée par son médecin, et que les pertes blanches qu'elle avait habituellement après ses règles lui paraissaient la seule explication qu'elle pût donner de la maladie de son amant.

Bien que l'acte vénérien eût suivi de très près l'époque menstruelle, cette explication ne me paraissait pas suffisante. Je procédai à un nouvel examen, et, en pressant sur le canal de l'urèthre à l'aide d'un doigt introduit dans le vagin, je vis une toute petite gouttelette de mucus blanc à l'entrée d'une des deux glandules placées au-dessous du méat urinaire. C'était là, évidemment, le reste de l'ancienne blennorrhagie; mais il y en avait assez pour que la maladie se transmît.

J'ai dit que l'on admet généralement que l'époque des règles, ou une autre cause d'excitation des glandes muqueuses du vagin, est regardée comme pouvant raviver la malignité d'un écoulement blennorrhagique chronique; il est aussi un bon nombre de médecins qui pensent que la chaudepisse peut naître du coït avec une femme affectée de flueurs blanches ou de cancer de l'utérus. Si cette opinion était vraie, il importerait peu de distinguer le produit de sécrétion de la blennorrhagie de tout autre, puisque ses propriétés ne consisteraient qu'en une aptitude un peu plus grande à transmettre un écoulement blennorrhagique.

Mais c'est une erreur que les observations les plus vulgaires démentent chaque jour : c'est par milliers que l'on compte les jeunes filles qui ont de la leucorrhée au moment où elles se marient. Combien y en a-t-il qui donnent la chaudepisse à leur mari? Je crois pouvoir affirmer qu'il n'y a que celles qui ont autre chose que des flueurs blanches. S'il en était autrement, les hommes seraient forcés de renoncer à se marier dans les grandes villes, où les conditions hygiéniques développent de la leucorrhée chez la plupart des jeunes filles. D'un autre côté, il y a bien peu de praticiens qui n'aient connu des femmes affectées de cancer du col de l'utérus continuant leurs relations sexuelles et ne donnant pas le plus petit écoulement.

« J'ai vu, dit M. Baumès (de Lyon), plusieurs maris exercer habituellement le coït avec leurs femmes affectées d'écoulements extrêmement âcres, dus à un commencement d'ulcération cancéreuse du col de l'utérus, sans avoir jamais contracté avec elles d'écoulement, quoiqu'ils aient les parties génitales très susceptibles et quoiqu'ils aient plusieurs fois, soit avant, soit même pendant le mariage, contracté facilement des blennorrhagies avec d'autres femmes infectées de cette dernière maladie. » (P. 204.)

Je suis convaincu, je le répète, que dans l'immense majorité des cas où l'on a cru qu'un homme avait contracté une blennorrhagie dans ses relations avec une femme affectée de flueurs blanches ou sécrétant un mucus simplement irritant, la contagion était due à ce que cette femme avait conservé d'une blennorrhagie ancienne ce que l'on appelle vulgairement chez l'homme la *goutte militaire*, qui ne se manifeste guère que le matin par une gouttelette blanche à peine visible, mais qui peut devenir momentanément, sous l'influence d'une cause irritante, une véritable blennorrhagie.

Cette question de la contagion étant très complexe, vous pourriez me reprocher d'être trop exclusif, si je ne

complétais pas ma pensée. De ce que j'admets qu'une
blennorrhagie ancienne est contagieuse, même lorsqu'elle ne consiste que dans une goutte de mucus, je ne
dis pas qu'elle le soit nécessairement. Si l'on raisonnait
par analogie, on devrait, au contraire, conclure de ce que
l'on a observé chez l'homme, qu'un écoulement chronique
peut ne pas se transmettre. En admettant cette opinion,
qui est vraie pour un certain nombre de cas, il reste toujours à fixer la limite de la transmissibilité. J'ai soutenu que
les règles peuvent, en augmentant le produit de sécrétion
de la blennorrhée, faciliter la contagion ; j'ai nié qu'elles
eussent le pouvoir de donner au mucus de la leucorrhée
simple la malignité de l'écoulement blennorrhagique;
mais je n'ai pas nié que le mucus inoffensif de la blennorrhagie ancienne ne puisse pas redevenir contagieux
sous l'influence d'une excitation quelconque.

Vaginite granuleuse. — Longtemps confondue avec
l'inflammation du vagin, dont je viens de vous entretenir,
la vaginite granuleuse avait été indiquée par M. Ricord
sous le nom de *psorélytrie*, lorsque, en 1844, Deville qui
n'était alors qu'élève interne de l'hôpital de Lourcine,
en donna une description très exacte, à laquelle il n'y a
pas grand'chose à ajouter.

Cette maladie est caractérisée par des granulations
rouges, occupant quelquefois des points isolés du vagin,
mais couvrant le plus ordinairement toute la surface de
la membrane muqueuse de ce conduit, depuis l'orifice
vulvaire jusque sur le col de l'utérus. Les granulations
sont en nombre variable, tantôt disséminées, tantôt confluentes ; leur forme est celle d'une demi-sphère ; leur
volume égale à peu près celui d'un demi-grain de millet.

La vaginite granuleuse est fréquente chez les femmes enceintes; on l'observe aussi, quoique plus rarement, chez les filles nullipares. La constitution des malades ne paraît pas avoir d'influence sur la maladie, mais je crois qu'il n'en est pas de même de l'âge. Bien que l'on ait vu des filles de dix-huit et de dix-neuf ans affectées de vaginite granuleuse, il est évident pour moi que les femmes d'une trentaine d'années y sont bien plus disposées.

On croit généralement que les flueurs blanches sont une cause prédisposante; mais que peut-on conclure de l'assertion des malades? Je sais que plusieurs femmes affectées de vaginite granuleuse m'ont affirmé qu'avant la grossesse, pendant laquelle l'écoulement vaginal s'était produit, elles ne tachaient point habituellement leur linge.

Il est, messieurs, un point très important de l'étiologie des granulations vaginales que je n'aborde qu'avec hésitation. Les granulations sont-elles le résultat d'un coït infectant, ou (pour qu'il n'y ait pas d'ambiguïté) la vaginite granuleuse provient-elle de l'action sur le vagin du pus de l'uréthrite?

Si l'on s'en rapportait au mémoire de M. Deville, sur quatorze malades, onze ayant affirmé que *des rapports sexuels n'étaient pour rien dans le développement de la maladie*, on serait tenté de répondre négativement; mais la plupart de ces femmes étant enceintes, comment pouvaient-elles savoir que les rapports sexuels n'étaient pour rien dans le développement de la maladie? J'ai bien souvent cherché à m'éclairer à ce sujet; je n'ai obtenu de réponse catégorique que dans les cas où la maladie s'était produite manifestement après un coït avec un

hommè affecté de blennorrhagie. Nous dirons donc qu'elle
peut être le résultat de la contagion, sans être autorisé à
soutenir que telle est la cause constante à laquelle elle
doit son origine. Ce que nous savons pertinemment, c'est
que la vaginite granuleuse se produit sous l'influence
d'un obstacle à la circulation en retour du sang veineux
des organes génitaux ; mais, si nous ne sommes pas parfaitement édifiés sur l'étiologie complète de la vaginite
granuleuse, nous trouvons une compensation dans la
symptomatologie qui est extrêmement précise.

A l'aide du spéculum, on constate sur les parois du
vagin des granulations caractéristiques, dont le diamètre
varie de 1 à 3 millimètres, hémisphériques et d'une couleur rouge qui tranche toujours sur les parties voisines.

Chez les femmes enceintes, la membrane muqueuse du
vagin et du col de l'utérus ayant une teinte violacée, les
granulations seraient moins apparentes si le pus ne formait pas une nappe liquide sur laquelle les granulations
paraissent surnager. Quand le produit de sécrétion est peu
abondant, il faut un peu plus d'attention pour reconnaître la vaginite granuleusé, mais le diagnostic n'offre
jamais de grandes difficultés.

A l'état aigu, du pus crémeux est sécrété en plus ou
moins grande abondance ; ordinairement jaunâtre, il
prend une teinte plus ou moins blanche à mesure que
l'inflammation tend à devenir chronique.

Le toucher peut être insuffisant pour faire reconnaître
l'existence des granulations. S'il est possible, avec le doigt,
de constater une surface légèrement irrégulière, le plus
souvent le spéculum seul rend évident le caractère distinctif de la vaginite granuleuse.

Il est difficile de dire si la démangeaison qui accompagne souvent cette maladie est due aux granulations ou à la congestion produite par la grossesse. Je penche pourtant vers cette dernière opinion. Le prurit, en effet, n'est très gênant que dans les cas où la vaginite granuleuse coïncide avec une gestation plus ou moins avancée. Quand les granulations persistent après l'accouchement, il est bien rare qu'elles produisent de la démangeaison, car jamais cette sensation n'a été un sujet de plainte de la part de mes malades.

La douleur n'existe aussi que dans les cas où l'inflammation revêt un caractère très prononcé d'acuité. Le gonflement qui accompagne cette maladie peut être tel, que l'introduction du spéculum ou même du doigt soit très douloureuse; mais je n'ai jamais observé ces caractères de la vaginite granuleuse que chez les femmes enceintes.

Les granulations peuvent se développer sur les rides du vagin ou dans leur intervalle; on les voit aussi très fréquemment sur le museau de tanche. On a dit que, dans ce dernier cas, elles ressemblent aux granulations de la blépharite granuleuse, mais c'est une erreur. C'est une ulcération de l'orifice du col de l'utérus essentiellement différente de la maladie que nous décrivons, qui revêt l'aspect propre à l'inflammation granuleuse des paupières. Les granulations de la vaginite ne s'ulcèrent pas; elles peuvent persister longtemps, mais tôt ou tard elles s'affaisseront pour disparaître. C'est le seul mode de terminaison qu'il m'ait été donné d'observer.

Si nous recherchons à quel élément de la membrane muqueuse du vagin est due la production des granula-

tions, nous éprouverons quelque embarras à nous prononcer. Une hypertrophie des papilles peut-elle revêtir
cet aspect granuleux? Je ne le crois pas. Rien dans la vaginite granuleuse ne rappelle la forme des papilles hypertrophiées. Les papilles sont serrées les unes contre les
autres; quand elles s'enflamment, elles produisent de la
démangeaison et de la douleur; leur inflammation n'engendre du pus que dans les cas où elle se termine par
ulcération. Sont-ce des produits de nouvelle formation,
de nature encore inconnue? En examinant à l'amphi-
théâtre les corpuscules de la vaginite granuleuse, je les
ai trouvés formés d'un tissu homogène, rouge et vasculaire.

Je n'ose pas dire que ce sont des follicules clos semblables à ceux qui ont été si bien étudiés dans la membrane muqueuse de l'intestin. Mais pourtant, si j'étais
forcé de me prononcer, c'est vers cette opinion que j'in-
clinerais.

La vaginite granuleuse, abandonnée à elle-même, dure
autant que la grossesse; elle persiste même, quoiqu'à un
degré moindre, assez longtemps après l'accouchement.
C'est une maladie essentiellement chronique, quoiqu'elle
soit susceptible de devenir aiguë sous l'influence d'une
cause qui vient s'ajouter à celle qui l'a produite. Quand
la maladie est essentielle, c'est-à-dire indépendante de la
gestation, sa durée est également fort longue; elle peut
diminuer graduellement et disparaître même lorsque,
pour la combattre, on se contente de bains et des soins
ordinaires de propreté; mais elle est bien plus rebelle
que la vaginite simple.

DIX-SEPTIÈME LEÇON

DE L'URÉTHRITE.

SOMMAIRE. — Aperçu anatomique. — Uréthrite simple. — Uréthrite virulente. — Fréquence de l'uréthrite chez la femme. — Difficulté du diagnostic de l'uréthrite. — Causes d'erreur. — De la valeur de l'uréthrite au point de vue de la nature de l'écoulement vaginal. — Uréthrite des deux glandules du méat urinaire. — Symptômes de l'uréthrite. — Uréthrite liée à l'existence d'un chancre.

L'urèthre de la femme est un canal creusé dans la paroi vaginale. Sa longueur est à peu près de 3 centimètres. Son tiers antérieur est un peu incliné de haut en bas et d'avant en arrière; il est dirigé obliquement de bas en haut et d'avant en arrière dans le reste de son étendue, d'où résulte une légère courbure dont la convexité correspond au vagin. Sa surface interne est constituée par une membrane muqueuse, rosée en avant, plus pâle dans sa moitié postérieure; la séparation entre la partie rouge et la portion pâle de l'urèthre de la femme correspond à l'insertion des faisceaux musculaires qui représentent les muscles de Wilson chez l'homme.

On remarque sur cette membrane des plis longitudinaux qui paraissent servir à l'ampliation du canal, bien que M. Cruveilhier prétende que, pour la plupart, ils ne s'effacent pas par la distension. Le plus remarquable de ces plis s'observe sur la paroi inférieure; il se termine en avant en se continuant avec une crête qui me rappelle beaucoup le *verumontanum*, et qui divise le méat urinaire en deux parties. Cette saillie a une forme un peu variable ; elle ressemble pourtant le plus souvent à une petite crête de coq. Quand elle acquiert un développement anormal, la plupart des chirurgiens la considèrent comme une variété de polype.

La membrane muqueuse de l'urèthre est très vasculaire ; de nombreuses veines longitudinales se remarquent au-dessous du derme muqueux ; elles sont surtout développées en avant, sous les ligaments pubio-vésicaux, où elles forment un plexus important. Au-dessous de la membrane muqueuse, le canal de l'urèthre est constitué par du tissu érectile qui communique avec l'appareil vasculaire de la vulve, du vagin et de la vessie.

La forme du méat varie suivant les individus : tantôt c'est une fente linéaire, tantôt cet orifice est comme oblitéré par le tubercule dont j'ai parlé plus haut. Chez les femmes voluptueuses, dont l'appareil vasculaire des organes génitaux est habituellement turgide, le méat est circulaire, béant, comme dans les cas où un chancre induré le déforme. Seulement l'orifice est régulier et sa couleur n'est pas celle que revêtent les ulcérations.

De nombreuses glandes existent dans l'urèthre de la femme. Celles de la continuité du canal sont des lacunes d'autant moins développées, qu'elles sont plus éloignées du méat urinaire. Près de la saillie médiane, que j'ai comparée au *verumontanum*, on voit ordinairement les orifices de deux glandules qui ressemblent à celles de la vulve.

En dehors du canal, mais tout près du méat, il existe deux conduits glanduleux, l'un à gauche, l'autre à droite, dans lesquels un stylet peut être introduit à une profondeur d'un centimètre. Leur proximité du méat urinaire est souvent telle, qu'il faut beaucoup d'attention pour savoir si le mucus qui en sort par la pression ne provient pas de l'intérieur de l'urèthre. J'insiste sur cette disposition anatomique, parce que vous verrez que ces conduits glanduleux sont souvent le dernier refuge de la blennorrhagie, et que le muco-pus qui s'en écoule suffit pour ramener la maladie à son point de départ, dès que l'on cesse le traitement.

Uréthrite. — L'*uréthrite* est l'inflammation de la membrane muqueuse de l'urèthre.

Elle est *simple*, c'est-à-dire qu'elle résulte d'une cause simplement irritante ; ou bien elle est *virulente*, cas dans lequel elle provient de l'action du pus blennorrhagique.

L'uréthrite simple est très rare chez les femmes. Chez l'homme, au contraire, elle résulte assez fréquemment de l'introduction d'une sonde ou de tout autre corps étranger. Il y a même des malades en assez grand nombre qui, en s'introduisant chaque jour dans l'urèthre des bougies métalliques ou de gomme, entretiennent une blennorrhée qui ne cesse qu'avec ce traitement mal appliqué. Tout récemment, j'ai été consulté par un médecin qui, ayant fait une infidélité à sa femme, s'est imaginé, dans son repentir, qu'il devait avoir contracté une maladie vénérienne. Pour tout symptôme, il n'avait qu'une sensation plus gênante que douloureuse, dont le siége lui semblait être dans la partie profonde de l'urèthre. Comme il n'y a pas de raison pour qu'un homme marié soit à l'abri des inconvénients inhérents aux plaisirs défendus, j'examinai mon repentant confrère et je crus un moment qu'il avait été puni par où il avait péché : du mucus opalin arrivait jusqu'au méat urinaire, sous la pression que les doigts exerçaient d'arrière en avant sur le canal de l'urèthre.

Évidemment, c'était assez pour que je crusse à l'existence d'une uréthrite, et je n'aurais pas douté qu'elle ne fût de nature contagieuse, si je n'avais bientôt appris que le malade s'était, quelques heures auparavant, adressé à M. Civiale qui l'avait sondé ; ce fait suffirait, s'il n'y en avait pas des milliers, pour prouver qu'un seul cathétérisme pratiqué habilement peut donner lieu à une uréthrite. Cette cause est moins fréquente chez les femmes, qui, étant moins sujettes que les hommes aux rétrécissé-mens de l'urèthre, sont plus rarement soumises à l'action irritante du cathétérisme.

D'un autre côté, la dépravation les entraîne rarement à s'introduire des corps étrangers dans cette partie du corps. Tandis que des hommes vivant dans la solitude ou devenus impuissants sans être rassasiés de volupté, s'introduisent dans l'urèthre des tiges de plante, des épingles à cheveux ou tout autre corps étranger ; les femmes, ignorant le plus souvent que ce canal, qui est complète-ment étranger aux sensations qu'elles recherchent, est indépendant du vagin, n'ont garde d'y rien introduire. Mais si l'introduction d'un corps étranger est rare, elle est du moins possible, et une injection mal faite, l'eau irritante en lotion pour la vulve, peuvent être considé-rées comme une cause d'uréthrite simple. Je doute que cette maladie éphémère puisse être le résultat de violences exercées sur le méat urinaire chez les jeunes filles qui sont déflorées brutalement. A l'hôpital de Lourcine, je n'ai pas eu l'occasion de recueillir une seule observation qui prouve l'existence de cette variété de l'uréthrite.

Si l'inflammation de l'urèthre avec hypersécrétion peut être engendrée, chez l'homme, par des désirs vénériens, il n'y aurait pas de raison pour que cette cause ne fût pas invoquée par les femmes affectées de blennorrhagie. Voici ce que M. Amédée Latour raconte à ce sujet :

« Un homme âgé de trente ans, médecin, vivait dans la continence depuis plus de six semaines, et ses derniers rapports sexuels n'étaient pas suspects. Une circonstance fortuite lui permit de passer une journée presque tout entière en tête-à-tête avec une jeune femme qu'il aimait. Depuis dix heures du matin jusqu'à sept heures du soir, il fit de vains efforts pour vaincre la résistance de cette femme, dont la vertu ne succomba pas. Mais, pendant toutes ces heures, ce confrère resta dans un état d'excitation sans intermittence. Trois jours après, il fut pris d'une blennorrhagie des plus violentes, des plus douloureuses et qui dura quarante jours. »

C'est un fait, ajoute M. Latour, sur l'authenticité duquel *il ne m'est pas permis d'élever le moindre doute.* L'observation est trop succincte (la morale exigeait qu'elle ne fût pas plus détaillée) pour qu'on puisse admettre, avec M. Amédée Latour, l'authenticité de l'étiologie. Sans l'admettre et sans la repousser, je crois encore que l'éréthisme produit par l'exaltation des désirs les plus ardents, doit, chez les femmes, avoir bien plus d'action sur la sécrétion du vagin que sur celle de l'urèthre.

Pour me résumer, j'admets la possibilité de l'uréthrite simple chez la femme, sans en avoir jamais constaté l'existence.

Uréthrite virulente. — Cette forme de la blennorrhagie est considérée, par la plupart des auteurs modernes,

comme extrêmement rare. Il y a déjà plus de cinquante
ans que Swediaur a soutenu cette opinion. Critiquant
Benj. Bell qui, dans son *Traité sur la gonorrhée*, avait
prétendu que le siége de la blennorrhagie, ou gonorrhée
virulente, chez les femmes, est toujours dans l'urèthre,
il invoque l'anatomie et la physiologie pour prouver l'erreur de Bell. La cavité de l'urèthre des femmes ne peut,
d'après Swediaur, être en contact avec le mucus de la
verge de l'homme (1). Les raisons invoquées par cet auteur ne vous paraîtront pas, j'en suis sûr, assez convaincantes pour que vous vous croyiez dispensés de demander
à l'observation une solution pratique contre laquelle les
vues de l'esprit, quelque ingénieuses qu'elles puissent
être, seront toujours impuissantes. Swediaur lui-même
sent bien que la disposition anatomique des organes génitaux de la femme ne s'oppose pas à ce que la matière
virulente vienne au contact du méat urinaire ; car, dans

(1) « La blennorrhagie syphilitique des femmes a cela de caractéristique
que son siége n'est pas dans la cavité de l'urèthre, comme quelques auteurs, et dernièrement encore B. Bell, l'ont avancé. La cavité de l'urèthre
des femmes n'a aucune relation avec le coït ; elle est située hors de la
sphère d'activité du virus, et si l'urèthre paraît souffrir dans les femmes
pendant la gonorrhée, c'est que l'orifice de ce canal, qui s'ouvre dans le
vagin, est quelquefois enflammé avec la membrane muqueuse voisine du
vagin. Mais cette affection est le plus souvent l'effet de la sympathie des
parties voisines, qui sont très sensibles et affectées, exactement comme
dans un homme qui souffre quelquefois des douleurs violentes du gland
lorsqu'il a une pierre dans la vessie, ou qui a une dysurie très pénible
lorsqu'il est attaqué d'un chancre sur le gland ou sur le prépuce ; mais
abstraction faite de ces raisons, s'il y avait un seul praticien qui fût dans
le doute, il n'aurait qu'à examiner avec un peu de soin ses malades, et il
serait bientôt convaincu de la fausseté de l'opinion qui établit, sans raison,
le siége de cette maladie pour les femmes dans le canal de l'urèthre. . . .
. . . .
Ce qui a induit probablement quelques auteurs dans cette erreur sur le

une note, il dit qu'il ne nie pas que le virus s'applique quelquefois à l'orifice de l'urèthre, de manière que l'inflammation s'étende ensuite dans l'intérieur du canal, mais il s'en faut beaucoup, dit-il, que ce cas soit général ou constant.

Vous le voyez, messieurs, par le raisonnement, Swediaur a voulu prouver que, chez la femme, la blennorrhagie n'a pas son siége dans la cavité de l'urèthre, et la raison l'oblige à reconnaître que le virus, en s'appliquant au méat urinaire, peut donner naissance à une véritable uréthrite.

J'ai longtemps hésité avant de formuler une opinion opposée à celle qui a généralement cours dans la science. Chez toutes les femmes qui avaient une blennorrhagie vaginale, je trouvais une uréthrite; mais mon ami M. Cullerier, qui avait longtemps observé à l'hôpital de Lourcine, professait que l'uréthrite y est rare (1). B. Bell, à la vérité, avait soutenu la thèse contraire, et pourtant je voulus subordonner mon jugement définitif à une plus

siége de la blennorrhagie dans l'urèthre chez les femmes, c'est la strangurie ou l'ardeur et la difficulté d'uriner, auxquelles les femmes sont également sujettes dans cette maladie, comme les hommes ; mais cette affection de l'urèthre, ainsi que celles de la vessie, sont chez elles entièrement sympathiques. Nous observons souvent les mêmes affections des voies urinaires chez les personnes qui n'ont que des ulcères sur le prépuce ou sur le gland ; on peut en assigner encore une autre cause, l'urine âcre, en sortant, irrite l'orifice enflammé du canal de l'urèthre, ou en touchant dans la vulve les parties irritées ou enflammées par le virus, donne ainsi aux malades la sensation de brûlure ou de cuisson, comme si la douleur était dans l'urèthre même. » (Swediaur, *Traité complet sur les symptômes, les effets, la nature et le traitement des maladies syphilitiques*. Septième édition, t. Ier, pag. 192 et 193.)

(1) L'uréthrite est la plus rare de toutes les inflammations blennorrhagiques de la femme. (Cullerier, *Des affections blennorrhagique*, p. 205).

longue expérience. J'attendis encore, me plaignant de trouver toujours des uréthrites dans les cas mêmes où la vaginite avait disparu. Aujourd'hui, ma conviction est faite, et je puis vous assurer que vous penserez comme moi, si vous examinez attentivement l'urèthre dans tous les cas de blennorrhagie que les femmes soumettront à votre observation.

J'admets que la blennorrhagie vaginale peut exister sans uréthrite, si la malade se soumet à un traitement dès le début de la maladie; dans le cas contraire, le muco-pus vaginal, rencontrant les petites lèvres rapprochées, monte contre leurs faces accolées, vient ainsi au contact du méat urinaire, et par ce mécanisme y transmet tôt ou tard l'inflammation à la membrane muqueuse de l'urèthre.

L'uréthrite de la femme peut donc être la conséquence immédiate du coït, ou provenir du contact du virus vaginal.

Si vous vous rappelez ce que je vous ai dit de la rareté de l'uréthrite simple chez les femmes, vous comprendrez de quelle importance est l'écoulement uréthral pour le diagnostic de la nature de l'écoulement.

Du mucus en plus ou moins grande quantité, peut exister dans le vagin sans que le médecin soit en droit de diagnostiquer une blennorrhagie virulente; mais si cet écoulement coïncide avec une uréthrite, le doute n'est plus permis. C'est le signe le plus certain de la virulence de la maladie.

Si vous prenez à la lettre ce que les auteurs disent des symptômes de l'uréthrite, vous croirez que ce sont toujours ceux que l'on observe chez l'homme; on dit, en effet, qu'il y a toujours cuisson plus ou moins vive, s'exaspérant pendant la miction, et que, si l'inflammation envahit le canal jusqu'à la vessie, les envies fréquentes d'uriner et le ténesme sont une manifestation obligée de cette extension de la blennorrhagie.

Si l'on n'admettait l'uréthrite de la femme que dans les cas où il y a de la douleur et de la cuisson dans l'urèthre, cette forme de la blennorrhagie serait aussi rare que la plupart des auteurs l'ont prétendu ; mais cette symptomatologie a été faite d'après ce que l'on observe chez l'homme. La plupart des femmes n'éprouvent aucune sensation de douleur dans le canal uréthral, et si l'inflammation, en se propageant à la vessie, peut donner lieu au ténesme (ce dont je ne doute pas), il faut reconnaître que cette extension est bien peu fréquente.

En examinant le méat urinaire, on peut soupçonner l'uréthrite au pointillé rouge de ses bords. Ces points rouges, qui ressemblent à des papilles enflammées, avoisinent les orifices des glandules du méat urinaire.

Le produit de sécrétion est du mucus blanchâtre ou coloré en vert ou en jaune ; dans ce dernier cas, il contient ordinairement des globules de pus en plus ou moins grand nombre ; la quantité de la matière sécrétée est en rapport avec l'acuité de l'inflammation. Quand l'uréthrite est passée à l'état chronique, il faut une grande attention pour constater l'écoulement uréthral ; d'un autre côté, s'il est facile de laisser passer inaperçues quelques gouttes de mucus, sécrétées par la membrane muqueuse de l'urèthre, le mucus provenant du vagin et venant au contact du méat urinaire peut aussi en imposer pour le produit d'une uréthrite.

Pour échapper à cette cause d'erreur, il faut enlever soigneusement avec un pinceau ou une boulette de charpie, les mucosités qui recouvrent la vulve, et quand le méat urinaire a été ainsi nettoyé, on le presse à droite et à gauche entre les deux indicateurs pour exprimer ce qu'il peut contenir.

Quand le mucus ou le pus siége dans la profondeur de l'urèthre, le chirurgien, introduisant dans le vagin un indicateur qu'il a préalablement enduit d'huile, forme avec ce doigt un crochet concentrique à la courbure du canal, et, pressant de bas en haut et d'arrière en avant, il amène au méat les liquides contenus dans l'urèthre. Quand l'inflammation est bornée à la partie la plus reculée du canal, ce qui arrive souvent vers la fin du traitement, on pourrait encore, en retirant le doigt horizontalement, laisser en route une goutte de mucus et méconnaître l'uréthrite. Pour échapper à cette possibilité d'erreur, on doit, quand la pulpe de la dernière phalange approche du méat, presser le canal un peu d'avant en arrière contre la symphyse du pubis.

Toutes ces précautions peuvent paraître méticuleuses, elles sont pourtant indispensables. En les négligeant, vous commettrez des erreurs d'autant plus regrettables, que votre jugement donnera à la malade une sécurité trompeuse. Vous comprenez les conséquences d'une erreur de diagnostic quand il s'agit de maladies vénériennes. Eh bien ! si, après l'examen que je viens de vous décrire, vous prononciez qu'une femme n'est pas affectée d'uréthrite, vous vous seriez trop pressé. Il peut arriver (et même il arrive presque toujours) que la malade se présente à la visite du médecin peu de temps après avoir uriné. Dans ce cas, l'urine ayant lavé le canal, la pression d'arrière en avant ne fait pas sourdre la moindre goutte de mucus.

Il faut donc, avant de se prononcer, examiner les malades à différentes reprises, et longtemps après la miction.

Vous le voyez, messieurs, quand la blennorrhagie s'est réfugiée dans la partie la plus reculée de l'urèthre, il est bien facile de la méconnaître. C'est là, j'en suis sûr, ce qui a fait admettre les chaudepisses contractées avec des femmes regardées comme saines. Sous l'influence du coït et peut-être des préludes de cet acte, la muqueuse uréthrale sécrète assez pour qu'une goutte apparaisse au méat, tandis qu'en dehors de ces conditions on ne constate l'écoulement qu'en prenant les précautions que je vous ai indiquées.

Je vous ai déjà dit que les sensations éprouvées par les femmes qui sont affectées d'uréthrite ne sont point aussi tranchées que chez les hommes. On constate parfois un peu de prurit du méat, rarement une véritable douleur. Sans doute, quand l'affection de l'urèthre coïncide avec une inflammation de la vulve et du vagin, il est très difficile de faire la part de ce qui appartient à l'une ou à l'autre de ces parties, et, dans ces cas, les malades peuvent bien se plaindre de douleurs en urinant; mais, quand il n'y a que de l'uréthrite, sachez bien que ni la cuisson, ni toute autre douleur, ne sont un accompagnement obligé de l'écoulement de l'urèthre; c'est ce qui explique comment une femme peut, de la meilleure foi du monde, se croire saine et pourtant donner une chaudepisse des plus cuisantes.

Uréthrite externe. — En commençant cette leçon, je vous ai signalé *deux glandules qui s'ouvrent tout près, mais en dehors du méat-urinaire ;* elles peuvent être affectées dans la blennorrhagie, et rester malades quand l'urèthre et le vagin sont guéris. Cet écoulement suffit à la propagation d'une blennorrhagie ; il peut échapper aux recherches du médecin lorsque les femmes, avant de s'y soumettre, ont la précaution de s'essuyer la vulve en la pressant, soit avec une éponge, soit avec leur chemise.

Souvent, c'est devant nous qu'elles s'essuient ainsi, sans se douter qu'elles vident des glandules qui, sans ce détail de toilette, auraient révélé une maladie toujours difficile à constater.

La blennorrhagie peut rester inaperçue dans ces deux glandules, jusqu'à ce que l'excitation des organes génitaux, en augmentant la sécrétion, la rende appréciable et contagieuse. Cette variété de l'uréthrite chez la femme est l'analogue, pour la persistance, de la *goutte militaire* chez l'homme.

Je vous en ai dit assez pour vous faire comprendre que le diagnostic de la blennorrhagie présente plus de difficultés chez la femme que chez l'homme. Chez la femme, en effet, quand on a reconnu l'existence d'un écoulement par le vagin, il faut rechercher si cet organe est la seule partie affectée ; le mucus ou le muco-pus sécrété par la membrane muqueuse vaginale peut avoir de grandes ressemblances avec les flueurs blanches, et plus d'une fois les médecins ont été et seront embarrassés pour prononcer sur la nature de l'écoulement. Dans ce cas, s'il y a uréthrite, ne craignez pas de dire qu'il y a blennorrhagie, car les produits de sécrétion de la leucorrhée sont incapables de donner lieu à l'inflammation de l'urèthre. C'est pour cela que je regarde l'uréthrite comme une maladie essentiellement virulente.

C'est là un fait de la plus haute importance en médecine légale. On soumet à votre examen une petite fille que l'on dit avoir été violée par un homme affecté de chaudepisse. De ce qu'il y a chez cette enfant un écoulement muco-purulent, conclurez-vous à l'existence d'une affection blennorrhagique ?

Mais on sait que, sous l'influence de la dentition, les organes génitaux peuvent être le siége d'une sécrétion ressemblant à celle de la blennorrhagie; des attouchechements, des excitations précoces, des violences exercées sur la vulve et l'orifice du vagin sont aussi de nature à enflammer les parties. Comment arriver à savoir la cause et la source du mal ? Eh bien ! messieurs, l'uréthrite est le meilleur et le plus sûr guide; quand elle coexiste avec les lésions du vagin et de la vulve, vous pouvez être sûrs que c'est le résultat de la contagion blennorrhagique; dans le cas contraire, c'est-à-dire quand la vulvite et la vaginite existent sans uréthrite, il y a de grandes présomptions pour que la maladie soit de nature simple.

J'ai dit que souvent l'uréthrite ne se manifeste ni par du prurit, ni par de la cuisson ou par toute autre douleur; mais comme je n'ai pas nié que ces symptômes soient parfois ceux de l'uréthrite, je dois vous prémunir contre l'interprétation de certains faits qui sont de nature à embarrasser.

Si une femme se plaignait de ressentir de vives douleurs en urinant et qu'elle eût du ténesme vésical, vous seriez disposés à soupçonner l'existence d'une uréthrite, pour peu que vous eussiez le souvenir de ce que les hommes éprouvent quand ils ont une blennorrhagie. Je vous ai déjà dit que les vives douleurs coïncident toujours avec l'inflammation de la vulve et du vagin. Si vous tenez compte de cette observation, la simple inspection des organes génitaux vous éclairera bientôt à ce sujet.

D'un autre côté, les femmes sont sujettes à des névralgies de la vessie et de l'urèthre, qui donnent lieu à des douleurs atroces et au ténesme vésical le plus pénible. C'est souvent à l'époque mensuelle que se produisent ces névralgies, mais elles peuvent naître sans que les règles semblent en être la cause. On se fait difficilement une idée de cette maladie, quand on n'a pas eu l'occasion de l'observer. J'ai vu des femmes qui, pendant vingt-quatre heures, gardaient l'urinoir pour ne pas être obligées de le prendre à chaque instant. Dans cette affection, chaque fois que quelques gouttes d'urine s'écoulent, elles s'accompagnent des cuissons les plus pénibles.

En examinant l'urèthre et le vagin, on reconnaîtra bien vite que la blennorrhagie est étrangère à la production de ces douleurs.

Une pierre dans la vessie pourrait en imposer aux médecins qui pensent que l'uréthrite de la femme est très douloureuse ; mais, outre que la pierre est infiniment plus rare chez la femme que chez l'homme, elle donne lieu à des symptômes qui manquent dans la blennorrhagie.

La douleur de l'urèthre peut aussi être produite par une espèce de polype qui se développe au méat urinaire. Malgré leur peu de développement, ces polypes sont doués d'une grande sensibilité ; le moindre contact y éveille une vive douleur, et bien que leur coloration, d'un rouge extrêmement vif, semble indiquer un état inflammatoire d'une grande intensité, ils n'excitent nullement la sécrétion de la membrane muqueuse de l'urèthre. L'absence d'écoulement uréthral est un signe caractéristique pour les médecins qui, ayant un peu étudié les maladies vénériennes, regardent comme une fiction l'histoire de l'uréthrite sèche.

Il faut, messieurs, avant de se prononcer sur l'existence d'une uréthrite chez la femme, avoir présents à l'esprit toutes les maladies et tous les symptômes qui pourraient vous induire en erreur. Les jeunes médecins sont généralement portés à ne pas soupçonner l'existence d'une blennorrhagie chez les femmes appartenant à une classe élevée de la société. Il faut, sans doute, bien se garder d'émettre un doute quand on n'a pas une conviction bien arrêtée ; mais comme la chaudepisse ne respecte pas même les rois et les reines, il ne faut jamais négliger d'examiner l'urèthre chez les femmes qui demandent un conseil pour une maladie des organes génitaux.

Les malades comprenant sous la dénomination de *matrice* les parties externes aussi bien que l'utérus, il y en a qui, soupçonnant une blennorrhagie, vous consultent cependant pour ce qu'elles appellent une maladie de matrice. Il est bon de savoir *ce que parler veut dire.*

Bon nombre de médecins, trompés par les plaintes des malades, ont cautérisé le col de l'utérus avec le fer rouge, parce qu'ils y apercevaient une petite ulcération coïncidant avec une quantité plus ou moins grande de pus dans le vagin !

Quand une fois l'écoulement uréthral a été bien constaté, le dernier mot du diagnostic n'est pas encore dit. Cet écoulement peut être idiopathique, ou bien il est symptomatique d'un chancre existant dans l'urèthre, et comme pour la plupart des médecins qui ont étudié la syphilis à l'hôpital de Lourcine et à l'hôpital du Midi, l'infection générale n'est la conséquence que du chancre induré, il importe beaucoup de savoir à quoi s'en tenir sur la nature de la blennorrhagie.

Lorsque le chancre siége au méat urinaire, ses caractères étant les mêmes que partout ailleurs, il ne peut pas y avoir de difficultés sérieuses. Il n'en est plus de même quand l'ulcère existe assez loin pour que l'œil ne le découvre pas. Il y a quelques années, quand on pensait que, par l'inoculation, il était toujours possible de savoir si le pus de l'urèthre provenait d'un chancre ou d'une blennorrhagie, il n'y avait point là de difficulté ; mais le chancre induré ne s'inoculant jamais sur le malade lui-même, l'inoculation ne pourrait servir qu'au diagnostic du chancre non infectant, et cette distinction est peu importante, puisque cet ulcère se guérit sans donner naissance aux accidents constitutionnels.

La palpation de l'urèthre avec le doigt indicateur introduit dans le vagin me semble, dans l'état actuel de la science, le meilleur moyen pour découvrir un chancre induré de la paroi uréthrale.

Dans cette exploration avec le doigt, vous pourriez encore être induit en erreur si vous ignoriez qu'un cancer peut se développer sur la cloison uréthro-vaginale. L'induration des parties envahies par l'ulcération cancéreuse pourrait en imposer pour un chancre induré. Cette erreur, à la vérité, n'est possible qu'au début de la ma-

ladie, et, il faut bien le dire, c'est rarement en ce point
que débute le cancer.

Quelques auteurs très recommandables admettent que
la blennorrhagie peut naître sous l'influence de la syphilis; pour eux, une femme affectée de plaques muqueuses,
par exemple, et n'ayant ni vaginite, ni uréthrite, peut,
dans le cours de sa maladie, avoir un écoulement uréthral sans qu'elle ait eu des rapports sexuels avec un
homme ayant une blennorrhagie. Ce que j'ai dit de la
difficulté du diagnostic de l'uréthrite vous expliquera
pourquoi cette question a été et sera encore longtemps le
sujet des controverses les plus animées. Sans doute, j'ai
plus d'une fois diagnostiqué des plaques muqueuses, et
seulement des plaques muqueuses, chez des femmes qui,
plus tard, avaient une uréthrite incontestable; mais lors
de mon premier examen, les malades ne pouvaient-elles
pas avoir uriné récemment; ou pendant leur séjour à
l'hôpital, n'ont-elles pas pu être soumises à un contact
infectant? Pour vous donner l'explication de cette dernière supposition, je serais forcé de vous tracer un
tableau de mœurs qui vous étonnerait sans doute, mais
qui ne touche que par un point au sujet que je traite ici.

Dans une prochaine leçon, j'aborderai l'examen des
doctrines relatives à la nature de la blennorrhagie.

DIX-HUITIÈME LEÇON

EXAMEN DES DOCTRINES SUR LA BLENNORRHAGIE.

SOMMAIRE. — Identistes et non-identistes. — Benjamin Bell. — Balfour. — Tode (de Copenhague). — Hernandez. — Hunter. — Biett. — Cazenave. — Lagneau. — Gibert, etc. — Opinion de Bell reprise par M. Ricord. — Chancre dans l'urèthre. — Inoculations. — Hernandez, Huffeland, MM. Cullerier et Ricord admettent la transmission médiate. — Erreur probable de M. Bassereau.

Maintenant que nous avons étudié la blennorrhagie à la vulve, au vagin et à l'urèthre, il nous reste à rechercher quelle est sa nature.

Est-ce une affection syphilitique susceptible de donner naissance à des accidents constitutionnels, ou bien n'est-ce qu'une maladie locale qui, lorsque l'écoulement a disparu, ne laisse dans l'organisme aucun germe morbide ?

Ces deux opinions, diamétralement opposées, après avoir été discutées depuis deux siècles, ont encore l'une et l'autre leurs partisans.

On désigne sous le nom d'*identistes* ceux qui pensent que les chancres et la blennorrhagie sont de même nature, et l'on appelle *non-identistes* ceux qui distinguent les affections vénériennes en deux classes, comprenant : 1° les maladies locales ; 2° les maladies constitutionnelles ou infectant l'économie tout entière.

Le traitement de la blennorrhagie étant subordonné à la solution de cette question, permettez-moi de vous exposer les raisons qui peuvent être invoquées à l'appui de l'une et de l'autre de ces opinions. Je vous dirai ensuite ce que j'en pense.

Il semble tout d'abord bien étrange que l'essence d'une maladie aussi commune puisse être le sujet de vives contestations entre des hommes également convaincus. On ne comprend pas bien comment on ne s'est pas promptement assuré de la nature de la blennorrhagie en gardant un certain nombre de malades en observation, à l'abri de toute nouvelle contamination ; comment enfin les médecins qui ont eu l'occasion d'étudier la maladie sur eux-mêmes n'ont pas apporté dans la discussion des preuves irrévocablement convaincantes. Eh bien! il n'en est rien ; nous sommes à peine plus avancés sur ce point qu'on l'était il y a cent ans; l'esprit humain roule toujours dans le même cercle, reproduisant de vieux arguments qui passent pour neufs et que l'on réfute avec des faits invoqués déjà mille et mille fois.

Ces théories ont été soutenues et combattues par des raisons empruntées soit à l'observation clinique, soit à l'analogie ou aux expériences.

A la fin du dernier siècle, Benjamin Bell soutint d'une manière très nette que la blennorrhagie diffère essentiellement de la vérole. On trouve dans son livre toute la théorie défendue en France par M. Ricord et adoptée par le plus grand nombre des syphilographes contemporains.

M. Cazenave a résumé d'une manière succincte les raisons invoquées par B. Bell : pour le médecin anglais,

1° le virus vénérien infecte l'économie ; dans presque tous les cas, c'est le contraire pour la gonorrhée.

2° Il est très rare qu'une personne affectée de chancres donne la gonorrhée, et réciproquement, qu'un malade qui a la gonorrhée transmette des chancres ou tout autre accident vénérien.

3° Dans le cas où la gonorrhée et les chancres sont observés chez le même malade, *les maladies résultent de contacts différents.*

4° La suppression d'un écoulement ne produit jamais la syphilis constitutionnelle.

5° La syphilis devrait être plus fréquente que la gonorrhée si elles étaient le résultat du même virus, puisque les parties qui sont le siége des chancres, par exemple, sont plus facilement et plus longtemps en contact avec la matière virulente que l'urèthre, siége ordinaire de la gonorrhée.

6° *L'inoculation de la matière gonorrhéique n'a jamais produit de chancres.*

7° Enfin, les remèdes qui réussissent contre la syphilis sont inutiles ou dangereux dans la gonorrhée.

Benjamin Bell n'avait point imaginé cette distinction. Avant lui, Balfour, Tode (de Copenhague) et d'autres encore, avaient soutenu la non-identité du virus chancreux et du virus gonorrhéique.

Hernandez, reconnaissant que, dans quelques cas, la syphilis a succédé à la gonorrhée, et n'admettant pas l'identité des deux virus, était arrivé à cette conclusion, que, dans certains cas, *l'écoulement avait coïncidé avec des ulcères syphilitiques cachés dans l'urèthre ou dans le vagin.*

Vous voyez, messieurs, que la théorie de l'hôpital du Midi était moins nouvelle qu'on s'est plu à le répéter depuis trente ans. C'était une seconde édition de théories anciennes que l'on opposait aux idées soutenues avec une grande autorité par le célèbre Hunter.

Hunter, revenant à l'opinion contre laquelle B. Bell s'était élevé, professa que les chancres et la gonorrhée étaient deux manifestations différentes d'une même maladie, que toutes les deux étaient suivies d'accidents constitutionnels, quand on ne s'opposait pas, par un traitement efficace, au développement de l'infection générale. Dans cette manière de voir, on est fatalement conduit à l'administration du mercure pour guérir la gonorrhée.

De nos jours, Biett, MM. Cazenave, Lagneau, Gibert, etc., ont adopté l'opinion de Hunter et l'ont défendue avec un talent tel, qu'ils lui ont rallié un certain nombre de partisans.

Pour les identistes (notez bien ceci), une femme affectée de blennorrhagie non compliquée, peut communiquer aux hommes qu'elle voit, soit un écoulement, soit un chancre. Presque tous admettent que le pus chancreux a une virulence moindre que le pus blennorrhagique. Cette opinion est très nettement formulée dans Swediaur.

Swediaur professait, en effet, que les accidents constitutionnels de la syphilis étant proportionnés à l'étendue des ulcères primitifs, la blennorrhagie donne lieu plus rarement que les chancres à l'infection générale, parce que le mucus sécrété par l'urèthre s'oppose souvent à l'action ulcérative du virus sur le canal (1).

____

(1) « Ce qui fait que les symptômes de syphilis se manifestent si rarement après les blennorrhagies syphilitiques, c'est qu'en général, dans ce cas, le

L'opinion de M. Baumès (de Lyon) ne diffère pas beaucoup de celle de Swediaur.

Par une série d'observations, il prouve d'abord que la blennorrhagie est liée à l'existence d'un principe contagieux. Une des plus curieuses est la suivante :

« Un individu, menant une vie très débauchée, ayant, en outre de deux maîtresses entretenues, plusieurs maî-tresses intercurrentes, est affecté, depuis son bas âge, et par une disposition héréditaire, d'une éruption érythémato-vésiculeuse (*eczema rubrum*, dartre squameuse humide, etc.) à la partie interne et supérieure de la cuisse gauche. Il arrive assez souvent à cette dartre de pâlir, de disparaître presque entièrement, et alors il survient un picotement, une chaleur dans le canal de l'urèthre et un suintement muco-purulent blanchâtre, qui dure jusqu'à

virus syphilitique étant appliqué à l'urèthre n'y produit qu'une inflammation superficielle, et y cause rarement des ulcères qui donnent lieu à l'absorption du virus dans la masse du sang. En effet, la membrane muqueuse de ce canal est défendue par une grande quantité de mucus, dont la sécrétion est encore augmentée à un degré considérable quand ces parties se trouvent exposées à une irritation quelconque. Or, tant que le mucus est sécrété aussi abondamment, le virus est fort délayé, les parois de l'urèthre sont défendues et, par conséquent, la formation d'un ulcère empêchée. Mais si cette sécrétion vient à être diminuée, soit par la violence de l'inflammation, soit par toute autre cause, telle que des injections ou des remèdes contraires à la maladie, je soutiens, d'après des observations répétées, que sur dix cas pareils, il y en aura neuf dans lesquels l'excoriation ou l'ulcération de l'urèthre s'ensuivra et produira la vérole aussi certainement que peuvent la produire les ulcères syphilitiques situés en tout autre endroit du corps. »

Et plus loin : « Plusieurs exemples m'ont complétement convaincu que l'absorption du virus a quelquefois lieu, même dans les blennorrhagies syphilitiques simples, surtout lorsque, par un mauvais traitement, elles occupent une très grande étendue dans l'urèthre, ou bien lorsque leur siége est très avant dans ce canal, et particulièrement près de la vessie. Chez les femmes, cet accident est encore plus commun. » (Swediaur, 7e édit., t. Ier, p. 142.)

ce que la dartre disparaisse. Jamais, avec cet écoulement, il n'a rien communiqué à ses maîtresses; mais ayant contracté, sept à huit jours après le coït exercé avec une fille nouvellement arrivée dans une maison publique de la Guillotière, un nouvel écoulement qui causait d'abord peu de douleur, il confondit cet écoulement avec ceux auxquels il était habituellement sujet, et ne cessa pas, par conséquent, ses rapports avec ses autres maîtresses.

» Il communiqua ainsi une blennorrhagie à ses deux maîtresses entretenues et à une femme mariée qui la transmit à son mari. Sur les plaintes que lui firent les femmes, il vint me consulter, en me désignant la fille publique de la Guillotière qui avait pu seule lui donner du mal. Je la soumis à la visite, et je trouvai en effet chez elle une uréthro-vaginite avec un écoulement blennorrhagique du vagin et du canal de l'urèthre. Elle fut envoyée à l'Antiquaille, d'où elle sortit guérie pour rentrer dans la même maison un mois et demi après. Quant à l'individu en question, à ses deux maîtresses entretenues, à la femme mariée et à son mari, je les ai traités et guéris tous les cinq par un traitement simple, en laissant croire seulement à celui-ci, pour ne pas troubler la paix du ménage, que c'était à une perte blanche très âcre survenue accidentellement chez sa femme, qu'il devait son écoulement, en lui certifiant que ce dernier était un simple échauffement. » (Baumès, t. Ier, p. 200.)

Passant ensuite à la question de l'identité du virus chancreux et du virus blennorrhagique, M. Baumès admet que jamais le pus d'une blennorrhagie, quand il n'y a pas de chancre au méat, dans la fosse naviculaire ou à l'extrémité du canal, n'a produit un chancre, ni par le coït, ni par l'inoculation. Cela résulte, dit-il, de son observation et des expériences cent fois répétées par lui, par M. Ricord et par d'autres syphilographes.

D'un autre côté, comme toutes les fois qu'un individu est venu consulter M. Baumès pour un chancre qu'il disait avoir contracté avec une fille publique ou une autre femme qui assurait de son côté n'être affectée que de blennorrhagie, l'examen au spéculum des parties de la malade a toujours montré un ulcère syphilitique dans la profondeur du vagin ou sur le col de la matrice, l'ancien médecin de l'Antiquaille est *non-identiste* à ce point de vue.

Mais sa théorie se rapproche singulièrement de celle des identistes sous le rapport des conséquences inhérentes à la maladie : admettant l'absorption et le passage dans le sang de la matière blennorrhagique, il se demande si le principe absorbé peut imprimer une disposition morbide spéciale, créer une diathèse et produire dans la suite des phénomènes semblables ou analogues à ceux qui sont le résultat de l'absorption du pus chancreux, et il n'hésite pas à répondre affirmativement. La seule différence qu'il admette entre les suites du chancre et celles de la blennorrhagie, c'est que la virulence du pus blennorrhagique étant moins grande que celle du pus chancreux, les accidents constitutionnels sont plus rares après la blennorrhagie qu'après le chancre.

M. Ricord, reprenant l'opinion de Bell et ses arguments, se trouva bien fort pour combattre la théorie de l'identité des virus.

Bell avait dit que l'inoculation de la matière gonorrhéique ne produit jamais de chancres. M. Ricord trouva dans cette observation un argument qu'il reproduisit mille fois et qui paraissait irrésistible.

Comme il avait établi en loi que l'ulcère, qui est la première manifestation de la syphilis, est nécessairement inoculable tant qu'il n'est pas parvenu à la période de réparation ; comme, d'un autre côté, le pus de la blennorrhagie simple, inoculé avec la lancette, ne donne jamais naissance à la pustule chancreuse, M. Ricord soutint que, à l'aide de l'inoculation, on peut toujours distinguer une blennorrhagie simple de l'écoulement coïncidant avec la présence d'un chancre dans l'urèthre ; quand l'inoculation était positive, on disait que l'existence d'un chancre dans le canal rendait inévitable l'apparition ultérieure des accidents constitutionnels ; tandis que l'on affirmait l'impossibilité de leur développement, quand l'inoculation était négative. Et cette possibilité du chancre dans l'urèthre n'était pas une simple hypothèse ; Astruc, B. Bell, Bartholin, Swediaur, etc., en avaient démontré la réalité, et, avant M. Ricord, Hernandez avait, comme nous l'avons déjà dit, invoqué des faits semblables pour prouver que le pus de l'urèthre provient d'un chancre toutes les fois qu'une blennorrhagie est suivie d'accidents constitutionnels.

Il y a vingt ans, et même moins, on était fort embarrassé pour rétorquer l'argument qui reposait sur la non-inoculabilité du virus blennorrhagique. L'inoculation semblait, en effet, démontrer une différence essentielle entre la blennorrhagie et le chancre.

Bru avait bien soutenu, avec une grande apparence de raison, que le pus des chancres n'est pas toujours inoculable ; mais on répondait à cela que Bru n'avait pas distingué les périodes du chancre ; que, dans les périodes de progrès et d'état, le pus est toujours inoculable, tandis qu'il cesse de l'être dans la période de réparation. Comme rien n'est plus difficile que de constater la période à laquelle est arrivé un chancre de l'urèthre, il était impossible de prouver que l'argument opposé à Bru n'était pas fondé.

Mais M. Cazenave, attaquant avec vigueur et talent les théories soutenues à l'hôpital du Midi, répliquait que l'inoculation pratiquée sur un homme déjà malade était sans valeur, puisqu'il y a des faits nombreux qui prouvent qu'une *plaie quelconque, tout accidentelle, pratiquée sur une personne actuellement affectée de syphilis, peut se convertir en un ulcère caractéristique.* Donc, quand une pustule chancreuse apparaît à la suite d'une inoculation pratiquée sur un syphilitique, elle ne prouve pas que l'on a mis du pus de chancre là où elle s'est développée. Comme, d'un autre côté, ajoutait M. Cazenave, il peut arriver qu'un chancre de l'urèthre, coïncidant avec une blennorrhagie, soit arrivé à la période de réparation ou de non-inoculabilité, l'inoculation négative n'est jamais la négation absolue du développement ultérieur des accidents constitutionnels.

Ce dernier argument, messieurs, est aujourd'hui encore plus puissant qu'il ne l'était en 1843. Nous savons, en effet, de la manière la plus irréfragable, que le chancre qui donne naissance à l'infection générale n'est jamais inoculable sur le malade qui en est affecté.

De sorte que l'argument invoqué par M. Ricord peut être retourné victorieusement contre lui. Quand on opposait à son opinion la possibilité de l'évolution des accidents constitutionnels, après une blennorrhagie, il disait que si, dans ces cas-là, on avait inoculé la matière de l'écoulement, on eût infailliblement obtenu la pustule caractéristique de l'ulcération chancreuse, car il devait y avoir un chancre uréthral. Or, nous savons maintenant que le chancre mou, le chancre non infectant, est le seul qui soit inoculable sur le malade (1).

Dans les cas de blennorrhagie suivie d'accidents constitutionnels, il y avait donc un chancre mou dans l'urèthre; mais si cette espèce de chancre n'infecte pas la constitution, il faudrait donc dire que les accidents généraux étaient dus au pus de la blennorrhagie.

Voilà ce que l'on peut objecter à l'école qui s'est crue si puissante, quand toutes les questions relatives à la syphilis étaient résolues d'après des observations qui peuvent être invoquées par ses adversaires d'autrefois.

(1) M. Fournier a publié, à la suite des leçons de M. Ricord, le relevé suivant des inoculations pratiquées, en 1857, à l'hôpital du Midi.

Inoculations de chancres simples.

	Nombre des inoculations.	Résultats positifs.	Résultats négatifs.
Chancres simples à la période d'augmentation.	2	2	»
— — d'état	44	44	»
— — de transition	9	9	»
— à la période de réparation bien établie	12	9	3
Chancres simples à la période de réparation déjà avancée	3	3	»
Chancres simples à la période de réparation extrêmement avancée.	7	2	5
Chancre simple à forme gangréneuse	1	»	1
— inoculé après une cautérisation profonde.	1	»	1

Inoculations de chancres indurés.

	Nombre des inoculations.	Résultats positifs.	Résultats négatifs.
Chancres indurés à la période d'augmentation.	13	1	12
— — d'état	55	»	55
— — de transition.	16	»	9
— — de réparation.	9	»	16
— — à forme gangréneuse.	6		6

Je n'attache pas une grande importance au fait si étrange observé par Vigarous et toujours cité par les identistes : « Six jeunes gens, au sortir d'un souper très peu frugal, eurent tour à tour commerce avec la même fille, qui leur donna la vérole à tous. Elle se manifesta chez quelques-uns avec les mêmes symptômes, chez les autres par des symptômes différents. Le premier et le quatrième (suivant l'ordre dans lequel ils se présentèrent pour être traités) prirent des chancres et des poulains. Le second et le troisième prirent la chaudepisse; des deux autres, l'un prit un chancre et le sixième prit un poulain. »

Pour expliquer ce fait par l'hypothèse dont Bell s'est servi, il faudrait admettre que la fille était infectée d'un triple virus; mais si l'on considère que le bubon ou poulain est ordinairement lié à l'existence d'un chancre ou d'une blennorrhagie du méat, il suffisait que cette fille eût eu ces deux maladies pour expliquer la diversité des symptômes observés sur ses six victimes. D'ailleurs, quand six jeunes gens vont ensemble voir une femme, il n'est pas impossible que l'un d'eux cache aux autres une maladie dont il est affecté, même au sortir d'un dîner, car, contrairement au proverbe, les hommes ivres ne sont pas toujours sincères.

Depuis l'époque où cette observation a été publiée pour la première fois, les non-identistes ont cent fois mis leurs adversaires en demeure de produire un chancre avec du pus de blennorrhagie, et pas un fait irréprochable de cette transformation n'existe dans la science.

Que reste-t-il de cette grande lutte des identistes et des non-identistes? Une seule chose de laquelle les derniers paraissaient se préoccuper fort peu, les faits empruntés à l'observation clinique. Mais l'observation clinique paraît donner des résultats différents, suivant que l'on observe à l'hôpital Saint-Louis ou à Lourcine et au Midi.

Le premier de ces hôpitaux étant particulièrement consacré aux maladies de la peau et aux accidents constitutionnels de la syphilis, les médecins ne peuvent remonter à l'origine de la maladie qu'en s'en rapportant aux souvenirs des malades, tandis que dans les hôpitaux de Lourcine et du Midi on assiste au début des affections vénériennes, dont il est le plus souvent facile d'observer les suites.

Pendant mon internat à l'hôpital Saint-Louis, j'ai été identiste, et quand, il y a quatre ans, je suis devenu chirurgien de Lourcine, je m'attendais à rencontrer bon nombre de faits qui me confirmeraient dans ma croyance. Contrairement à mon attente, l'observation la plus attentive m'a forcé d'admettre que, dans les cas où la blennorrhagie n'est pas compliquée de chancre, elle ne donne jamais naissance aux accidents constitutionnels de la syphilis.

Chose curieuse, si nous examinons les propriétés du chancre induré, du chancre mou et de la blennorrhagie, nous pouvons faire ce singulier rapprochement : que le muco-pus de la blennorrhagie et le produit de sécrétion du chancre induré ne sont jamais inoculables dans les conditions où l'on pratique l'inoculation. Si la blennorrhagie ne donne, dans aucun cas, du muco-pus qui puisse s'inoculer, le résultat négatif de l'inoculation du chancre induré provient sans doute de ce que l'expérience ne peut être tentée que sur une personne déjà syphilitique ; mais comme, dans la théorie de l'école du Midi, on ne tenait aucun compte de cette condition exceptionnelle, nous pouvons dire que les résultats de l'inoculation rangeraient dans la même classe deux maladies essentiellement différentes, puisque l'une est une affection locale, tandis que l'autre donne fatalement naissance aux accidents constitutionnels de la syphilis.

D'un autre côté, le chancre mou qui s'inocule toujours, quelle que soit la personne inoculée, se rapproche de la blennorrhagie par ce caractère fondamental que les deux maladies, si différentes par les résultats de l'inoculation, ne peuvent jamais (quand elles ne sont pas compliquées de chancre infectant) constituer un accident syphilitique.

Je viens de dire que la blennorrhagie ne peut pas rentrer dans la classe des affections vénériennes qui infectent la constitution. Je tiens à vous dire pourquoi je n'hésite pas à me prononcer dans ce sens. J'ai vu plusieurs centaines de femmes entrer à l'hôpital de Lourcine avec des blennorrhagies simples; j'en ai gardé quelques-unes plusieurs mois dans mon service; plusieurs sont revenues me voir, et jamais je n'ai eu à constater chez elles de manifestation syphilitique. Je sais bien qu'avec un peu de complaisance pour les identistes, il ne serait pas difficile de citer des faits qui semblent, au premier abord, en contradiction avec la doctrine des non-identistes; mais une observation rigoureuse donne à ces faits une tout autre explication.

Une jeune fille entre dans mon service avec une uréthro-vaginite. Après un examen attentif, je déclare qu'elle n'a pas autre chose. Au bout de deux mois de séjour à l'hôpital, je constate à la fourchette un chancre qui revêt promptement les caractères du chancre induré; puis, six semaines plus tard, apparaissent roséoles et plaques muqueuses. Pour expliquer ce fait, j'interroge la malade, et j'apprends qu'elle va à l'injection après une femme affectée de plaques muqueuses suintantes.

Que serait-il arrivé si, au lieu d'examiner fréquemment les malades, je m'étais contenté de l'examen approfondi du premier jour ? C'eût été pour tout le monde un cas de syphilis succédant à la blennorrhagie. Mais nous avons vu naître le chancre qui a précédé de six semaines environ l'apparition de la roséole. Il est donc probable que cette jeune fille, entrée à l'hôpital avec une gonorrhée, y a contracté la syphilis par l'intermédiaire de la canule qui sert aux injections (1), et il est certain que la blennorrhagie ne peut être invoquée, au moins dans ce cas, comme la cause des accidents constitutionnels.

Je vous ai déjà dit dans une précédente leçon que, pour quelques syphilographes, la blennorrhagie peut naître sous l'influence de la syphilis. Si vous admettez cette étiologie pour quelques écoulements, vous aurez un argument bien puissant pour repousser la plupart des observations sur lesquelles les *identistes* font reposer leur théorie. Qui pourrait affirmer, en effet, dans le plus grand nombre des cas, l'ordre dans lequel les accidents vénériens se sont produits ? Les identistes soutiennent que les manifestations de la syphilis constitutionnelle ont été postérieures à l'apparition de la blennorrhagie ; mais ne

____

(1) Pendant les quatre années que j'ai passées à l'hôpital de Lourcine, j'ai en vain demandé au directeur de l'établissement qu'il y eût une canule pour chaque malade.

pourrez-vous pas leur objecter que des plaques muqueuses ou un chancre peuvent avoir existé antérieurement? Je n'insisterai pas sur cet argument, n'ayant pas encore la preuve que la blennorrhagie peut se développer sous l'influence de la vérole.

De ce que la blennorrhagie n'est pas une maladie syphilitique, puis-je affirmer qu'elle est toujours une affection locale? Je répondrai sans hésiter : oui, le plus souvent; non, dans quelques cas. Mais quand elle n'est pas locale, de quelle nature sont donc ses manifestations?

Sont-elles semblables à celle de la syphilis? J'ai déjà soutenu que, dans la blennorrhagie, nous n'avons jamais vu ni roséole ni plaques muqueuses, et comme ce sont des accidents précoces, nous aurions eu souvent l'occasion de les observer à l'hôpital de Lourcine, s'ils étaient une suite ordinaire de cette maladie. Les seuls accidents de la blennorrhagie, l'*arthrite* et l'*ophthalmie* dites blennorrhagiques, sont pour moi une manifestation d'une infection constitutionnelle *sui generis*. Je sais bien que pour beaucoup de médecins l'ophthalmie qui coïncide avec un écoulement purulent par l'urèthre est la conséquence du transport du pus par l'intermédiaire d'un linge ou simplement des doigts, et je serais fort embarrassé pour répondre à cette assertion, malgré les faits assez nombreux d'ophthalmie blennorrhagique, observés chez les hommes les plus propres et les plus soigneux de leur personne, si cet accident de la blennorrhagie se montrait fréquemment chez la femme. Or, j'insisterai sur ce fait en vous parlant des complications, et je le dis ici par avance : les femmes ne sont pas sujettes à l'ophthalmie blennorrhagique. Soutiendra-t-on qu'elles ont des soins de propreté que les hommes n'ont pas? Ce serait là assurément une flatterie que rien ne justifie à l'hôpital de Lourcine. Tout ce que nous pouvons affirmer, c'est que la transmission de la blennorrhagie aux yeux se fait très rarement par le contact.

Qu'avons-nous besoin d'ailleurs de nous occuper des arguments invoqués pour l'*ophthalmie*? Il en faudrait d'autres pour l'*arthrite*. Sera-ce la métastase qui nous donnera l'explication de cette complication? Mais pourquoi ne s'exerce-t-elle pas chez les femmes? Pourquoi cette constance de la localisation sur les articulations, et pourquoi les poumons, les bronches, le cœur, l'estomac, etc., ne sont-ils jamais le point vers lequel s'opère la métastase blennorrhagique?

Comme l'arthrite et l'ophthalmie blennorrhagiques ne sout plus contestées par personne, disons qu'elles sont une manifestation constitutionnelle de la blennorrhagie. Si vous me demandez pourquoi elle se produit sur la conjonctive et sur les membranes synoviales des articulations, je vous répondrai que toutes les affections constitutionnelles ont une prédilection pour certains tissus, sans que nous puissions en deviner la cause.

Les identistes voient dans l'arthrite et dans l'ophthalmie une preuve de la nature syphilitique de la blennorrhagie; mais ces accidents, quelque graves et tenaces qu'ils puissent être, ne réclament jamais un traitement antisyphilitique, et ils ne s'accompagnent ni de roséole ni de plaques muqueuses.

Si nous étudions l'évolution de la blennorrhagie, nous trouverons peut-être la raison de sa localisation et de ses manifestations constitutionnelles :

Des deux chancres, l'un est un accident local, l'autre est un indice d'infection de la constitution. Le premier commence à se développer immédiatement, dès le moment où le virus est déposé ; le second n'apparaît qu'après une incubation plus ou moins longue. Pour la blennorrhagie, nous voyons quelque chose d'analogue : dans le plus grand nombre des cas, elle se développe immédiatement après le coït, mais parfois elle est précédée par une incubation assez longue. Je serais tenté d'admettre que l'arthrite et l'ophthalmie sont surtout à craindre, lorsque la blennorrhagie s'est manifestée après incubation. Quelques faits observés en ville m'autoriseraient à soutenir cette opinion ; mais je n'ai point eu l'occasion de la vérifier à Lourcine, où je n'ai jamais observé l'arthrite et l'ophthalmie blennorrhagiques.

De ce que je suis porté à croire que l'incubation est une menace pour le malade, je suis loin de penser qu'elle est l'annonce infaillible d'accidents sur les yeux et sur les articulations. Je crois seulement qu'elle est nécessaire pour le développement des manifestations oculaires et arthritiques de la blennorrhagie.

L'incubation avait déjà servi avant moi à distinguer les formes de la blennorrhagie : on avait dit que la maladie est virulente toutes les fois qu'elle est précédée par une incubation ; que, dans le cas contraire, elle est simple : c'est là une distinction qui n'est pas fondée. Nous avons tous vu des uréthrites virulentes dont le développement avait commencé immédiatement après le coït, et je vous engage à ne pas avoir une confiance absolue dans la bénignité des écoulements qui se seront produits sans incubation.

Permettez-moi de résumer brièvement mon opinion sur la blennorrhagie :

1° Il y a une blennorrhagie simple, résultant de l'action d'un principe irritant; mais, dans le plus grand nombre des cas, c'est sous l'influence d'un virus que la blennorrhagie prend naissance.

2° La blennorrhagie virulente est essentiellement contagieuse.

3° Elle peut donner lieu à une manifestation générale qui diffère complétement de ce que l'on observe à la suite du chancre.

4° Jamais elle ne produit des accidents syphilitiques tels que roséole, plaques muqueuses, etc.

5° Si les accidents tardifs ont été observés après la blennorrhagie, rien ne prouve qu'ils étaient la conséquence de cette maladie, les souvenirs et les assertions des malades étant toujours insuffisants pour établir d'une manière irrécusable la source de ces accidents.

6° Elle apparaît immédiatement après le coït, ou seulement après incubation.

7° Dans ce dernier cas, on peut redouter l'apparition de l'ophthalmie et de l'arthrite.

Avant de terminer cette leçon, je veux vous dire quelques mots de l'opinion d'Hernandez, qui soutenait que le virus gonorrhéique peut, en envahissant l'économie, produire des effets essentiellement différents de ceux qui sont dus au virus syphilitique. Tandis que, pour moi, les seules manifestations de l'infection constitutionnelle de la blennorrhagie sont l'arthrite et l'ophthalmie, Hernandez pensait que la gonorrhée peut donner naissance à des éruptions de toute espèce, à des ophthalmies, à la phthisie, etc.

Avant Hernandez, Vigarous (de Montpellier) avait regardé comme conséquence de l'infection gonorrhéique les
tumeurs cancéreuses, les gangrènes, la carie des os, etc.

Il n'est pas besoin de discuter cette opinion. Si on l'admettait, il n'y aurait pas de raison pour que toutes les
maladies dont les hommes sont affectés ne fussent pas
rapportées à une blennorrhagie qui les aurait précédées.

Dans cette discussion des théories sur la nature de la
blennorrhagie, j'ai dû omettre un grand nombre de faits
qui ont été interprétés différemment, suivant le point de
vue dés commentateurs, et qui, pour la plupart, ne peuvent servir qu'à la conviction des personnes déjà convain-
cues. Ainsi, par exemple, les partisans de l'identité des
virus rapportent des observations dans lesquelles une
femme n'ayant qu'une blennorrhagie a pourtant donné
des chancres. A cela Hernandez avait déjà proposé une
explication : la personne, dit-il, qui donne la gonorrhée,
peut avoir pris récemment le virus syphilitique d'un
chancre, et celle qui le prend peut le lui enlever sans
qu'il en reste une parcelle à la première.

MM. Cullerier et Ricord ont admis cette explication, et
le premier de ces chirurgiens a fait une expérience
curieuse qui démontre que la transmission médiate n'est
pas impossible (1).

Si cette transmission est possible, je ne puis admettre

---

(1) Hufeland avait soutenu une opinion qui a quelque analogie avec la
précédente. Suivant lui, le virus syphilitique déposé sur une membrane
muqueuse y était entouré par une *coque de mucus* qui était susceptible
d'empêcher son action sur les tissus sur lesquels il était déposé. On comprendrait facilement, dans ce cas, que le virus et la coque muqueuse pourraient être enlevés dans le coït, de telle sorte que la contagion ne s'exer-
cerait pas sur l'intermédiaire.

qu'elle soit fréquente, et elle ne me paraît pas pouvoir donner l'explication de tous les faits invoqués par les identistes.

D'un autre côté, les non-identistes admettent des faits
qui semblent militer en faveur de leurs adversaires. Ainsi,
ils soutiennent que le pus d'un chancre peut produire une
blennorrhagie non ulcérée. Dans cette manière de voir,
il y a deux choses dans le chancre : un produit d'inflammation et quelque chose de spécial ; de telle sorte qu'un
individu peut ne prendre que ce qu'il y a d'inflammatoire. J'avoue, messieurs, que c'est là une explication un
peu trop métaphysique ; j'aime mieux croire que les faits
ont été mal observés.

De tous les syphilographes qui ont combattu l'identité
des virus, je ne crois pas qu'il y en ait un qui ait fourni à
ses adversaires des arguments plus forts que ceux qui sont
consignés dans le livre de M. Bassereau. Si vous vous
souvenez combien j'ai été heureux de rappeler l'influence
de cet auteur sur la distinction des deux espèces de chancres, vous comprendrez combien je regrette de trouver
dans son livre des faits qui sont en complet désaccord
avec une opinion soutenue par lui.

A la page 140 de son livre, M. Bassereau, recherchant
l'influence de la lésion primitive sur la production de
l'érythème syphilitique, arrive à cette conclusion que sur
170 malades, 146 fois c'est l'*érosion chancreuse* qui a précédé l'érythème ; 14 fois seulement, la roséole a succédé
à une ulcération chancreuse circonscrite, à bords taillés
à pic, et attaquant toute l'épaisseur de la membrane qui
en est le siége ; 10 fois la lésion primitive a été une ulcération phagédénique circonscrite, à fond pultacé, creusant
les tissus un peu au delà de la membrane tégumentaire.

Les 146 *érosions chancreuses* étaient, en général, très-circonscrites et d'une forme à peu près arrondie; on les voyait cependant former parfois de larges érosions suppurantes, sans forme déterminée. C'est surtout en arrière de la couronne du gland qu'on rencontrait de ces chancres étalés, *simulant des balanites inflammatoires*, dont on ne pouvait les *distinguer que par l'inoculation*, à moins qu'un des points de la surface érodée, ordinairement celui par lequel avait débuté le chancre, ne présentât une induration caractéristique (Bassereau).

Il faut vraiment avoir lu de ses deux yeux ce passage du livre de M. Bassereau pour ne pas être tenté de l'attribuer à un des partisans de l'identité des virus. Si l'érythème syphilitique a succédé 146 fois sur 170 malades à une érosion chancreuse qui simulait une balanite, à ce point que l'inspection des parties malades ne suffisait pas pour les distinguer, les identistes ne seront-ils pas en droit de soutenir que les faits cités par M. Bassereau prouvent qu'une blennorrhagie bâtarde (balano-posthite) peut, bien plus souvent qu'un chancre induré, être suivie d'accidents constitutionnels?

Si des faits qu'il ne m'a pas été donné d'observer devaient faire contre-poids à ceux que j'ai scrutés avec le plus grand soin, ce serait certes M. Bassereau qui me les fournirait, lui qui n'est pas moins que moi opposé à l'identité des virus chancreux et blennorrhagique. Après avoir donné la statistique des accidents primitifs qui précèdent la roséole, il ajoute : « Dans quelques cas, l'érosion avait une si petite étendue, sa suppuration était si peu abondante et sa cicatrisation tellement rapide, qu'à défaut d'une induration caractéristique de la base de l'érosion, il était permis de rester dans l'incertitude, je ne dis pas sur la forme du chancre, mais sur la nature de la maladie : six semaines à deux mois d'expectation, après lesquels des symptômes d'infection générale commençaient à se manifester, ont plus d'une fois été nécessaires pour lever tous les doutes. »

Je regrette de le dire, mais je crois que ce sont là des observations insuffisantes ; ou le caractère de ces ulcérations a échappé à l'auteur, ou bien l'érythème qui leur a succédé reconnaissait une autre cause. Non-seulement, dit M. Bassereau, les érosions ressemblaient à une simple balano-posthite, mais encore, pour les distinguer, il fallait avoir recours à l'inoculation ! Mais est-ce bien M. Bassereau qui a écrit cela ? Est-ce à lui qu'il faut rappeler que les *chancres non infectants sont les seuls qui soient inoculables sur le malade lui-même ?*

Il y a eu inadvertance évidente dans la rédaction de cette partie du livre de M. Bassereau ; mais les identistes en tireront de puissantes objections contre la non-identité.

Pour résumer cette leçon en quelques lignes, rappelez-vous que les *identistes* veulent que l'infection constitutionnelle par la syphilis soit la conséquence aussi bien d'une blennorrhagie que d'une ulcération chancreuse, tandis que pour les *non-identistes*, le virus chancreux est le seul qui puisse infecter la constitution.

Enfin, j'admets que le virus blennorrhagique est susceptible d'une manifestation sur les conjonctives et sur les membranes synoviales, manifestation constitutionnelle, mais essentiellement distincte de ce que l'on observe dans la syphilis.

DIX-NEUVIÈME LEÇON

BLENNORRHAGIE.

— SUITE —

SOMMAIRE. — Arthrite et ophthalmie blennorrhagiques. — Transmission de la blennorrhagie. — Influence des règles. — Situation délicate du médecin. — Blennorrhagie dartreuse, furonculeuse, rhumatismale.

Dans la dernière leçon je vous ai dit quelques mots qui vous ont appris par avance que l'arthrite et l'ophthalmie sont des complications de la blennorrhagie que l'on observe très-rarement chez la femme.

Si l'on ne tenait compte que de l'opinion des auteurs qui ont étudié la question superficiellement, on serait tenté de croire que les arthrites blennorrhagiques s'observent aussi souvent chez la femme que chez l'homme ; mais il n'en est plus de même quand on consulte les médecins qui ont consacré une grande partie de leur vie à l'étude des maladies de la femme. Ainsi, M. Cullerier n'a observé l'arthrite blennorrhagique que deux ou trois fois en neuf ans ; pour moi, je n'ai eu, en quatre années, qu'une fois l'occasion de l'observer, et encore n'oserais-je pas affirmer que ce ne fût pas une coïncidence de rhumatisme ordinaire avec un écoulement blennorrhagique. Jamais je n'ai vu chez les femmes de Lourcine une ophthalmie qui ait pu être rapportée à la blennorrhagie.

Pourquoi cette différence entre ce qui se passe chez l'homme et ce que nous observons ici?

Le virus est le même; pourquoi n'agit-il pas sur la constitution de la femme comme sur celle de l'homme?

C'est là une question difficile à résoudre, et je comprends que l'étude de la blennorrhagie chez les femmes ait pu donner l'idée que l'arthrite et l'ophthalmie n'étaient pas dues à l'influence du virus blennorrhagique.

N'allez pas croire pourtant que je penche vers cette opinion. Ceux d'entre vous qui ont observé l'ophthalmie blennorrhagique chez l'homme savent avec quelle violence elle se produit, et comment, en quelques jours, elle détruit l'organe de la vision. Qui oserait soutenir que cette inflammation de l'œil est catarrhale, comme on l'a dit de l'inflammation de l'urèthre? On a soutenu que l'arthrite et l'ophthalmie blennorrhagique sont un fait de métastase; mais pourquoi cette opération par laquelle une phlegmasie se porte d'un point à un autre ne s'observe-t-elle que chez l'homme? Pour qu'il y eût métastase, il faudrait que l'écoulement de l'urèthre cessât au moment où l'inflammation oculaire ou arthritique se produit, et les choses sont loin de se passer toujours ainsi. L'école du Midi a longtemps soutenu que l'ophthalmie blennorrhagique résultait du transport par les doigts du pus de l'uréthrite, et cette opinion serait très-consolante; mais nous nous sommes déjà demandé pourquoi les femmes ne seraient pas sujettes à cette contagion, sans pouvoir résoudre cette question, et, d'ailleurs, si l'on admettait que l'ophthalmie résulte d'une contagion médiate, on n'aurait rien fait pour expliquer la fréquence de l'arthrite blennorrhagique chez l'homme et sa rareté chez la femme.

Quel est donc le lien mystérieux qui lie l'arthrite et l'ophthalmie à la blennorrhagie? Je vous l'ai déjà dit : pour moi, le virus blennorrhagique trouvant des conditions particulières de constitution, d'organes, de muqueuses, de vaisseaux absorbants, agit sur la conjonctive et les membranes synoviales comme sur la membrane muqueuse de l'urèthre; mais tandis que son action est directe sur cette dernière, elle ne s'exerce sur les yeux et les articulations que par l'intermédiaire du sang.

MM. Cullerier et Ricord ont cherché à expliquer pourquoi l'arthrite et l'ophthalmie blennorrhagiques ne sont fréquentes que chez l'homme. Suivant eux, cette complition étant toujours liée à l'uréthrite, ne peut exister que rarement chez la femme, dont l'inflammation de l'urèthre est très-rare, si on la compare aux autres écoulements englobés sous le nom de blennorrhagie.

Ayant admis que l'uréthrite est une forme très-fréquente de la blennorrhagie chez la femme, il est bien évident que je dois repousser l'explication qui repose sur sa rareté.

Ce sont là, messieurs, des questions sur lesquelles vous pourrez méditer longtemps sans arriver à une solution satisfaisante. J'ai dû vous les signaler pour que vous n'y trouviez pas des objections contre les opinions que j'ai soutenues devant vous. Mais l'ophthalmie et l'arthrite blennorrhagiques étant extrêmement rares chez la femme (si toutefois elles existent), je dépasserais les limites de ce cours si je vous en faisais l'histoire complète. Il nous reste d'ailleurs plus d'un sujet intéressant à étudier. Une des questions les plus pratiques est celle-ci : Une femme peut-elle donner une blennorrhagie quand elle n'en est pas affectée? Presque tous les hommes qui ont une uréthrite plus ou moins intense sont tentés de dire oui, parce que leur orgueil souffrirait d'une promiscuité qu'ils ne veulent pas avouer. Mais quand, sans se soucier des satisfactions d'amour-propre, on étudie la question au point de vue purement scientifique, il faut, pour lui donner la solution tant souhaitée par les malades, établir des catégories.

1° Une substance âcre, irritante, telle que l'ammoniaque, un acide, etc., peut causer sur la membrane muqueuse de l'urèthre une inflammation semblable à celle que produit le pus d'une blennorrhagie. L'expérience de Swediaur sur lui-même est là pour le prouver (1). Mais de quelle nature est cette inflammation? Le pus qu'elle produit est-il ou non susceptible de donner naissance à un écoulement blennorrhagique? Voilà ce que Swediaur n'a pas dit. Pour que son expérience eût été complète, il eût fallu introduire dans un urèthre sain du pus de l'uréthrite résultant de l'action de l'ammoniaque.

2° La sécrétion muqueuse qui succède aux règles a-t-elle des propriétés irritantes qui puissent engendrer une uréthrite chez l'homme qui se livre au coït avant que le flux blanc des menstrues ait complétement cessé? Si l'on ne consulte que les malades, on n'hésitera pas à se prononcer pour l'affirmative, et l'on devra même admettre que cette cause est la plus fréquente de celles sous l'influence désquelles l'uréthrite peut se développer chez l'homme. Je vous ai déjà mis en garde contre les renseignements des malades qui se font les plus étranges illusions, toutes les fois que leur amour-propre est en jeu.

Quand les hommes ont eu une bonne fortune, ils ne veu-

____

(1) Voyez à la fin du volume.

lent pas avoir été trompés ; qu'ils soient vieux ou jeunes, ils ont besoin de croire que leur complice n'a cédé qu'aux charmes de leur personne ou de leur esprit ; l'espèce humaine est très-curieuse à étudier sous ce point de vue.

Si la fatuité est ridicule chez un vieillard ou chez un jeune homme dépourvu des qualités qui séduisent, il faut pourtant reconnaître que cette bonne opinion de soi-même est un besoin de nature. Ce sentiment, en relevant à nos yeux la femme que nous aimons, et en nous inspirant la folle pensée que celle qui nous cède peut encore résister à un homme moins parfait que nous, nous permet d'apporter une passion véritable dans des relations qui nous sembleraient le comble de la dérision si notre amour-propre n'y était pas assez intéressé pour nous aveugler.

Je crois que notre orgueil est plus que suffisant pour expliquer comment les hommes qui sont affectés de blennorrhagie cherchent à se prouver à eux-mêmes et à faire croire aux médecins qu'ils n'ont eu de rapports sexuels qu'avec des femmes vertueuses.

Ce n'est pas ce sentiment qui pousse les femmes à soutenir qu'elles ne sont pas malades. Ne distinguant pas un écoulement blennorrhagique de celui qui constitue les flueurs blanches, quand on les accuse, elles se défendent avec la conviction qu'elles n'ont pas pu donner une maladie. Lorsqu'elles savent qu'elles sont malades et qu'elles ne veulent pas paraître avoir transmis la blennorrhagie en connaissance de cause, elles invoquent le plus souvent l'influence de l'écoulement qui suit les règles comme étant la cause du mal qu'elles ont fait.

Le sang des menstrues et le flux blanc qui leur succède sont en effet regardés par la plupart des médecins comme étant une cause très-suffisante pour donner une blennorrhagie à l'homme le mieux portant. Aussi, lorsqu'on vous consulte pour savoir comment un écoulement uréthral a pu naître, on n'attend de vous qu'une chose, c'est que vous disiez l'influence du sang menstruel, que l'on avait déjà accusée avant de vous consulter.

Le rôle du médecin est bien difficile dans le plus grand nombre des cas. Quand un homme affecté de blennorrhagie s'adresse à vous, vous êtes fort à l'aise pour lui dire votre opinion. Mais il n'en est plus de même lorsque la femme qu'il accuse est avec lui. Cette malheureuse devient votre cliente, et vous vous trouvez engagé envers elle. Bien qu'elle vous demande de dire votre opinion, vous savez qu'elle ne veut que garder aux yeux de son amant sa réputation de demi-vertu.

Chacun de vous, messieurs, trouvera dans son esprit et dans son cœur une règle de conduite pour ces situations toujours délicates et qui ne peuvent pas être appréciées de la même manière par tout le monde.

Permettez-moi de vous rappeler une anecdote que déjà vous avez sans doute entendu raconter; bien qu'elle soit à peu près étrangère au sujet qui nous occupe, vous en ferez facilement l'application, car elle est tout un enseignement pour les médecins qui seraient tentés de croire que la pratique civile n'offre pas d'autres difficultés que celle des hôpitaux :

Boyer, que nous pouvons appeler l'illustre Boyer (car son *Traité des maladies chirurgicales* est une œuvre qui ne doit pas périr), avait fait à un monsieur qui avait une femme jeune encore, une opération bien grave par ses conséquences; il lui avait enlevé les deux testicules. Le

malade était guéri depuis longtemps, lorsqu'il se présenta
dans le cabinet de Boyer; il amenait avec lui sa femme,
dont la grossesse ne pouvait être mise en doute, mais qui
était un sujet d'étonnement pour le mari. Vous devinez
que le pauvre opéré avait subi toutes les conséquences de
son opération. Sa femme, devinant un commencement
de grossesse, l'avait amené à simuler un acte devenu impossible, et avec la résolution et le courage qui peuvent
passer pour de l'impudence, mais qui sont souvent un
hommage rendu à notre charité, elle venait avec son mari
demander à Boyer comment elle avait pu devenir enceinte.

Fallait-il répondre en toute sincérité, éclairer le mari
sur son malheur et jeter la première pierre à la femme
adultère? Boyer, trouvant sans doute des circonstances
atténuantes à une faute pour laquelle son expérience de
la vie l'avait rendu indulgent, ne parut point étonné, et
il expliqua d'une manière simple et lucide, qu'en enlevant les testicules il avait laissé un réservoir (les vésicules
séminales) dont le contenu avait suffi pour faire un enfant. Puis, ayant sauvé la femme coupable, il voulut la
prévenir qu'il n'aurait pas deux fois la même complaisance. Ce réservoir une fois vidé, dit-il, ne peut plus se
remplir; vous avez pu faire un enfant, monsieur, mais
vous n'en ferez pas d'autre. Vous entendez, madame,
votre mari ne vous fera plus d'enfant!

Il était impossible de se tirer d'une position difficile
avec plus d'esprit. La paix du ménage était sauvée,
le pauvre infirme gardait près de lui une compagne
sans laquelle il eût été plus malheureux encore, et
celle-ci était avertie de la manière la plus délicate qu'elle
ne trouverait pas d'excuse pour une seconde faute.

Admettons, pour la tranquillité des malades, toutes les suppositions qui ne sont pas impossibles. Mais comme ici nous ne recherchons que la vérité, tâchons d'être fixés sur l'étiologie de l'uréthrite que les hommes prétendent avoir contractée par le coït avec une femme saine, pendant ou immédiatement après ses règles. Si l'influence de cette époque était aussi fâcheuse qu'on le dit, la blennorrhagie serait infiniment plus fréquente qu'elle ne l'est. Je sais bien qu'il est écrit au livre du *Lévitique* que la femme est immonde pendant ses règles, et que cette opinion a été répétée par tous les auteurs qui ont écrit sur la blennorrhagie ; mais si l'on étudie la question en tenant compte des passions, de l'âge, du tempérament, on apprend bien vite que les femmes ont plus de désirs à l'époque de l'ovulation, et que les hommes un peu ardents ne consultent pas le calendrier pour savoir s'ils peuvent faire l'amour.

Tant qu'un homme n'a de rapports sexuels qu'avec sa femme, il n'a rien à craindre du flux menstruel ; si l'écoulement sanguin s'arrête, il peut en résulter une hématocèle pour la femme ; mais pour l'homme, rien, à moins qu'il ne soit du nombre des maris dont Molière s'est moqué avec tant d'esprit. Vous pourrez bien vite vous édifier sur l'inocuité du sang menstruel en interrogeant un certain nombre d'hommes mariés qui n'ont jamais été malades ; vous obtiendrez d'eux des renseignements tout différents de ceux que vous recueillerez près des malades qui viendront vous consulter.

Il est une circonstance dont il faut tenir compte pour se faire une opinion vraie. Je vous ai déjà dit que la blennorrhagie de la femme peut, quand elle a disparu de l'urèthre et du vagin, exister encore à un faible degré dans les deux glandules à conduit profond dont l'orifice avoisine le méat urinaire. Un peu d'uréthrite de la profondeur du conduit peut même subsister à l'insu de la malade. Dans ces cas, l'époque des règles, en produisant une surexcitation des organes sexuels, peut, en augmentant l'écoulement et sa virulence, rendre contagieuse une maladie qui ne l'eût pas été dans un autre moment. C'est, pour moi, le seul cas où les règles ont l'influence fâcheuse qu'on leur attribue.

Je sais bien que les partisans de l'opinion contraire peuvent dire que la sécrétion muqueuse des parties génitales n'est pas la même chez toutes les femmes, et il faut avoir passé bien peu de temps à l'hôpital de Lourcine pour en être convaincu. Le plus souvent, le produit de sécrétion de ces organes, chez les femmes propres, a une odeur d'angélique qui n'est pas désagréable, tandis que chez quelques personnes, les émanations de la vulve sont âcres et nauséabondes. Cette odeur est plus exclusivement propre aux femmes rousses. J'ai rencontré un certain nombre de brunes qui n'ont pu s'en débarrasser ni par les bains, ni par les injections. C'est là, sans doute, une affreuse infirmité, mais qui ne paraît pas de nature à faire naître une blennorrhagie, si les renseignements qui m'ont été donnés par les malades des deux sexes sont exacts.

On admet généralement que la blennorrhagie peut naître sous l'influence d'une constitution dartreuse. Vous trouverez à ce sujet, dans les auteurs, des observations qui paraissent très concluantes. Je n'ose pourtant pas vous engager à admettre cette cause; elle peut bien prédisposer, mais je n'ai jamais vu de blennorrhagie chez des gens affectés de maladies de la peau, sans qu'il y ait eu coït avec une personne affectée elle-même d'un écoulement.

Hunter professait que la gonorrhée peut naître sous l'influence d'une constitution goutteuse. On a admis aussi e vice rhumatismal; et tout récemment, M. Cullerier a soutenu qu'une véritable blennorrhagie peut se développer coïncidemment ou alternativement avec une éruption furonculeuse en l'absence de toute autre influence.

On a toujours mauvaise grâce, messieurs, à nier les faits observés par des hommes recommandables. Aussi me garderai-je bien d'attaquer les opinions que je viens d'énumérer.

Il serait facile de jeter du doute dans votre esprit en se servant des armes qui ont fait, pendant trente ans, la réputation de l'hôpital du Midi. Je me contenterai de vous dire que les influences goutteuses, rhumatismales, dartreuses et furonculeuses ne sont pas encore suffisamment démontrées pour que je les admette.

Je ne nie pas qu'un petit suintement uréthral ou vaginal se produise sous ces influences, comme après l'abus de certaines boissons telles que la bière, mais ce n'est pas là une véritable blennorrhagie.

Nous dirons que la goutte, un rhumatisme articulaire, une éruption furonculeuse, etc., peuvent entretenir un écoulement contracté par le coït, ou le raviver quand il n'a pas complétement disparu. C'est la seule concession que je puisse faire aux défenseurs de l'opinion opposée.

On a dit aussi que dans le coït avec une femme affectée d'un cancer à l'utérus, on peut contracter une blennorrhagie. Oui, sans doute, si cette femme a une vaginite ou une uréthrite; mais autrement, non. Vous rencontrerez dans le monde d'excellents ménages où les rapports sexuels se continuent dans une période très avancée d'un cancer de matrice, sans que le mari de la malade ait jamais ressenti le moindre écoulement.

J'aurais pu déjà recueillir un nombre considérable d'observations à l'appui de mon opinion, si j'avais supposé que, dans un travail récent sur la blennorrhagie, on admettrait que l'ichor du cancer a presque la même propriété que le pus blennorrhagique.

J'ai vu des hommes qui, après un coït avec des femmes cancéreuses ou dartreuses, avaient un *herpes preputialis*, indice évident d'une irritation, et pourtant il n'y avait pas de traces d'uréthrite.

Ne donnons donc pas grande importance à toutes les causes autres que le virus blennorrhagique. C'est le mucus ou le pus de l'uréthrite et de la vaginite qui produit la blennorrhagie ; en dehors de cette influence, toutes les autres causes sont contestables.

La blennorrhagie a une durée variable, suivant son intensité et suivant le siége qu'elle affecte.

Je n'insisterai pas sur l'influence de l'acuité de l'inflammation, la maladie n'offre à ce sujet rien de particulier pour la femme. Pour le siége, c'est autre chose : une blennorrhagie bornée à la vulve se guérit très vite ; mais, dans ce cas, il est souvent permis de douter que l'on ait eu affaire à une affection virulente. La vaginite et l'uréthrite, abandonnées à elles-mêmes, ont une durée indéfinie ; la première, étant plus accessible au traitement externe que la seconde, se guérit plus promptement.

La blennorrhagie vaginale peut s'étendre dans le col, puis dans le corps de l'utérus, et même, par la trompe, jusqu'au péritoine, qui avoisine les ligaments larges.

La blennorrhagie utérine, soit du corps, soit du col, n'est pas rare ; elle est toujours une conséquence de la vaginite. Quand elle est bornée au col, ses symptômes diffèrent très peu de ceux de la blennorrhagie vaginale. Si pourtant on examine à l'aide du spéculum, on voit de l'albumen panaché de pus s'écouler de l'intérieur du museau de tanche. Mais cette complication ne s'accompagne pas ordinairement de douleurs vives dans le ventre. Il n'en est plus de même quand il y a métrite ; non-seulement du pus s'écoule de la cavité utérine, mais bientôt le volume de l'utérus augmente, la pression sur l'hypogastre est de plus en plus douloureuse, des nausées et quelquefois des vomissements se produisent sympathiquement ou par suite de l'extension de l'inflammation au péritoine.

Si la blennorrhagie utérine se manifeste peu de temps après un accouchement ou après une fausse couche, le diagnostic offre les plus grandes difficultés. Dans le cas contraire, les symptômes et les circonstances commémoratives suffiront toujours à un médecin expérimenté pour lui faire reconnaître la nature de la maladie.

Il sera surtout important d'avoir des renseignements exacts et circonstanciés, lorsque, la vaginite ayant été guérie, l'inflammation n'existera plus que dans le col ou dans la cavité utérine.

La péritonite circonscrite au voisinage de l'utérus est une des complications les moins rares de la vaginite. Je n'oserais pas affirmer qu'elle exige que l'inflammation passe par l'utérus pour arriver au péritoine, et, si je ne me trompe, j'ai vu des cas où la péritonite avait dû se produire par suite de l'extension de la phlegmasie du cul-de-sac postérieur du vagin au cul-de-sac correspondant du péritoine. La tuméfaction qui résulte de cette péritonite a pu en imposer pour une hématocèle ou un phlegmon des ligaments larges. Je me contenterai aujourd'hui de vous indiquer cette complication de la vaginite, me réservant de traiter ce sujet *in extenso*, quand je m'occuperai des maladies de l'utérus et de ses annexes.

J'en dirai autant de l'ovarite. Je ne veux pas parler de cette maladie d'une manière incidente. Permettez-moi seulement de vous dire que si j'admets la fréquence de l'inflammation de l'utérus, des trompes, des ligaments larges et du péritoine comme complication de la vaginite, je ne veux pas admettre, avec quelques auteurs modernes, que l'ovarite s'observe fréquemment. De toutes les maladies que je viens d'indiquer, c'est une des plus rares.

L'uréthrite de la femme est beaucoup plus simple que celle de l'homme ; elle peut se compliquer de cystite, mais cette complication est plus rare que l'on ne serait tenté de le croire à priori.

La blennorrhagie vaginale se termine souvent en passant à l'état chronique. La blennorrhagie uréthrale abandonnée à elle-même peut aussi avoir la même terminaison. J'ai déjà dit comment cette dernière maladie peut passer inaperçue, et se raviver à l'époque des règles ou sous l'influence d'une excitation quelconque.

Nous verrons dans la prochaine leçon combien il peut être difficile de distinguer de la leucorrhée la blennorrhagie bornée au cul-de-sac postérieur du vagin ou du col de l'utérus. Dans une prochaine séance, je vous entretiendrai aussi du traitement de la vaginite et de l'uréthrite. Vous ayant déjà indiqué les moyens que je crois les meilleurs pour combattre la vulvite et l'inflammation de la glande vulvo-vaginale, je n'aurai point à revenir sur ce sujet.

VINGTIÈME LEÇON

BLENNORRHAGIE.

SOMMAIRE. — Blennorrhagie du col. — Complications. — Traitement de la métrite blennorrhagique. — Leucorrhée (flueurs blanches) du vagin, du col et du corps de l'utérus. — Distinction du siége de l'écoulement. — Traitement de la leucorrhée du col. — Injections intra-utérines.

Bien que j'aie consacré plusieurs leçons à l'étude de la blennorrhagie, à propos de la vaginite je me suis contenté de vous mentionner l'inflammation blennorrhagique de la surface intra-vaginale du museau de tanche. Je vous demande donc la permission de revenir sur ce sujet. J'avais aussi passé un peu lestement sur l'extension de la blennorrhagie aux autres organes internes de la génération, parce que j'espérais pouvoir comprendre les maladies de ces organes dans la seconde partie de mon cours ; ayant donné à la première une extension que je n'avais pas prévue, et qui m'oblige à ajourner mes leçons sur les organes génitaux internes, il faut bien que vous me permettiez de vous dire quelques mots de la propagation de la vaginite à la cavité du col, à celle de l'utérus, aux trompes et aux ovaires. Je vous promets d'être bref.

D'après certains auteurs, l'*ovarite blennorrhagique* serait très fréquente ; l'expérience de quatre années pendant lesquelles j'ai sans cesse exploré tous les organes de l'abdomen, ne me permet pas d'accepter cette opinion. Je crois que l'ovarite est la complication la plus rare de la blennorrhagie. On a admis sa fréquence à une époque où l'hématocèle et la pelvi-péritonite étaient peu connues, et je suis porté à croire que l'on a commis plus d'une erreur de diagnostic en se guidant moins sur l'observation rigoureuse des faits, que sur l'analogie des organes génitaux de l'homme avec ceux de la femme. Je n'admets d'autre diagnostic de l'ovarite que celui qui est justifié par le palper abdominal combiné avec le toucher vaginal.

Malgré l'autorité de Morgagni, van Swieten pensait que *la gonorrhée primitive ne pouvait pas pénétrer jusque dans l'utérus lui-même*. Depuis que l'on se sert du spéculum pour étudier les maladies des organes génitaux de la femme, cette opinion n'est plus discutable. Tous les médecins qui ont eu l'occasion d'observer un certain nombre de vaginites, ont vu cette maladie se propager au col de l'utérus et à la membrane muqueuse utérine.

L'inflammation peut envahir brusquement l'utérus; mais, le plus souvent, elle procède avec plus de ménagements : elle débute par la portion libre du col, envahit sa cavité, dépasse son orifice interne et s'étend peu à peu à la cavité utérine. Ce n'est guère que dans les cas de vaginite très intense que l'on observe ces *chaudepisses remontées*, expression que j'emploie par opposition à celle de *chaudepisse tombée dans les bourses* dont on se sert pour désigner un accident analogue de la blennorrhagie de l'homme.

Cette propagation de l'inflammation s'annonce par de la fièvre ; et s'il y en avait déjà, on remarque une exacerbation au moment où le col est envahi. Quand la maladie se propage au corps de l'utérus, il y a un frisson bien marqué, de l'inappétence, souvent même du dégoût pour les aliments, des nausées; si l'on remarque en même temps des douleurs abdominales siégeant dans la région hypogastrique, on peut craindre que l'affection ne se soit étendue jusque dans la cavité utérine.

Plus tard, la douleur et la fièvre cessant, des symptômes locaux d'une grande valeur deviennent appréciables à l'aide du spéculum. Le mucus abondant qui d'abord s'échappait du col, se transforme en muco-pus, puis en pus jaune verdâtre, crémeux, bien lié et souvent très abondant.

On pourrait alors prendre la blennorrhagie utérine pour un catarrhe utérin lié à une métrite chronique. Mais si l'écoulement utérin coïncide avec une uréthrite, on est autorisé à le croire de nature virulente. Les commémoratifs, un coït suspect, le début récent d'une vaginite intense, aideront le diagnostic. Un phlegmon des ligaments larges et une pelvi-péritonite suppurée dont le pus se ferait jour au fond du vagin, pourraient faire croire à une affection blennorrhagique du col ou de l'utérus; mais si l'on se souvient de la marche de ces abcès, dont le développement s'annonce par des douleurs vives, par une tumeur située en dehors de l'utérus, et dont on retrouve des vestiges longtemps après l'évacuation du pus, qui est presque toujours partielle, on sera rarement embarrassé pour distinguer ces maladies de la blennorrhagie propagée au col et à la membrane interne de l'utérus. Si on pouvait les confondre, on trouverait encore des éléments de diagnostic dans la coïncidence de la vaginite et de l'uréthrite.

La propagation de la blennorrhagie se faisant du vagin vers l'utérus, on a pu supposer qu'elle devait fréquemment atteindre les trompes et arriver jusqu'à l'ovaire. Il n'est pas douteux que l'inflammation des trompes ne soit fréquemment consécutive à la blennorrhagie, mais de la membrane muqueuse tubaire elle s'étend au péritoine pour constituer la pelvi-péritonite.

J'ai dit déjà que je ne puis admettre l'opinion des auteurs qui regardent l'extension de l'inflammation du vagin à l'ovaire comme très fréquente. Je ne nie pas la possibilité de cette propagation, je n'en conteste que la fréquence.

J'ai vu, en effet, quelques femmes affectées de vaginite, qui avaient une ovarite appréciable par la douleur et par une augmentation de volume que l'on reconnaissait par le toucher.

Dans les cas où l'ovarite vient compliquer la vaginite, elle s'annonce par des douleurs à droite ou à gauche de la matrice. Elle est rarement double, et en combinant le toucher vaginal avec le palper abdominal, il est possible de constater la forme de l'ovaire et son augmentation de volume, à moins que cet organe ne soit retombé en arrière vers les replis de Douglas.

Comme mon intention n'est pas de faire ici l'histoire de l'ovarite, je dirai tout de suite que cette complication de la blennorrhagie est, avec la pelvi-péritonite, la seule qui réclame des émissions sanguines.

La blennorrhagie du col est quelquefois très opiniâtre; tant qu'elle persiste, la vaginite se reproduit sans cesse. Le meilleur moyen pour en triompher consiste en des cautérisations du col avec le crayon de nitrate d'argent. Pour cela, il faut un crayon long de 3 centimètres, que l'on enfonce tout entier dans le col, où on le maintient pendant une minute environ. Je vous préviens que le premier effet de cette cautérisation est d'augmenter l'hypersécrétion du col. Cette petite opération doit être répétée deux ou trois fois, et à deux ou trois jours de distance. En même temps, on conseille les bains, les boissons délayantes, la diète, lorsque l'état général se ressent de la lésion locale.

Lorsque du pus s'écoule de l'intérieur du col, il peut se faire qu'il provienne de la cavité de l'utérus. On se fera une opinion à ce sujet d'après les douleurs, la fièvre et le frisson que l'on observe dans la blennorrhagie de l'utérus et non dans celle du col. Si l'écoulement purulent existe depuis quelques semaines, on pourra, par le toucher rectal et vaginal, combiné avec le palper abdominal, constater une augmentation du volume de l'utérus dans la première de ces affections, et non dans la seconde.

Quand une fois on aura bien constaté l'existence de la blennorrhagie utérine, je crois que le moyen le plus sûr et le plus expéditif est l'injection de nitrate d'argent. Pour ne pas dépasser le but que l'on se propose, il est prudent d'employer une solution faible. L'expérience m'a prouvé que 10 centigrammes pour 30 grammes d'eau suffisent pour tarir l'écoulement purulent provenant de l'utérus.

Nous avons fini l'étude des maladies qui affectent les glandes de la membrane muqueuse de la vulve et du vagin. Comme vous vous le rappelez, nous avons distingué une hypersécrétion simple, transition entre l'état physiologique et l'état morbide, ou plutôt exagération de l'état physiologique ; 2° une hypersécrétion inflammatoire, c'est-à-dire s'accompagnant de tous les symptômes de l'inflammation ; 3° enfin, la sécrétion purulente, dernier degré des sécrétions anormales.

Si nous continuons cette étude pour l'intérieur du col de l'utérus et pour l'utérus lui-même, nous trouverons les mêmes distinctions (1). De même nous aurons une hypersécrétion des glandules sans trace d'inflammation ; à un degré plus avancé, nous verrons l'hypersécrétion s'accompagner de tuméfaction de la membrane muqueuse tout entière et s'étendre aux tissus sous-jacents.

Les produits sécrétés se modifient en même temps ; la sécrétion, transparente d'abord, puis opaline et visqueuse, enfin muco-purulente et purulente, peut être ou simple où virulente. Enfin, dans un dernier degré, nous trouverons les orifices des glandules utérines ulcérées. Toutes ces affections ont été confondues sous le nom de *flueurs blanches*, de *catarrhe utérin*, expressions commodes qui expriment en deux mots le produit d'une foule d'altérations très différentes.

Les *flueurs blanches* pouvant être constituées par les sécrétions mélangées du vagin et de la muqueuse utérine, il est bien important de distinguer les produits de ces deux organes : la sécrétion du vagin est laiteuse ; celle de l'utérus est albumineuse. Du reste, la distinction est très aisée à faire, souvent même à la simple inspection de la vulve. Il n'est pas rare, en effet, de constater, dans les

(1) Bien que le temps consacré à ces leçons ne m'ait pas permis d'aborder l'histoire des affections de l'utérus, j'ai cru devoir reproduire ici une leçon sans laquelle l'étude de la blennorrhagie de la femme serait incomplète. Les élèves, et même les médecins les plus expérimentés, ayant souvent l'occasion de se demander où finissent les flueurs blanches et où commence la vaginite, j'ai pensé que quelques pages fixeraient utilement l'esprit de mes lecteurs sur les diverses sources d'où proviennent les écoulements des organes génitaux de la femme. Je me suis d'ailleurs imposé des limites qui me feront, je l'espère, trouver grâce auprès de ceux qui me reprocheraient d'être sorti du cadre que le temps m'a tracé.

liquides qui s'écoulent deux espèces de mucus : l'un, visqueux et albumineux, qui vient du col; l'autre, plus fluide, plus aqueux, provenant des parois du vagin.

L'écoulement de mucus qui provient de l'utérus constitue le *catarrhe utérin*, expression un peu effrayante pour les femmes qui ignorent que pertes blanches et catarrhe utérin peuvent être des maladies identiques.

Quand le liquide provenant du col est incolore, il n'y a pas de symptômes locaux autres que l'hypersécrétion; pas la moindre douleur, point de chaleur, peu ou pas de prurit; seulement les femmes se plaignent de douleurs lombaires sourdes, et leur état général dénote une certaine souffrance.

Les causes de cette maladie sont souvent inappréciables. La cause organique consiste dans une irritation des glandules utérines, succédant d'ordinaire à une congestion de l'utérus. Ce qui le prouve, c'est l'augmentation des pertes blanches pendant et après la grossesse.

Les flueurs blanches sont rares avant l'âge de la puberté; elles se montrent pendant tout le temps de la menstruation, devenant plus abondantes avant et après les règles; on les observe pendant tout le temps que dure l'activité des organes génitaux, et elles disparaissent après la ménopause.

Elles sont généralement considérées comme appartenant presque exclusivement au tempérament lymphatique; on les observe pourtant chez les femmes sanguines, avec cette différence que ces dernières sont plus disposées aux affections inflammatoires. Mais on rencontre régulièrement le catarrhe utérin avec la chlorose et l'anémie. Certaines habitudes provoquent sûrement les flueurs blanches : nous voulons parler de l'onanisme, du coït prolongé et souvent répété, des excitations habituelles des organes génitaux. Les passions comprimées, les fatigues excessives de l'équitation, la tension d'esprit, l'insomnie, les veilles prolongées, doivent aussi être comprises dans l'étiologie des pertes blanches. Les climats et les habitations humides y prédisposent; il en est de même du séjour des grandes villes. Les pertes blanches sont très rares dans les campagnes et sur les bords de la mer. Parmi les aliments, le café au lait a la réputation bien établie de les provoquer.

Du reste, à un degré plus ou moins grand, presque toutes les femmes sont affectées temporairement de pertes blanches; seulement, comme cette affection ne cause ni gêne ni douleur, les médecins sont rarement consultés à ce sujet. A Lourcine, toutes les femmes de nos salles sont affectées de cette maladie. Celles qui font le plus d'excès, qui se livrent avec plus de frénésie à leurs passions désordonnées, sont les plus malades.

Je résumerai ce qui précède en peu de mots. Il y a une sécrétion normale : l'exagération peut se rapprocher de l'état physiologique, et alors le médecin est rarement appelé ; il n'intervient guère que dans les cas où la sécrétion est trop abondante, et surtout lorsqu'elle est altérée dans sa qualité. Il en est de la membrane muqueuse de l'utérus et du vagin comme de la pituitaire, dont la sécrétion peut être augmentée sans constituer précisément une maladie. La maladie n'est bien appréciable qu'au moment où le coryza se dénote par de l'enchifrènement, de la douleur ou par une hypersécrétion très considérable.

Diagnostic. — Un écoulement par le vagin étant donné, comment diagnostiquer sa nature et sa source ? C'est là un point du diagnostic qui est généralement très négligé. L'immense majorité des médecins ne me paraît se préoccuper que de l'hypersécrétion du vagin, lorsque la malade est une jeune fille, comme si le catarrhe utérin n'était possible qu'après des relations sexuelles.

C'est à cause de cela qu'avant de prendre congé de vous, j'ai tenu à vous mettre en garde contre cette tendance.

Rien d'ailleurs n'est plus facile que de distinguer le mucus vaginal du produit de sécrétion du col et du corps de l'utérus : d'abord, si en examinant le linge de la femme, on remarque qu'il est couvert de taches analogues à celles que ferait une solution d'amidon, ressemblant aux taches faites sur la chemise par le liquide prostatique ; si le mucus est filant, incolore, comme albumineux, ressemblant à du verre fondu, on est à peu près sûr qu'il provient de l'utérus ou de son col. Il ressemble beaucoup au liquide fourni à l'entrée du vagin par la glande vulvo-vaginale ; mais il est rare que cette glande en fournisse suffisamment pour induire en erreur quand elle n'est pas tuméfiée. Le liquide fourni par le vagin est laiteux et blanchâtre ; on dit aussi qu'il est acide, tandis que l'albumen utérin est alcalin. Je n'attache qu'une importance secondaire à ce signe chimique, car il s'en faut beaucoup qu'il soit toujours très tranché et facile à constater.

Pour éclairer le diagnostic, le spéculum est d'un grand secours : en isolant le col, en attendant quelques minutes, et en disant à la femme de pousser comme pour aller à la selle, on voit sourdre de la cavité utérine le liquide qui provient, soit de la cavité du col lui-même, soit de l'intérieur de l'utérus. Un bon signe pour distinguer l'origine du liquide est de comprimer les lèvres du col avec un tampon ou un pinceau : si la quantité de liquide augmente alors, on peut affirmer que l'écoulement provient de la cavité utérine.

Le pronostic n'est pas grave ; cependant la cause qui a produit le mal peut aggraver l'état local, amener une inflammation de la muqueuse utérine avec toutes ses conséquences.

Les femmes se plaignent beaucoup des pertes blanches, et, malheureusement, sans inspecter les organes génitaux, sans s'inquiéter du siége du mal, la plupart des médecins prescrivent, pour les combattre, soit des injections de tannin, soit des feuilles de noyer, etc. Que peuvent faire ces injections ? C'est tout au plus si elles agissent sur les parois du vagin ; faites au hasard, avec une force qui ne peut être calculée, elles ne dépassent jamais la cavité vaginale.

Je sais bien que l'on a soutenu devant l'Académie de médecine qu'en faisant des injections dans le vagin, il est possible de faire parvenir dans la cavité du péritoine une partie du liquide injecté ; mais il faudrait pour cela que la canule rencontrât l'orifice du col et qu'elle s'y adaptât assez exactement pour que la matière de l'injection ne trouvât d'issue que vers l'intérieur de l'utérus. Il me semble bien plus rationnel d'admettre qu'une pelvi-péritonite, ayant été méconnue, a été aggravée par une injection faite avec violence.

Quand vous avez affaire à une chlorotique, il est essentiel de traiter l'état général et de combattre la chlorose. Faites cesser les mauvaises habitudes, si le sujet y est adonné ; conseillez la vie à la campagne, l'exercice, les travaux manuels ; empêchez la patiente de rester assise et de trop travailler à l'aiguille ; soumettez le corps à des exercices propres à empêcher les déréglements de l'imagination. Surveillez l'époque des règles ; voyez si elles sont suffisamment abondantes, sans l'être trop cependant. Conseillez alors les plus grands ménagements, le repos au lit ; que la malade se tienne les pieds chauds et ait le ventre libre.

Reste à vider une question qui a bien son importance : lorsque les flueurs blanches sont constituées par une hypersécrétion du col, la cautérisation à l'aide du crayon de nitrate d'argent peut en avoir raison ; il n'en est plus de même quand elles proviennent de la membrane muqueuse du corps de l'utérus.

Si le régime, si le traitement général par les préparations de fer et de quinquina, n'ont point amené d'amélioration sensible ; si l'hydrothérapie, qui donne de bons résultats chez les chlorotiques, est restée impuissante, le chirurgien ne doit pas reculer devant une pratique qui compte plus d'adversaires que de partisans, mais qui mérite d'être réhabilitée : je veux parler des injections intra-utérines.

En vous parlant de ces injections pour les cas de blennorrhagie de l'utérus, je vous ai laissés prévoir que je ne les repousserais pas pour le traitement du catarrhe utérin.

Je n'ai point adopté cette pratique sans hésitation. Je n'ignorais pas, en effet, les objections qu'elle avait soulevées. Je savais que des accidents terribles avaient été la conséquence d'une injection intra - utérine d'eau de feuilles de noyer ; il m'était arrivé à moi-même de provoquer des signes de péritonite en injectant une solution de nitrate d'argent dans l'utérus d'une femme affectée de métrorrhagie ; mais après avoir longtemps étudié ce sujet, je me décidai à recourir à ce moyen pour mettre un terme aux flueurs blanches provenant de la cavité utérine (catarrhe utérin). Je commençai par faire des injections très faibles que je poussais avec une grande timidité, et qui, le plus souvent, ne devaient pas dépasser la cavité du col ; puis, peu à peu, je m'enhardis et j'en vins à injecter la cavité de l'utérus avec prudence, et bientôt avec la plus grande sécurité.

Après avoir pris connaissance des expériences que Vidal avait faites sur le cadavre, je compris qu'une injection serait dangereuse toutes les fois que la canule de la seringue, entrant à frottement dans l'orifice du col, ne permettrait pas au liquide injecté de revenir dans le vagin dès que la cavité de l'utérus serait à peu près pleine. En tenant compte de cette condition et du résultat des expériences, et en faisant l'injection lentement, de manière à me rendre compte exactement de la résistance que le liquide injecté rencontre, au lieu de pousser le piston brusquement, comme Vidal le conseillait, je suis arrivé à faire des injections de nitrate d'argent dans l'utérus avec autant de tranquillité d'esprit que j'en aurais pour une injection vaginale.

Si l'on tient compte de l'efficacité de ce moyen, qu'il suffit d'employer une ou deux fois pour supprimer un écoulement leucorrhéique ; si l'on considère, d'ailleurs,

que les flueurs blanches sont une cause très active d'é-
puisement et d'anémie, et que les injections vaginales
ne peuvent rien contre elles, on adoptera la pratique que
je m'efforce de faire prévaloir contre les attaques dont
elle a été l'objet.

Bien que souvent, à l'hôpital de Lourcine, j'aie pratiqué ces injections, jamais une malade n'en a ressenti une
douleur un peu vive, et toujours une amélioration très
notable (sinon la guérison) en a été la conséquence.

Pour le traitement de la leucorrhée utérine, je me contente d'un liquide contenant 5 centigrammes de nitrate
d'argent pour 100 grammes d'eau, et cela suffit.

VINGT ET UNIÈME LEÇON

TRAITEMENT DE LA VAGINITE.

SOMMAIRE. — Émissions sanguines. — Topiques émollients. — Régime. — Tampon d'alun. — Injections d'alun. — Sulfate de zinc. — Nitrate d'argent. — Nitrate de bismuth. — Copahu et cubèbe. — Bains de siége et bains entiers. — Traitement de la vaginite granuleuse. — Traitement de l'uréthrite. — Érythème résineux.

Il n'est pas impossible qu'une vaginite acquière une intensité pour laquelle il faille recourir aux émissions sanguines; mais pendant quatre ans que j'ai passés à Lourcine, je ne me suis jamais trouvé dans cette nécessité. La dilatabilité du conduit, l'extensibilité des tissus enflammés, expliquent comment la douleur produite par l'inflammation du vagin devient si rarement intolérable.

S'il fallait tirer du sang à une femme affectée de vaginite, on pourrait pratiquer une saignée du bras ou appliquer une trentaine de sangsues à l'anus. On dégorgerait ainsi le plexus veineux recto-vaginal et l'on préparerait la résolution de l'inflammation. Mais les pertes de sang sont trop funestes à la constitution des jeunes femmes pour que l'on ne doive pas donner la préférence à des moyens moins débilitants, et amenant aussi vite et aussi sûrement la guérison. Des sangsues en petit nombre feraient plus de mal que de bien; en attirant le sang dans les vaisseaux hémorrhoïdaux, elles congestionneraient le vagin et augmenteraient l'inflammation qu'elles seraient destinées à combattre. Ajoutez-à cet inconvénient que les piqûres des sangsues appliquées à l'anus deviendraient fatalement chancreuses, si un chancre du vagin ou du museau de tanche avait échappé aux investigations du médecin.

Lorsque la vaginite est très intense, quand les parois du vagin sont tuméfiées et rouges, et que du pus ou du muco-pus est sécrété par les parties enflammées, le repos au lit, des tisanes de chiendent, de mauve, de guimauve, de gomme ou de la limonade, une diète consistant en aliments légers, tels que légumes verts, œufs, viande blanche et potages, sont de rigueur. Trop souvent on permet aux malades de se livrer à leurs occupations habituelles, et à l'hôpital même j'ai trouvé chez les femmes qui viennent réclamer des soins à Lourcine des idées très contraires au régime que je crois le meilleur. La tradition veut qu'une malade atteinte de vaginite ait cinq portions d'aliments, c'est-à-dire le maximum de la nourriture accordée par l'administration. C'est avec grand'peine que j'ai obtenu du personnel de mes salles (qui n'est pas le plus soumis des hôpitaux) que les femmes affectées de vaginite aiguë fussent à une ou deux portions pendant trois ou quatre jours.

Lorsque la maladie est très intense, les injections émollientes doivent seules être employées, si l'on ne veut pas s'exposer, en employant prématurément les astringents, à augmenter l'inflammation; mais cette période d'acuité est ordinairement de très courte durée, et bientôt on peut avoir recours aux moyens véritablement héroïques. En première ligne je mets le tampon de ouate rempli de poudre d'alun. Du volume d'une grosse noix, il contient environ une cuillerée à café de cette poudre ; on l'introduit à l'aide du spéculum au fond du vagin, et autant que possible dans le cul-de-sac postérieur. On doit recommander à la malade de rester dans la position horizontale pour que le tampon ne se déplace pas. Dès le lendemain, le mucus vaginal a dissous une certaine quantité d'alun, qui forme sur les parois du vagin une sorte de pâte dont l'aspect est à peu près celui du produit de sécrétion des glandes sébacées. Chez quelques malades, l'alun dissous par le mucus produit sur la membrane muqueuse de la fourchette une action irritante, qui cause souvent une douleur que des lotions avec de l'eau tiède calment bien vite. Pour que ce traitement soit promptement efficace, le tampon doit être laissé au fond du vagin pendant cinq ou six jours ; quand on le retire, les malades se plaignent de rendre des *peaux*, qui ne sont autre chose qu'une combinaison d'alun avec le mucus et une certaine quantité d'épithélium.

J'ai souvent guéri par un seul tampon des vaginites qui avaient résisté à des injections répétées pendant quinze jours et davantage. Je regarde pourtant les irrigations vaginales comme un très bon moyen de traitement, lorsqu'elles sont faites avec intelligence et qu'elles lavent tous les points du vagin. Je ne pense pas qu'il soit nécessaire que les femmes soient couchées pour cela. Lorsque l'on veut mettre en contact avec le col de l'utérus des liquides émollients, il faut que le bassin de la malade soit placé de manière que le cul-de-sac postérieur du vagin soit la partie la plus déclive du conduit ; mais cela n'est pas utile, lorsque l'on veut par des injections laver la partie malade, la débarrasser du mucus ou du pus, et modifier sa vitalité par un liquide, tel qu'une dissolution d'alun, de sulfate de zinc ou de nitrate d'argent.

Lorsque l'on veut injecter de l'eau aluminée, on peut se servir d'eau saturée d'alun. Une cuillerée à soupe de ce sel pour un litre d'eau est la quantité que j'ai l'habitude d'employer.

Je mets de 2 à 4 grammes de sulfate de zinc pour 500 grammes d'eau.

Ces injections doivent être répétées matin et soir. Elles seraient promptement efficaces si elles étaient bien faites.

Je ne conseille jamais le nitrate d'argent en injections ; je me sers d'une solution au trentième pour badigeonner les parois du vagin. Cette petite opération ne peut être faite qu'à l'aide du spéculum. C'est un moyen très expéditif et beaucoup moins douloureux qu'on ne s'y attend avant de l'avoir expérimenté.

J'ai saupoudré le vagin avec du sous-nitrate de bismuth, de la fécule de riz, de la poudre de lycopode ; mais il faudrait répéter souvent ces applications pour qu'elles fussent très efficaces, et, vous le savez, l'introduction du spéculum est douloureuse pour les femmes affectées de vaginite.

Je ne vous ai pas encore parlé de l'administration du copahu et du cubèbe dont on retire de si bons effets pour la blennorrhagie de l'homme. C'est que ce sont là des médicaments qui n'ont pas la moindre action sur la vaginite. Vous administreriez des litres de copahu et des boisseaux de cubèbe sans modifier une blennorrhagie vaginale. Après avoir troublé les fonctions digestives de vos malades, vous seriez forcés de revenir à la médication externe. J'ai essayé le traitement interne, mais j'ai dû y renoncer bien vite.

Quelques médecins prescrivent des bains de siége souvent répétés, mais c'est une pratique que je condamne, car l'eau chaude appliquée partiellement congestionne les parties qu'elle baigne, et elle est absorbée en trop petite quantité pour avoir une action sur la masse du sang. Les grands bains, au contraire, sont très utiles, surtout lorsqu'on en profite pour faire des injections vaginales.

Comme les femmes affectées de vaginite ne sont pas toutes vertueuses, il faut tâcher de leur faire comprendre, quand on ne peut pas le leur dire sans détour, que l'abstinence des plaisirs vénériens est de rigueur.

Je n'ai pas besoin d'insister sur ce point ; mais croyez bien que quelques malades enfermées dans un hôpital trouvent encore le moyen d'entretenir leur maladie, et souvent de l'aggraver, par des manœuvres sur lesquelles vous devez vous mettre en garde, si vous ne voulez pas avoir de mécompte dans votre pratique.

Traitement de la vaginite granuleuse.

Le traitement de la vaginite granuleuse est subordonné à l'influence sous laquelle la maladie s'est développée. Lorsque les granulations coïncident avec la grossesse, il faut les combattre par un moyen expéditif qui n'oblige pas à répéter souvent l'examen au spéculum. L'introduction d'un corps plus ou moins volumineux dans le vagin d'une femme enceinte peut, en effet, provoquer l'avortement. Aussi ai-je depuis longtemps pris l'habitude de cautériser la paroi vaginale et le col de l'utérus avec

üne solution de nitrate d'argent au trentième. Cette cautérisation se pratique très aisément à l'aide d'un pinceau
de charpie qui s'applique sur tous les points de la partie
que l'on veut cautériser.

Cette petite opération, qui n'est pas douloureuse, peut
être pratiquée deux ou trois fois, si une seule ne suffit
pas ; mais comme M. Deville l'a déjà remarqué, le nitrate,
d'argent paraît être le spécifique de la vaginite granuleuse.

On peut donc, dans tous les cas, pratiquer la cautérisation comme je viens de le dire. Cependant, lorsque la
vaginite granuleuse existe chez une femme qui n'est pas
(ou qui n'est plus) enceinte, je préfère encore l'application d'un tampon d'alun, maintenu en place pendant
huit jours. Mais je n'oserais pas recourir à ce moyen dans
le cas de grossesse, à cause des douleurs que parfois il
occasionne.

Traitement de l'uréthrite.

Il me reste, pour finir la thérapeutique de la blennorrhagie, à vous parler du traitement de l'uréthrite. La
première question qui se présente à mon esprit est celle-
ci : la blennorrhagie de la femme est-elle, comme celle
de l'homme, combattue efficacement par le copahu et par
le cubèbe ? Je vous ai dit, en parlant de la vaginite, que
cette forme de la blennorrhagie ne peut être modifiée en
rien par des médicaments qui n'ont d'action qu'en se mêlant à l'urine du malade, et il n'est plus permis de douter
que ce soit là le mode d'action du copahu et du cubèbe.
Il existe dans la science des faits en assez grand nombre
pour le prouver (1).

(1) Voyez Ricord, *Lettres sur la syphilis*, p. 108.

Mais on ne voit pas pourquoi le copahu et le cubèbe n'auraient pas sur le canal de l'urèthre de la femme la même action que sur la muqueuse uréthrale de l'homme. Il faut pourtant avouer que ce que l'on ne peut pas soupçonner à priori se réalise dans la pratique. Pourquoi? Jusqu'à présent personne ne l'a dit.

Le canal de l'urèthre de la femme est beaucoup plus court que celui de l'homme; la surface mise en contact avec l'urine chargée des principes médicamenteux est donc moins étendue. L'inefficacité du copahu et du cubèbe est-elle la conséquence de la brièveté du canal? Je ne le pense pas. Je suis tenté de croire que la direction des glandules de l'urèthre en est la seule cause. Vous savez que toutes les glandules du canal de l'homme n'ont pas la même direction; la plupart ont leur orifice tourné en avant, quelques-unes l'ont dirigé en arrière.

Quand celles-ci sont seules affectées, le copahu tarit promptement l'écoulement; il échoue quand les autres sont malades, parce qu'elles ne peuvent que difficilement être atteintes par l'urine.

En étudiant l'urèthre de la femme, j'ai trouvé tous les orifices des glandes tournés vers le méat; c'est là, je n'en doute pas, la cause pour laquelle le copahu et le cubèbe ont si peu d'action sur l'urèthre de la femme (1).

______

(1) M. Cullerier a donné des soins à un malade dont le méat urinaire avait une glande analogue à celles que j'ai déjà plusieurs fois signalées. « Je donnais des soins, dit-il, à un malade affecté de blennorrhagie. L'écoulement persistant malgré un traitement régulier, je fus amené à l'examiner attentivement, et je découvris à l'entrée du méat une espèce de cul-desac que l'urine n'atteignait pas. Il était rouge, enflammé et le siége d'une sécrétion purulente abondante. Je fus obligé d'agir directement sur lui au moyen d'injections, et tout s'arrêta. » (Cullerier, p. 71.)

Je n'attache pas une grande importance à l'explication que l'on pourra donner de l'inefficacité des médicaments internes contre la blennorrhagie de la femme ; ce qu'il importe que vous sachiez, c'est que le copahu et le cubèbe n'ont que peu d'action contre cette maladie.

J'ai cru tout d'abord que si les préparations auxquelles je donne la préférence pour la blennorrhagie de l'homme étaient insuffisantes, je pourrais en employer de meilleures. J'ai donc essayé tous les modes d'administration.

Les préparations les moins inefficaces sont les suivantes :

1° *Opiat.*

Copahu............................... 40 grammes.
Cubèbe, quantité suffisante pour donner la consistance d'opiat.

Quand ce mélange est administré à une malade disposée à la diarrhée, j'ai l'habitude d'ajouter 20 grammes de sous-nitrate de bismuth.

S'il y a encore un peu de douleur dans l'urèthre, j'ajoute à l'opiat un grain d'opium.

Pour que les préparations de copahu et de cubèbe réussissent chez l'homme, il faut, vous le savez, en élever la dose dans les premiers jours, puis la diminuer successivement à mesure que l'écoulement diminue. J'ai toujours eu soin de prescrire 2 bols gros comme le bout du doigt le premier jour, 3 pour le second, 4 pour le troisième, et ainsi jusqu'à 8. Je maintenais cette dernière dose pendant quelques jours, puis je la diminuais dans la proportion que j'avais suivie pour l'augmenter.

2° *Potion Chopart.*

Copahu...............................	
Alcool rectifié......................	
Sirop de Tolu.......................	De chaque,
Eau de menthe......................	60 grammes.
Eau de fleur d'oranger...............	
Alcool nitrique.....................	8 grammes.

J'en donne de 3 à 6 cuillerées par jour. Le résultat a toujours été fort insignifiant; il se fait trop longtemps attendre pour avoir une signification favorable à l'action du copahu. Ce traitement, devant être suivi longtemps, a d'ailleurs de graves inconvénients : les malades se plaignent le plus souvent de gastralgie, de nausées, de vomissements, de diarrhées intenses, de fièvre, toujours d'anorexie, et, dans quelques cas, d'une éruption qui a quelquefois été prise pour un accident de la blennorrhagie elle-même.

Ce ne sont pas les seules préparations que j'aie employées.

J'ai eu recours au copahu et au cubèbe isolément; je les ai mêlés; je les ai administrés sous forme de bols, en potion, en lavements, et j'ai presque toujours échoué à tarir complétement l'écoulement.

Si vous n'étiez pas prévenus de la différence d'action de ces médicaments chez l'homme et chez la femme, vous seriez exposés à prendre envers vos malades un engagement que vous ne pourriez pas tenir.

Comme, d'un autre côté, pendant le traitement il faut cesser les bains pour que les médicaments qui agissent en se mêlant à l'urine soient plus efficaces, on se trouve ainsi privé d'un moyen que je regarde comme indispensable,

24

surtout lorsqu'une vaginite intense accompagne l'uréthrite. Ajoutez à cela un autre inconvénient : l'intensité
de l'inflammation est singulièrement diminuée par des
tisanes prises en grande quantité, ou, si vous voulez,
par l'eau qui est absorbée dans le tube digestif et sort par
l'urèthre; eh bien! il faut que les malades boivent peu
pour que leur urine soit, relativement à sa quantité,
chargée d'une plus grande proportion du principe actif
du copahu.

Je viens de vous parler de l'éruption résineuse provo-
quée par l'abus du copahu. Permettez-moi une digression
qui ne sera pas sans quelque utilité.

C'est un érythème qui ressemble beaucoup à la roséole, mais sa coloration rouge est plus vive. Il fait une
saillie plus marquée au-dessus de la peau ; les taches sont
plus confluentes. Il disparaît rapidement dès qu'on cesse
l'emploi du copahu.

C'est cet exanthème qui, pris pour une roséole, a fait
croire à certains praticiens que la blennorrhagie donnait
lieu aux accidents constitutionnels de la syphilis.

Quelques personnes ont affirmé que le copahu est sans
action sur la blennorrhagie quand il produit l'érythème.
Je ne doute pas que l'insuffisance de ce médicament n'ait
coïncidé avec l'éruption résineuse dans le traitement de
l'uréthrite chez la femme ; mais le copahu m'a paru
n'avoir jamais plus d'action sur l'écoulement uréthral de
l'homme que dans les cas où l'érythème s'était produit.

La *térébenthine*, qui, à la dose de 2 à 4 grammes par
jour, a une certaine efficacité contre l'uréthrite de
l'homme, ne produit absolument aucun effet chez la
femme.

J'en puis dire autant de l'eau de goudron. Une femme pourrait absorber la quantité de goudron qu'il faut pour calfeutrer un navire sans guérir son uréthrite, si elle ne faisait pas autre chose.

Les seuls moyens réellement utiles sont ceux qui consistent à agir directement sur le canal de l'urèthre. Si nous les citons dans l'ordre où ils doivent être employés, nous indiquerons d'abord les *bains*.

Comme je suis intimement convaincu que la blennorrhagie uréthrale de la femme a son principal siége dans les glandules qui avoisinent le méat urinaire, je regarde les bains comme un des moyens les plus sûrs de combattre cette inflammation. J'ai donné des soins à une femme mariée qui, ne pouvant faire d'injections qui eussent taché son linge, ou qui eussent exigé qu'elle confiât son état à sa mère ou à une femme de chambre, se guérit en deux semaines par des bains pris chaque jour pendant deux ou trois heures.

Quand la sécrétion uréthrale a beaucoup diminué, les bains alcalins ou sulfureux peuvent triompher d'un écoulement qui a résisté aux bains simples.

Si vous vous souvenez de ce que je vous ai dit des symptômes de l'uréthrite chez la femme, vous comprendrez qu'il en est peu d'assez intenses pour exiger l'emploi des sangsues. Les émissions de sang ne peuvent être utiles que dans les cas où l'inflammation, se propageant vers la vessie, donne naissance aux symptômes si pénibles de la cystite.

Dans ce cas, après les sangsues, les applications de cataplasmes émollients et les bains prolongés sont de rigueur.

Quand l'uréthrite est chronique, et c'est l'état où l'on a le plus souvent l'occasion de l'observer, on tire grand profit des injections astringentes d'alun, de sulfate de zinc, de tannin, de sous-acétate de plomb, etc. (Voyez les notes à la fin du volume.)

Mais quand on veut agir promptement et modifier l'inflammation de manière qu'elle ne soit plus contagieuse, c'est aux injections de nitrate d'argent qu'il faut avoir recours.

Le chirurgien devant faire lui-même ces dernières injections, il est bon d'être prémuni contre les inconvénients des seringues ordinaires de verre : le piston, bouchant incomplétement le corps de pompe, laisse passer au-dessus de lui la solution qui vient vous inonder les mains et les noircir pour une huitaine, si vous ne vous empressez pas de vous laver avec une solution concentrée d'iodure de potassium.

On peut, sans doute, augmenter la dose du nitrate d'argent, mais quoique la cautérisation de l'urèthre de la femme n'ait pas les inconvénients que l'on observe chez l'homme, je pense qu'il vaut mieux ne faire qu'une cautérisation peu profonde. J'ai souvent réussi avec une injection de 5 centigrammes de nitrate d'argent dissous dans 30 grammes d'eau.

Il y a aussi quelques cas dans lesquels il faut recourir à un moyen plus énergique. J'ai, en effet, rencontré des uréthrites qui ne cédaient ni aux bains, ni aux injections. Il faut alors introduire un crayon de nitrate d'argent dans toute la longueur de l'urèthre, en ayant soin de ne pas l'y laisser plus de quelques secondes.

Si l'écoulement n'a d'autre siége que les deux longues

glandules qui s'ouvrent près du méat urinaire, il faut y faire une injection avec une seringue munie d'une canule assez fine pour y entrer.

Si vous avez recours à la cautérisation de l'urèthre par le crayon de nitrate d'argent, il faut que vous soyez prévenus que, le plus souvent, cette petite opération, qui est très douloureuse, est souvent suivie d'un suintement de sang qui peut durer vingt-quatre heures.

Je n'ai recours à ce moyen que dans quelques cas exceptionnels. Une femme du monde vint un jour me consulter pour une blennorrhagie. La vaginite avait disparu sous l'influence des bains et des injections; mais un écoulement uréthral persistait, et dans quelques jours le mari de cette dame devait arriver.

J'avais déjà employé le crayon de nitrate d'argent, j'en connaissais les avantages et les inconvénients; je les fis connaître à ma malade, et comme rien ne l'effrayait autant que la pensée qu'elle pourrait être encore malade dans quatre jours, elle me pria de la cautériser. Je tenais à ne pas faire une opération inutile. Aussi l'introduction du nitrate d'argent lui causa-t-elle une vive douleur; quelques gouttes de sang tachèrent bientôt son linge; je lui prescrivis un bain qui calma la douleur. J'en ordonnai un autre le lendemain, et quatre jours après la cautérisation, il ne restait plus qu'un suintement presque incolore qui disparut quarante-huit heures plus tard.

Les injections de nitrate d'argent à haute dose et les cautérisations à l'aide du crayon sont sans danger chez la femme. Il n'en est pas de même chez l'homme. Je vous l'ai déjà dit, mais je veux vous dire pourquoi.

C'est que, lorsqu'une vive inflammation s'empare de

l'urèthre, elle s'étend facilement au tissu érectile sous-jacent à la membrane muqueuse, et comme cette extension est d'autant plus facile que la masse de tissu érectile est plus considérable, le bulbe caverneux est une cause de rétrécissement qui n'existe pas chez la femme.

Ajoutez à cela que toute action violente sur la membrane muqueuse de l'urèthre de l'homme peut propager l'inflammation par les conduits éjaculateurs jusqu'aux épididymes, et vous comprendrez que le traitement dont je viens de vous parler n'a pas le même danger que si on l'employait contre l'uréthrite du sexe qui n'est pas admis à Lourcine.

N'oubliez pas pourtant qu'on ne doit jamais y avoir recours que dans des cas exceptionnels.

VINGT-DEUXIÈME LEÇON

VÉGÉTATIONS.

Sommaire.—Forme variée des végétations.— Crêtes de coq.—Choux-fleurs.
— Siége. — Causes et nature des végétations. — Influence de la grossesse.— Polypes de l'urèthre.

Pour beaucoup de médecins, les végétations sont un
accident syphilitique. Nous discuterons bientôt leur nature et leur origine ; pour le moment elles ne seront pour
nous que des productions qui résultent de l'hypertrophie
partielle du derme.

Les végétations ont une forme qui varie à l'infini :
tantôt elles sont filiformes, tantôt irrégulièrement arrondies, tantôt aplaties et dentelées sur leur bord (crêtes de
coq), tantôt elles forment des tumeurs à forme fram-
boisée ; souvent, en se réunissant, elles constituent une
masse qui a la plus grande ressemblance avec un chou-
fleur : elles peuvent être alors, soit réunies sur un pédicule commun, soit isolément implantées sur la peau.

On les rencontre sur la vulve, aux grandes et aux
petites lèvres, au clitoris et sur ou dans son capuchon,
à l'orifice du vagin, près des caroncules myrtiformes.
Elles siégent aussi sur la peau qui avoisine le vagin, sur
le col de l'utérus, à l'anus, à l'orifice de l'urèthre, à la
base de la langue, au voile du palais, à la luette, au
larynx.

Tantôt elles naissent d'emblée ; tantôt elles succèdent à des plaques muqueuses, dont elles sont une des fréquentes transformations.

Quand elles naissent d'emblée, c'est le plus souvent près du bord adhérent des petites lèvres qu'elles débutent. Elles présentent alors l'aspect de papilles allongées, fines, déliées, délicates ; elles sont d'un rouge vif au début ; elles ne causent aucune douleur, c'est à peine si elles donnent lieu à du prurit. Disposées à la file les unes des autres, elles forment une ligne semi-circulaire ; quand elles ont l'aspect que je viens de vous indiquer, leur hauteur est à peu près d'un tiers de centimètre. A mesure qu'elles se développent, leur sommet s'arrondit, puis se divise et se subdivise à l'infini. Bientôt, au lieu d'être acuminées, elles s'hypertrophient, se gonflent et deviennent douloureuses. Dans quelques cas elles forment de petites tumeurs turgides ressemblant par leur couleur à des tumeurs érectiles.

Lorsqu'elles sont volumineuses, la malade peut à peine marcher ; tout frottement lui est insupportable ; elle a de la peine à s'asseoir et ne peut rester que dans le décubitus dorsal, les jambes demi-fléchies.

Quand elles résultent de la transformation des plaques muqueuses, on voit ces dernières se dessécher, se fendiller, s'élever et devenir végétantes ; il y a comme des granulations dans les segments qui sillonnent leur surface ; à mesure que la tumeur prend du développement, les fentes de la superficie deviennent plus profondes et circonscrivent une série de petits ramuscules aboutissant à une boule terminale et turgescente.

Les végétations ont un volume fort variable ; elles peuvent atteindre la grosseur d'une tête d'enfant, couvrir la vulve et gêner la miction. C'est surtout pendant la grossesse que l'on observe ces masses énormes de végétations.

Quelquefois, quoique très volumineuses, elles ne couvrent pas la vulve tout entière ; bornées aux grandes lèvres, sur lesquelles elles peuvent former des tumeurs du volume du poing, elles laissent libre l'entrée du vagin.

Dans d'autres cas, elles sont disséminées et peu volumineuses. Ce sont alors de véritables verrues de la muqueuse ; sèches quand elles sont d'un petit volume, elles deviennent humides en s'accroissant ; dans leurs interstices, on observe bientôt un suintement de matière sébacée, presque liquide et d'une odeur repoussante.

Les végétations prennent ordinairement naissance sous l'influence de l'action irritante des produits d'une sécrétion morbide. On ne sera pas étonné de leur fréquence plus grande chez la femme que chez l'homme, si l'on étudie les conditions de leur développement dans les deux sexes. L'homme a des organes génitaux dont la sécrétion normale est peu abondante ; quand il est affecté d'uréthrite, il est facile d'isoler la peau et de l'empêcher d'être en contact avec le muco-pus provenant de la membrane muqueuse enflammée. Chez la femme, au contraire, la vulve, le vagin, ont, à l'état normal, une sécrétion très active ; quand ces parties s'enflamment, le mucus ou le pus qui résulte de l'inflammation baigne les grandes et les petites lèvres, coule sur la fourchette, sur l'anus, et y séjourne pendant un temps qui est en rapport avec les soins de propreté. Les parties baignées par cette humeur macèrent et s'excorient ; les papilles, mises à nu, s'enflamment, s'hypertrophient et constituent les végétations.

La congestion sanguine qui se fait dans les organes génitaux externes pendant la grossesse est aussi une des causes qu'il faut invoquer pour expliquer la fréquence des végétations chez la femme. L'obstacle au retour du sang veineux des grandes et des petites lèvres, du périnée et de l'anus, nous explique comment les papilles se gorgent de sang et végètent.

Je vous ai déjà dit, je crois, en vous parlant des plaques muqueuses, combien il est difficile de guérir les maladies de la vulve chez une femme enceinte.

La nature des végétations n'est pas syphilitique. Les causes irritantes les plus diverses produisent cet accident local, qui reste toujours une manifestation limitée au point où elle s'est développée et qui ne dénote jamais une contamination constitutionnelle. C'est une hypertrophie des papilles du derme. Autrefois on pensait que toutes les papilles étaient nerveuses ; aujourd'hui, on a démontré qu'il existait des papilles dans lesquelles l'élément vasculaire se retrouvait seul. On a vu enfin qu'il y en avait dont la substance était composée d'un stratum conjonctif avec nerfs et vaisseaux. Cette structure des papilles explique pourquoi certaines végétations causent une vive douleur à la moindre irritation, tandis que d'autres sont turgescentes et véritablement érectiles.

M. Ollier et M. Robin prétendent que les papilles vasculaires sont seules susceptibles de s'hypertrophier. Mais l'élément nerveux est bien démontré par la sensibilité dans les papilles hypertrophiées qui constituent ce que je vous ferai connaître bientôt sous le nom de polypes de l'urèthre. Ces végétations sont du volume d'un grain de chènevis, d'une couleur rouge cerise et d'une sensibilité telle, qu'elles empêchent les malades d'uriner, et que même pendant l'anesthésie chloroformique du reste du corps, la moindre pression sur ces parties cause encore une douleur très violente.

Les végétations peuvent se flétrir, se détacher, et guérir ainsi spontanément. Ce phénomène se remarque surtout après la grossesse ; à cette époque, elles se détachent par morceaux, après avoir résisté à tous les moyens employés jusque-là.

Les récidives ne sont pas rares, surtout chez les femmes qui, n'ayant pas des soins suffisants de propreté, laissent en contact, avec les parties qui ont été malades, les produits de sécrétion du vagin et de la vulve. Cette cause a une activité exceptionnelle, lorsqu'une blennorrhagie survit à l'apparition des premières végétations ; il est alors presque impossible de devenir maître de ces productions qui repoussent au fur et à mesure qu'on les coupe.

On a dit que les végétations sont contagieuses : à mon avis, elles ne le sont pas plus que les verrues ; seulement il faut bien distinguer les végétations ordinaires de celles qui sont le résultat de plaques muqueuses transformées, car dans ce dernier cas il peut y avoir confusion dans l'esprit des observateurs.

Le traitement consiste à détruire les végétations par l'excision ou la cautérisation. L'excision se pratique à l'aide de ciseaux courbés sur le plat. Cette petite opération est trop simple pour que j'aie besoin de la décrire. A mesure qu'on excise une végétation, on cautérise avec le nitrate d'argent la plaie qui en résulte. Il faut rejeter l'excision lorsque les végétations sont très vasculaires, et ne l'entreprendre que lorsque le pédicule est mince. Le meilleur instrument pour détruire les grandes masses de végétations est l'écraseur, dont on passe la chaîne autour de la partie que l'on veut enlever, de manière qu'elle ne porte pas sur la peau. En agissant autrement, on donnerait lieu à une cicatrice difforme, et, lorsque les végétations ont leur siége sur les bords de l'orifice vulvaire, à un rétrécissement qui gênerait les fonctions de l'organe, le coït et l'accouchement. On fait marcher la chaîne avec lenteur, quand les végétations sont très vasculaires ; en la serrant d'un cran par demi-minute, on arrive assez vite à une section complète, sans avoir exposé les malades à des hémorrhagies qui peuvent être difficiles à arrêter.

La cautérisation est le moyen auquel on a le plus généralement recours pour détruire les végétations. Permettez-moi de vous dire en quelques mots ce que je pense des divers procédés de cette méthode.

Le fer rouge est effrayant pour les malades ; il ne cautérise que superficiellement, à moins qu'on n'éteigne plusieurs fers sur les parties que l'on veut détruire. Il faut en effet tenir compte de l'action réfrigérante du sang qui s'écoule des parties cautérisées, la température de ce liquide étant très inférieure à celle qu'il faut pour rougir le fer.

Si ce mode de cautérisation n'était qu'effrayant, on pourrait recourir à la méthode électrique de M. de Middeldorpf. Mais, malgré la possibilité d'entretenir le fer à une température très élevée, j'ai renoncé à ce mode opératoire, tant à cause des résultats obtenus qu'en raison des difficultés de la préparation de la pile.

L'acide acétique cristallisable agit d'une manière très curieuse sur les végétations : il dissout l'épiderme ; on voit blanchir la tumeur, qui peu à peu se pèle et laisse suinter quelques gouttes de sang brunâtre. L'étui épidermique des papilles vasculaires est détruit comme il le serait par une longue macération dans l'eau. L'application de l'acide acétique est si peu douloureuse, que l'on a pensé qu'elle agissait plutôt par dissolution que comme caustique ; mais c'est une erreur.

L'acide nitrique anhydre est un caustique sûr et énergique. Dès qu'il a été appliqué, on voit jaunir les portions touchées. Il faut bien prendre garde de le laisser agir au delà des végétations. Pour cela, on isole de la peau environnante par de la charpie sèche les parties que l'on veut cautériser, et l'on n'emploie pas une trop grande quantité d'acide.

La douleur est assez vive sur le moment : elle peut durer quelques heures, mais avec le temps son intensité diminue. Il est à remarquer que la malade s'habitue peu à peu aux cautérisations, et préfère le caustique le plus énergique, bien qu'elle ait à souffrir plus vivement.

Je vous recommande d'avoir recours à l'un de ces deux acides, lorsque vous aurez détruit une partie des végétations par l'écraseur, et qu'il vous faudra détruire des parties qui auront échappé à l'instrument.

Je rejette l'acide sulfurique, qu'on pourrait employer seul ou mélangé avec du charbon ou du safran sous forme de pâte. Je préfère de beaucoup aussi les caustiques précédents à l'acide chromique, agent terrible qui cautérise instantanément, au point que le pinceau de charpie s'enflamme et se carbonise. Ce que je reproche à l'acide chromique, c'est la douleur intolérable qu'il cause : je l'ai vue durer plusieurs jours à un tel degré d'acuité, que les malades ne pouvaient ni manger ni dormir. Ajoutez à cela une céphalalgie intense, des nausées, des vomissements qu'on a souvent de la peine à arrêter, et qui s'accompagnent de défaillances, de diarrhées très abondantes, accidents dénotant un empoisonnement qui épuise les malades déjà anémiées, soit par la gestation, soit par des pertes de sang, soit enfin par la douleur, et vous comprendrez pourquoi je proscris l'emploi de l'acide chromique, et pourquoi je m'en tiens, le plus souvent, comme je vous le disais, aux acides nitrique et acétique.

Un mot, avant de finir, sur la prétendue spécificité de la sabine, dont la poudre est vantée depuis deux cents ans. Je l'ai employée seule ou bien mêlée à l'alun, sans jamais en avoir constaté l'efficacité. Il en est de même des cautérisations avec le nitrate d'argent, qui sont à peine assez énergiques pour desquamer les végétations et qui les irritent sans les détruire.

POLYPES DE L'URÈTHRE.

En vous rappelant la disposition anatomique du canal de l'urèthre de la femme, je vous ai parlé d'une saillie que forme la membrane muqueuse sur la paroi inférieure de ce conduit, et qui s'étend jusqu'au bord du méat urinaire. Cette saillie peut s'hypertrophier au point de ressembler à une petite végétation.

Elle proémine alors entre les lèvres du méat, et sa coloration, d'un rouge vif, attire promptement l'attention du médecin. Dans l'immense majorité des cas, cette exubérance partielle de la membrane muqueuse de l'urèthre au niveau du méat urinaire existe à la paroi inférieure du canal, et paraît n'être autre chose que l'hypertrophie de ce que j'ai appelé le verumontanum de la femme. On la rencontre pourtant quelquefois sur la paroi opposée, ce que l'on reconnaît en la circonscrivant avec un stylet dont l'extrémité n'est arrêtée qu'au niveau de son implantation.

Cette hyertrophie de la membrane muqueuse ne constitue pas une maladie réelle; mais elle peut être prise pour une végétation ou pour un polype par un médecin inexpérimenté.

D'une couleur rouge qui tranche sur le reste de la vulve, elle s'avance vers le bord opposé à celui sur lequel elle est implantée; elle peut atteindre le volume du bout du petit doigt, sauf qu'elle ne cause ni douleur, ni chaleur, ni démangeaison. Aussi je repousse la qualification de *polype* qui lui a été donnée. Les polypes du méat urinaire de la femme ont des caractères qui ne permettent pas de les confondre avec cette hypertrophie partielle qui ne s'accompagne d'aucune sensation.

L'orifice de l'urèthre peut être le siége de végétations ressemblant à celles que nous avons décrites pour la vulve. Je n'ai rien à ajouter à ce que j'ai dit à ce sujet; en ce point, comme ailleurs, elles sont rarement isolées ; dès qu'il en existe une, on en voit bientôt d'autres apparaître dans le voisinage. Il n'en est pas de même pour les polypes qui se développent isolément. Une femme n'en a ordinairement qu'un; du moins je n'en ai jamais vu davantage, et je n'ai pas trouvé dans la science d'observation contraire à cette opinion. Il y a bien des végétations multiples du méat urinaire, mais je les distingue de la maladie dont nous nous occupons en ce moment. Quant aux polypes que Nicod a indiqués comme existant dans l'urèthre de l'homme, la haute sagesse de Boyer en a fait justice depuis longtemps. S'il existait des polypes de la partie profonde de la membrane muqueuse de l'urèthre, ils n'auraient pas la forme indiquée par Nicod et ne se laisseraient pas entamer par une sonde.

Depuis quelques années on a décrit des polypes qui peuvent être considérés comme types d'une forme que j'appellerai *polypes indolents*. Ils prennent naissance, à peu de distance du méat urinaire, sur la membrane muqueuse de l'urèthre ; d'abord à peine visibles, ils finissent par sortir du canal, et alors ils apparaissent sous la forme d'une petite masse de chair rouge, saignant facilement, d'une grosseur qui peut atteindre celle d'une cerise. Quand ils ont acquis ce volume, ils ont ordinairement un pédicule qui s'amincit et s'allonge à mesure que le

reste de la tumeur augmente. Dès qu'ils sont assez gros
pour oblitérer une grande partie du canal, ils gênent l'excrétion de l'urine, et les malades ont la sensation que
provoque un corps étranger ; mais ces polypes n'ont que
la sensibilité d'une partie vivante n'ayant qu'un épithélium insuffisant pour les protéger contre le frottement.

Le toucher n'y éveille pas de douleur vive.

Il existe dans la science quelques observations incontestables de cette espèce de polype. M. Velpeau, dès 1839,
avait parlé d'une femme affectée d'un polype de l'urèthre
qui avait le volume d'une noisette. Cette petite tumeur
piriforme, rouge, peu consistante, proéminait au dehors
du canal et était implantée à quatre lignes du méat : c'est
là un cas bien incontestable de polype. Depuis cette
époque, quelques faits non moins authentiques ont été
publiés, soit dans des journaux, soit dans des brochures.
M. Thore a donné, dans la *Gazette des hôpitaux* de 1847,
une observation identiquement semblable à celle de M. Velpeau : piriforme, violacée, du volume d'une cerise, la
tumeur saignait au moindre contact, et son implantation
avait lieu à 8 ou 9 millimètres de profondeur dans l'urèthre. La malade de M. Thore avait quarante-trois ans.
On a observé cette affection chez quelques autres femmes
d'un âge mûr, mais le plus souvent elle se développe de
vingt-cinq à trente ans.

Je n'ai point l'intention de vous résumer toutes les
observations de cette espèce de polypes. Roux, da Carmin,
Schutzenberger, et d'autres encore, en ont publié qui
n'ajouteraient rien à la description succincte que je viens
de vous en faire. Permettez-moi seulement de vous mettre
en garde contre une tendance, assez générale aujourd'hui,

à voir plus de polypes de l'urèthre que je ne puis en admettre ; car je suis convaincu que l'hypertrophie partielle
de la membrane muqueuse (dont je vous parlais il n'y a
qu'un instant) a, plus d'une fois, été prise pour un polype.

Les polypes indolents dont nous venons de nous occuper constituent une espèce essentiellement différente
d'une autre sur laquelle je veux appeler votre attention.

Polypes douloureux. — De même que l'on admet des
papilles *vasculaires* et des papilles *nerveuses,* on pourrait admettre des polypes uréthraux avec prédominance,
soit de l'élément vasculaire, soit de l'élément nerveux.
Les micrographes n'ont pas encore établi cette distinction, mais je ne doute pas qu'elle ne soit admise, quand
avec le microscope on aura étudié les polypes dont il me
reste à vous entretenir.

D'un rouge vif, mais non violacé, ils ne saignent pas,
même lorsqu'on les touche ; tandis que les polypes *indo-*
lents peuvent atteindre le volume d'une cerise ou d'une
noisette, les polypes douloureux ne sont qu'exceptionnel-
lement susceptibles d'acquérir de grandes dimensions ; je
n'en ai jamais vu qui fussent plus gros qu'un pois chiche.
Leur caractère, en quelque sorte pathognomonique, est
leur sensibilité excessive. Le moindre contact y éveille
une douleur tellement vive, qu'il est très-difficile de les
toucher pour en apprécier la consistance. J'en ai vu dont
l'hyperesthésie résistait même à l'action du chloroforme.
Une jeune fille affectée d'un de ces polypes, étant à la
veille de se marier, consulta mon ami le docteur Jacob,
qui voulut bien me demander mon avis. Ayant soumis
la malade aux inspirations du chloroforme, nous réussîmes
à éteindre la sensibilité de la surface cutanée de tout le

corps ; mais quand nous voulûmes toucher le polype pour l'exciser, la jeune fille poussa un cri qui nous indiqua de la manière la plus incontestable que ce point du corps s'était soustrait à l'anesthésie. Les bonds qu'elle faisait nous obligèrent à continuer l'action du chloroforme, mais vainement ; car la polype ne perdit rien de sa sensibilité, et nous fûmes forcés de l'exciser et d'en pratiquer la cautérisation au milieu des mouvements les plus violents de la malade.

Cette variété de polype est beaucoup plus rare que la précédente ; je n'en ai jusqu'ici rencontré que chez trois femmes : toutes les trois étaient âgées d'une vingtaine d'années ; la plus jeune avait à peine dix-neuf ans, la plus âgée n'avait pas encore vingt-cinq ans.

Pronostic des polypes. — Les polypes de l'urèthre, quel que soit l'élément anatomique qui les distingue, ne constituent pas une maladie très grave. Ceux qui sont indolents peuvent, par leur volume, gêner la miction ; mais le sang qui s'en écoule est, ordinairement, en trop petite quantité pour produire une hémorrhagie. Si vous ajoutez que, de nos jours, on n'admet pas la transformation des polypes en cancer, vous reconnaîtrez que le pronostic de cette affection est à peu près sans gravité. Il en est de même des polypes douloureux, qui n'ont d'autre inconvénient que celui qui résulte de leur sensibilité excessive.

Quoique les polypes de l'urèthre soient sans danger pour la vie, l'incommodité qu'ils causent, impose au chirurgien l'obligation d'en débarrasser les malades le plus promptement possible.

Traitement. — Quand ils sont pédiculés, on peut être

tenté d'avoir recours à la ligature. C'est une petite opération d'une telle simplicité, qu'il est inutile de la décrire.
Le polype étant attiré au dehors, rien n'est plus facile que
de jeter un fil autour de son pédicule. On a, comme pour
toutes les ligatures, employé tantôt un fil de lin, tantôt un
fil métallique. Dans ce dernier cas, quelques chirurgiens se
sont servis d'une canule serre-nœud, pour tâcher d'arriver
sur la partie la plus profonde du pédicule. L'observation
démontre que par cette méthode on n'extirpe pas le mal
dans sa racine, et que bientôt le polype se reproduit.
Cet inconvénient nous dispense d'en rechercher d'autres.

L'excision éveille naturellement la crainte d'une hémorrhagie. Mais si l'on a présentes à l'esprit les opérations
par lesquelles on excise les plus gros polypes implantés
dans le col de l'utérus, sans qu'il y ait une grande perte
de sang, on redoutera peu cet accident, puisque dans la
maladie qui nous occupe le pédicule du polype étant peu
considérable, l'hémorrhagie doit être encore moins à
craindre.

On peut donc pratiquer l'excision ; mais par cette méthode les malades sont-elles à l'abri de la récidive ? Non,
pas plus que par la ligature. Les auteurs citent bien des
faits de guérison radicale par cette méthode. Ainsi M. Velpeau dit s'en être bien trouvé chaque fois qu'il y a eu
recours ; seulement il termine le paragraphe relatif à
cette maladie en disant : « Tout porte à croire que l'excision et la *cautérisation*, qui m'ont toujours réussi, en sont
le véritable remède. » D'un autre côté, des chirurgiens
ont vu les polypes se reproduire après l'excision simple.

Il ne suffit donc pas d'exciser le pédicule, il faut cautériser la surface saignante qui résulte de l'excision. Pour

cela, le crayon de nitrate d'argent suffit; on le laisse en contact avec la plaie pendant une demi-minute, ce qui est suffisant pour arrêter le sang qui s'écoule et s'opposer à la reproduction de la maladie.

On a conseillé l'emploi du *speculum auris* pour mieux voir l'implantation du polype. Je n'ai jamais eu besoin de cet instrument dont l'introduction serait presque impossible dans les cas de polype douloureux. Pour les polypes indolents, il suffit de les attirer au dehors de manière à tendre leur pédicule; introduisant alors dans l'orifice de l'urèthre, sur la paroi d'insertion, les branches légèrement écartées de ciseaux pointus, on détache le polype d'un seul coup. Je crois même que l'on pourrait faire l'excision en dehors du méat, sans s'exposer à la récidive, en ayant la précaution de cautériser deux ou trois fois ce qui reste du pédicule.

HYPERTROPHIE DE L'URÈTHRE.

J'ai eu l'occasion d'observer une maladie très bizarre, que l'on pourrait confondre avec les végétations du méat urinaire, et que j'ai cru pouvoir rapporter à une hypertrophie de l'urèthre. Pour vous en donner une idée, je vous demande la permission de vous résumer ici l'observation de ce cas, qu'un de mes externes, M. Robert, a recueillie avec soin.

La nommée Euphrasie H..., couturière, âgée de vingt-cinq ans, demeurant à Montmartre, entra à l'hôpital de

Lourcine dans mon service, le 16 février 1860, pour des plaques muqueuses à la vulve, accident dont l'apparition remontait, d'après la malade, à trois semaines environ.

Les plaques muqueuses ne présentaient rien d'extraordinaire; elles coïncidaient avec la pléiade ganglionnaire, caractéristique, et le fait ne mériterait pas d'être cité, si nous n'avions été frappé de l'existence d'une tumeur existant au niveau du méat urinaire, et faisant en dehors de cet orifice une saillie d'un centimètre environ.

D'une couleur uniformément rouge dans toute son étendue, ronde et de la largeur d'une pièce d'or de dix francs, cette saillie était remarquable par sa surface, qui était lisse au lieu d'être granuleuse, comme le sont les végétations. La muqueuse qui la recouvrait se continuait sans ligne de démarcation, d'une part avec celle de l'intérieur de l'urèthre, et, d'autre part, avec celle de la vulve; je diagnostiquai une hypertrophie des parois de l'urèthre. L'existence du méat au centre de la tumeur me parut encore de nature à confirmer mon diagnostic.

Cette tumeur était, en effet, très différente des végétations, qui peuvent bien naître de tout le pourtour de l'orifice de l'urèthre, mais qui ne forment jamais un tout aussi uniforme et aussi continu. Lisse et polie à sa surface, la tumeur dont il s'agit avait la forme du bourrelet formé par le prépuce dans la maladie connue sous le nom de paraphimosis. Elle ne pouvait pas être confondue avec un polype. Les polypes, en effet, naissent d'un point unique de la membrane muqueuse de l'urèthre, et jamais, je pense, on n'en a vu qui eussent le méat urinaire à leur centre.

Dans le fait dont il s'agit, cet orifice central était assez développé pour que la dernière phalange du petit doigt y entrât tout entière. Ainsi la dilatation de l'urèthre avait été la conséquence de l'hypertrophie de ses parois.

C'est là un fait sans doute bien étrange, car je ne crois pas que les annales de la science renferment une observation semblable.

Dans un mémoire de Potron, médecin de Gibraltar, on trouve des exemples de prolapsus de la membrane muqueuse de l'urèthre, mais rien qui ressemble à l'hypertrophie de tous les éléments des parois uréthrales.

Si j'avais pu douter de la nature de cette tumeur, sa turgescence pendant la miction m'eût bientôt fait reconnaître que le tissu érectile des parois de l'urèthre n'était pas étranger à sa composition. On observait le même phénomène à l'époque des règles.

L'apparition de cette tumeur avait été précédée de la douleur dans le canal de l'urèthre. C'est après avoir souffert pendant deux mois en urinant, que la malade s'aperçut qu'elle avait quelque chose d'anormal à la vulve. Il résulte des renseignements qu'elle nous donna qu'à cette époque elle avait une blennorrhagie.

Comme cette hypertrophie causait une assez grande gêne; comme, d'un autre côté, elle semblait s'accroître, je résolus d'en débarrasser la malade.

Deux méthodes opératoires se présentèrent tout naturellement à mon esprit : l'excision et la cautérisation. Je rejetai la cautérisation, craignant de causer un rétrécissement du méat. Je pensai, au contraire, que l'excision produirait dans les parois de l'urèthre un dégorgement très utile. Mais si l'excision était avantageuse en permettant de limiter d'une manière précise la perte de substance et en dégorgeant la partie restante des parois, il était indispensable de trouver un mode opératoire à l'aide duquel on pût prévenir l'hémorrhagie. En conséquence, je choisis l'excision à l'aide de l'*écraseur*.

Saisissant la tumeur avec une érigne, je l'attirai à moi, et, pour plus de solidité, je la serrai avec un fil double, qui servit à l'un de mes aides à la maintenir ; puis, passant la chaîne de l'écraseur derrière l'érigne et la ligature, je fis l'excision au niveau du vestibule.

L'opération fut peu douloureuse ; elle ne dura que quelques minutes, et pourtant l'écoulement de sang fut peu considérable. Peut-être l'eût-il été davantage si je ne m'y étais opposé par une compression momentanée exercée sur la plaie, car déjà l'urine contenue dans la vessie était fortement colorée en rouge, ce que je reconnus par le cathétérisme.

Pour prévenir une hémorrhagie, je tamponnai le vagin avec des boulettes de charpie, de manière à comprimer l'urèthre d'arrière en avant, mais pas assez pour qu'une sonde ne pût pas être introduite dans la vessie.

L'examen de la partie enlevée nous fit reconnaître la justesse de notre diagnostic. C'était, en effet, et ce n'était que les parois de l'urèthre dont les éléments étaient agrandis. Le tissu spongieux était aussi développé qu'il l'est dans la portion bulbeuse de l'urèthre de l'homme.

Une sonde à demeure ayant été appliquée, on fit un traitement simple avec un linge imbibé d'eau froide, et bientôt la malade sortit de l'hôpital, guérie de la syphilis et débarrassée de son infirmité.

J'ai laissé de côté tout ce qui, dans cette observation,

est relatif au traitement des plaques muqueuses, ne voulant pas distraire votre attention de l'objet sur lequel je tenais à la fixer ; qu'il me suffise de vous dire que les accidents locaux de la syphilis avaient déjà cédé au traitement interne et à la cautérisation, lorsque je pratiquai l'excision de la tumeur hypertrophique.

VINGT-TROISIÈME LEÇON

SOMMAIRE. — Siége. — Fréquence. — Distinction de la vulvite sébacée. — Acne simplex. — Acné varioliforme. — Exdermoptosis. — Influence des règles. — Diagnostic de l'acne simplex.

L'*acné* est une maladie constituée par l'inflammation des glandules de la peau ; on la rencontre sur tous les points du corps où ces glandules ont un certain développement. A ce titre, les organes génitaux devraient en être fréquemment le siége. Nulle part, en effet, la matière sébacée n'est sécrétée plus abondamment que sur le scrotum, dans le pli génito-crural, dans l'interstice des grandes et des petites lèvres.

Mais l'hypersécrétion n'est pas la seule condition de l'existence de l'acné. Pour constituer cette maladie, il ne faut pas seulement que les follicules sécrètent anormalement, il faut encore que le produit de sécrétion soit retenu dans la cavité de l'organe sécréteur, ou que les parois de cette petite glande soient hypertrophiées. Chez la femme, la sécrétion exagérée des glandules sébacées des grandes lèvres, des nymphes et du voisinage du clitoris est souvent liée à une inflammation que je vous ai indiquée en vous parlant de la *vulvite sébacée;* ce n'est point là de l'acné proprement dite, si, pour que les glandules constituent cette maladie, il faut que, d'une manière ou d'une autre, ils deviennent saillants au-dessus du tégument dans lequel ils sont implantés; on observe rarement cette saillie sur les nymphes de la femme et sur le gland de l'homme. Pourquoi l'acné sébacée est-elle rare dans cette région, et est-elle fréquente au pourtour du nez, par exemple? On pourrait trouver plus d'une raison à cela. La première est, à mon sens, la fluidité du sébum sur le tégument muqueux des nymphes, de la face interne des grandes lèvres, du pourtour du clitoris, etc., plus grande que celle des glandules cutanées ; la seconde raison est, je crois, que les petites glandes des grandes et des petites lèvres sont moins lobulées que celles de la peau.

L'acné proprement dite forme de petits boutons saillants que nous diviserons en deux classes très différentes l'une de l'autre. Nous décrirons successivement l'*acne simplex* et l'*acne varioliforme*.

Acne simplex.

L'acné proprement dite, l'*acne simplex*, se montre assez fréquemment sur la face externe ou cutanée des grandes lèvres, sur le pénil, dans le pli génito-crural, ou dans le voisinage de ces parties.

Étiologie. — Les causes sous l'influence desquelles cette petite maladie se développe sont : 1° une prédisposition provenant d'une exagération naturelle du système des glandules sébacées ; 2° l'excitation fréquente des organes génitaux ; 3° tout ce qui peut produire la stase du sang dans cette région ; 4° le défaut de soins, le contact prolongé des produits de sécrétion de la vulve avec les orifices des glandules sébacées, et par suite l'obstacle à l'excrétion du sébum.

L'acné apparaît quelquefois à la vulve d'une manière périodique, à l'époque des règles.

Symptômes. — Sur les organes génitaux comme sur les autres régions du corps, l'acné débute par une petite saillie qui rougit à sa base et dont le sommet ne tarde pas à blanchir : c'est l'acné simple à sa période d'acuité ; la douleur est à peu près nulle quand il n'y a qu'une ou deux pustules d'acné. Si la maladie devient un peu confluente, il se développe de la chaleur dans la partie malade, puis une sensation de cuisson qui alterne avec la démangeaison.

Diagnostic. — Cette petite affection n'a réellement d'intérêt qu'au point de vue du diagnostic. Elle est en effet sans gravité, et sa guérison arrive bien vite quand les malades veulent se soumettre au traitement dont je vous parlerai dans un instant.

L'acné pourrait être confondue avec un chancre naissant qui aurait son siége sur la peau voisine de la vulve ; mais il ne peut y avoir de doute qu'au début de la maladie ; car si c'est un chancre mou, son sommet se creuse, tandis que la pustule d'acné reste saillante. Si cette pustule s'ouvre, elle ne s'ulcère pas, tandis que dès le surlendemain de la naissance du chancre, l'ulcération a déjà envahi sa base ; l'erreur ne paraît pas plus facile pour un chancre infectant qui, très promptement, acquiert des dimensions que n'atteignent pas les pustules d'acné.

Le diagnostic présente bien plus de difficultés pour les papules muqueuses, surtout quand il s'agit de la récidive de cet accident syphilitique. Dans ce dernier cas, en effet, il n'est pas rare de voir naître quelques papules isolées dans le pli génito-crural, et il en est parfois qui ressem= blent beaucoup à de l'acné. Disons, toutefois, que cette ressemblance diminue à mesure que l'on apprend par l'ex- périence à mieux saisir les caractères distinctifs des diffé- rentes lésions de la vulve. Les pustules de l'acné sont d'un rouge plus net ; celles des plaques muqueuses prennent très vite une teinte qui n'est précisément ni celle de la chair de jambon, ni celle du cuivre, mais qui lui est propre et que l'on apprend bien vite à reconnaître. D'ail- leurs, l'acné a une forme conique ; la plaque muqueuse s'étale et s'aplatit, à moins qu'elle ne devienne végétante, cas dans lequel il ne peut plus y avoir de doute relative- ment au diagnostic dont il s'agit.

Il faut s'habituer à bien saisir ces caractères différen- tiels, car dans les cas de récidive de plaques muqueuses à la vulve, il peut se faire qu'il n'y en ait plus ni à la gorge, ni à la bouche, et que les pléiades ganglionnaires aient perdu, sous l'influence d'un traitement antérieur, la consistance et le développement sur lequel j'ai beau- coup insisté en vous faisant l'histoire de ce symptôme de la syphilis. Disons pourtant que c'est souvent à l'isthme du gosier et à la langue que l'on trouve les premières plaques muqueuses dans le cas de récidive, et que, le plus ordinairement, si les ganglions ont diminué de volume, ils conservent une induration qui suffit pour déceler l'in- fection syphilitique.

Le diagnostic exige que l'on ne procède pas à l'examen des parties génitales avec un esprit prévenu. Il peut se faire, en effet, que sans analyser suffisamment les saillies rouges que l'on découvre sur la vulve en même temps qu'un écoulement vaginal, on ne soit trop enclin à voir dans cette coïncidence une preuve d'une affection syphilitique.

Quand l'acné devient chronique, ses pustules acquièrent une consistance qui diffère essentiellement de celle du chancre induré, mais qui pourraient éveiller des doutes dans les cas où la pustule d'acné, à moitié guérie, n'a plus de caractères bien tranchés.

On voit assez fréquemment, chez les femmes qui n'ont pas soin de leur personne, des papules disséminées sur le pubis et sur la peau qui avoisine les grandes lèvres. Ces papules, moins grosses que les plus petites pustules d'acné, sont le plus souvent déchirées à leur sommet, et constituent ce que l'on a appelé *prurigo pedicularis*, parce que cette maladie est produite par les *pediculi pubis*.

Avec un peu d'attention, on ne confondra jamais cette maladie avec l'acné.

Pronostic. — J'ai déjà dit que l'acné de la vulve n'a pas de gravité. Bien moins tenace dans cette région qu'au visage, cette maladie cède le plus souvent dans un temps qui varie de deux à quatre septénaires; mais elle a longtemps de la tendance à reparaître.

Traitement. — Dans les cas où la maladie est récente, on en triomphe facilement par des lotions d'eau de savon fréquemment répétées.

Les bains simples pour la période d'acuité; les bains alcalins quand la maladie est devenue chronique, sont un des moyens les plus efficaces auxquels on puisse avoir recours.

Il faut éviter l'application de corps gras, tels que le cold-cream et la glycérine. Les pommades sont contre-indiquées pour cette raison, quel que soit le principe actif qu'elles contiennent. J'en excepterais toutefois celles qui ont pour but de provoquer la suppuration des follicules sébacés. La pommade la plus efficace pour atteindre ce but est celle qui contient 1 gramme de chloro-iodure de mercure pour 30 grammes d'axonge ; mais son emploi doit être réservé pour les couperoses du visage qui résistent à tous les autres moyens.

Jusqu'ici je n'ai pas encore rencontré d'acné de la région vulvaire qui ait réclamé ce traitement.

Je conseille les lotions d'eau légèrement aromatisée aux femmes qui sont exposées à des retours de cette maladie. Un peu de vinaigre de Bully, de lait virginal, ou même d'eau de Cologne, que l'on mêle à l'eau des lotions, rafraîchit les organes génitaux et contribue à prévenir une éruption de pustules d'acné.

Les soins de propreté que réclament la conformation de la vulve et les fonctions qui lui sont dévolues, sont encore plus indispensables aux femmes qui sont sujettes à l'acné. J'ai vu une malade de la salle Saint-Louis, ayant peut-être une centaine de pustules sur les grandes lèvres et sur la peau de la surface interne et supérieure des cuisses, qui guérit en moins de sept jours par les bains et les lotions qui étaient jusque-là chose inconnus pour elle.

Acné varioliforme.

Longtemps méconnue, cette maladie n'a été bien étudiée que depuis l'époque où M. Huguier la fit connaître sous le nom peu euphonique d'*exdermoptosis des follicules vulvaires*. C'est pourtant une affection que l'on rencontre très-fréquemment à la vulve et sur la peau voisine des cuisses et au ventre. Je n'ai point dressé de statistique qui m'autorise à établir la fréquence relative de l'acné varioliforme à la vulve et sur le reste du corps ; mais si mes souvenirs ne me trompent pas, je crois pouvoir affirmer que nulle part on ne la rencontre plus fréquemment qu'à la vulve ou dans son voisinage.

J'ai vu assez fréquemment, sur les grandes lèvres et sur la peau du haut des cuisses, une douzaine de follicules constituant l'acné varioliforme. M. Huguier en a rencontré jusqu'à vingt dans la région ano-vulvaire d'une malade de l'hôpital de Lourcine.

Anatomie pathologique. — L'acné varioliforme a son siége dans les glandules sébacées. Elle est constituée par l'agglomération de la matière sécrétée renfermée dans les parois distendues de la glande. Pour comprendre comment se fait cette distension, il faut étudier la disposition anatomique des glandules sébacées qui ne sont point formées, comme beaucoup de personnes le croient encore, par un simple tube terminé en cul-de-sac. Quand on les examine au microscope, on reconnaît qu'elles sont constituées par six ou huit lobules s'abouchant dans un conduit excréteur. Comme les lobules sont allongés et que leur cul-de-sac est plus large que l'extrémité qui répond au conduit excréteur, on comprend avec quelle facilité l'accumulation de matière sébacée doit se produire dans les culs-de-sac, dès que la sécrétion augmente, puisqu'il n'y a qu'un conduit excréteur pour les six ou huit lobules, et que l'orifice de ces organes sécréteurs est plus étroit que leur extrémité opposée.

Si vous admettez que sous une influence quelconque,

la sécrétion augmente, vous comprendrez qu'il arrive un instant où l'orifice de la glande doit paraître fermé par rapport à la masse de matière qui est contenue dans sa cavité.

Lorsque M. Huguier décrivit l'*exdermoptosis*, il considéra cette maladie comme étant formée uniquement par de la matière sébacée. Depuis cette époque, comme vous pouvez le voir dans les leçons de M. Hardy, on y a constaté l'existence de *spores* contenues dans des tubes ramifiés, où elles apparaissent sous la forme de *points blancs*, *sphériques* ou *ovoïdes* d'un volume variable.

M. Hardy a vu encore, dans la matière constituant l'acné varioliforme, des granulations arrondies et luisantes, qu'il croit n'être autre chose que de la graisse, et des corps carrés ou losangiques de volume inégal, qui seraient des débris d'épiderme.

L'élément le plus important de cette masse sébacée est sans contredit la *spore*, qui est l'organe de reproduction des cryptogames.

Symptômes. — L'acné varioliforme apparaît sous la forme d'une petite saillie qui varie du volume d'une tête d'épingle à celui d'une très petite lentille. Sa couleur est à peu près celle de la peau, si ce n'est qu'elle a parfois une teinte plus blanche. Dans quelques cas elle est légèrement rosée et comme transparente. Sa forme, qui lui a valu le nom sous lequel M. Bazin l'a désignée et sous lequel elle est généralement connue, est celle d'une pustule de varioloïde, ombiliquée à son centre, résistant sous le doigt qui la presse, et entourée d'une peau parfaitement saine.

On dit que la pression en fait sortir de la matière sébacée. Cela est vrai pour un certain nombre de cas, mais cette excrétion est assez souvent impossible, à moins que l'on ne comprime assez vigoureusement pour écraser la saillie et causer ainsi une douleur assez vive. Soit que j'aie eu peur de faire souffrir les malades, soit que la pression exercée par moi n'ait pas été faite comme il convient, je suis obligé de reconnaître que j'ai rencontré des boutons d'acné varioliforme dont je n'ai pas pu exprimer le contenu avant d'y avoir fait une ponction.

Cette maladie ne s'accompagne ni de douleur, ni de démangeaisons. Il y a pourtant quelques malades qui éprouvent une sensation de prurit qui les porte à écorcher avec les ongles les glandules hypertrophiées.

L'acné varioliforme, comme vous le voyez, n'est ni une pustule, ni une papule, ni un tubercule. Si l'on pouvait la comparer à quelque chose, c'est à une tanne qu'elle ressemblerait. L'acné, comme la tanne, est en effet constituée par de la matière sébacée, seulement la saillie de l'acné est au-dessus du niveau de la peau, tandis que la tanne se développe dans l'épaisseur du derme.

Il me semble que dans l'acné varioliforme c'est surtout dans le canal excréteur de la glande que s'opère l'accumulation de la matière sébacée qui, se trouvant près de la surface de la peau, a une tendance naturelle à faire saillie au dehors ; dans la tanne, au contraire, je crois que le dépôt de matière sébacée est plus considérable dans les lobules de la glande que dans son conduit.

Je sais bien que toute la glande sébacée est comme rejetée au dehors dans l'acné varioliforme ; mais voici comment je m'explique ce déplacement : la matière sébacée, en s'accumulant dans le conduit excréteur de la glandule, exerce une compression sur les lobules qu'elle aplatit et qu'elle entraîne à mesure qu'elle se porte à la surface du derme.

Quoi qu'il en soit, ces deux maladies qui se développent dans les glandules sébacées, diffèrent essentiellement l'une de l'autre par leur volume, la tanne étant susceptible d'acquérir des dimensions considérables. Dans l'une et dans l'autre, un point noir peut indiquer l'orifice fermé du canal excréteur de la glandule malade; dans l'acné varioliforme, ce point, le plus souvent, n'est pas sensiblement coloré.

Quand l'acné varioliforme est récente, les petites saillies qu'elle forme à a surface de la peau ont ordinairement leur base plus large que leur sommet. Si l'on abandonne la maladie à elle-même, la matière sébacée, en s'accumulant, donne à la petite poche qui l'enveloppe une forme globuleuse, et quelquefois même il y a des boutons qui deviennent pédiculés.

Cette maladie résulte d'un défaut d'harmonie entre l'excrétion et la sécrétion. Elle n'est point inflammatoire, mais l'inflammation peut se développer dans les glandules qui en sont le siége. Cela arrive plus vite pour l'acné varioliforme de la vulve que pour celle des autres parties du corps, à cause du contact avec les liquides irritants qui baignent les organes génitaux des femmes qui n'ont pas de grands soins de propreté.

L'inflammation s'emparant des glandules, une petite suppuration s'y établit, la peau se crève, la matière sébacée s'écoule, la petite saillie s'affaisse, et est bientôt remplacée par une cicatrice qui paraît gaufrée quand on l'examine à la loupe, mais qui souvent est à peine visible à l'œil nu.

Lorsque l'acné a acquis un volume considérable avant

de se vider, il peut se faire qu'une espèce de poche flasque, pédiculée, succède à la saillie que formait l'accumulation de matière sébacée. Les auteurs qui se sont occupés de cette maladie pensent assez généralement que c'est là ce que Bateman a décrit sous le nom de *molluscum contagiosum*.

Cette qualification du dermatologiste anglais me rappelle une propriété de l'acné varioliforme que j'allais oublier, et qui pourtant a bien son importance.

Je veux parler de la contagion. C'est à M. Caillaux, interne de l'hôpital des Enfants, que revient l'honneur d'avoir rappelé cette faculté de l'acné varioliforme, qui paraît avoir été bien connue de Bateman.

Je serais tenté de croire qu'il faut des conditions spéciales pour que la contagion s'exerce. J'ai, en effet, tenté vainement d'en faire naître sur le dos de mes mains, en y écrasant le contenu enlevé d'un bouton d'acné, et je n'ai jamais réussi. Peut-être n'aurais-je pas échoué si j'avais expérimenté sur la peau du cou, sur celle des paupières, en un mot, sur une peau plus fine que celle des mains.

Ce qui est vrai, c'est qu'à l'hôpital des Enfants, deux ou trois petits malades ayant été atteints d'acné varioliforme, la maladie se propagea vite à presque tous les enfants de la salle. Mais à l'hôpital de Lourcine, où nous avons eu l'occasion d'observer bien des faits d'une autre espèce de contagion, nous n'avons jamais vu la transmission de l'acné d'une malade à une autre.

On dit qu'à l'hôpital Saint-Louis il y a eu des exemples incontestables de contagion. M. Hardy, par exemple, raconte qu'une des malades de ses salles transmit cette maladie aux deux infirmières qui lui donnaient des soins ; il dit aussi avoir observé l'acné varioliforme sur le sein d'une nourrice dont l'enfant avait de petites saillies semblables sur les points du visage qui, dans l'acte de l'allaitement, devaient être en contact avec les boutons de la malade.

L'acné varioliforme peut rester stationnaire pendant plusieurs années. Je ne peux m'expliquer ce fait qu'en admettant la suppression de la sécrétion de la matière sébacée, sous l'influence de la pression que le sébum accumulé exerce sur les lobules de la glande malade.

Étiologie. — L'âge paraît avoir une influence bien marquée sur la fréquence de la maladie. L'acné varioliforme a en effet une grande prédilection pour la jeunesse ; on l'observe rarement chez les sujets arrivés à l'âge mûr.

La maladie se développe de préférence sur les parties du corps où la peau est la plus fine. Aussi est-ce sur le haut des cuisses, sur le ventre, sur le périnée, sur le cou, sur les paupières et sur les joues qu'on l'observe le plus souvent.

Diagnostic. — La première fois que cette maladie se présente à l'observation d'un médecin qui n'a pas une connaissance approfondie des affections vénériennes, elle doit nécessairement lui causer quelque embarras.

Elle ne ressemble pourtant pas aux plaques muqueuses qui peuvent bien présenter une petite dépression à leur centre, mais qui, bientôt, s'étalent de manière que toute erreur soit impossible. La couleur des plaques muqueuses est d'ailleurs d'un rouge cuivré ou d'une teinte violacée, tandis que les boutons de l'acné varioliforme sont blancs ou opalins.

L'acné diffère encore plus des chancres; elle n'a pu réellement en imposer que pour des végétations.

Ressemblant beaucoup aux verrues, les saillies de l'acné doivent en effet éveiller dans l'esprit de l'observateur inexpérimenté la pensée qu'elles appartiennent à la classe des végétations; elles en diffèrent pourtant, non-seulement par leur constitution anatomique, mais encore par leur aspect extérieur. Tandis que les saillies de l'acné sont blanches, les végétations ont une teinte plus ou moins rougeâtre. L'acné est ombiliquée; les végétations, quand elles sont petites, se terminent en pointe; quand elles sont volumineuses, il n'y a plus de confusion possible. Si l'on effleure avec les ciseaux la surface d'un bouton d'acné, on découvre à l'intérieur une petite sphère de matière sébacée; si l'on coupe la pointe d'une végétation, on fait une plaie saignante qu'il est impossible de méconnaître.

On a pourtant commis des erreurs bien regrettables. Ainsi, M. Huguier raconte qu'une jeune femme vint le consulter pour savoir à quoi s'en tenir sur une affection vulvaire qu'un médecin lui avait dit être une maladie vénérienne. Au premier coup d'œil, M. Huguier reconnut l'acné varioliforme.

On dit aussi que cette maladie a pu en imposer pour une varioloïde; mais cette erreur doit être bientôt reconnue, puisque dans un cas il y a des symptômes généraux qui font complétement défaut dans l'autre. D'ailleurs, ce n'est pas l'acné vulvaire, mais l'acné faciale qui pourrait donner l'idée d'une variole. Si la malade était couchée pour une maladie fébrile, en apercevant les boutons ombiliqués du visage, le médecin serait exposé à se prononcer trop vite. Quand on découvre l'acné vulvaire, les malades sont ordinairement sans fièvre , et l'on n'est guère exposé à supposer une varioloïde.

Traitement. — Ayant reconnu que la matière sébacée se dissout dans l'ammoniaque, M. Cazenave prescrit les lotions ammoniacales contre l'acné varioliforme. M. Bazin emploie les bains alcalins et les lotions avec le mélange suivant :

Eau commune...	500 grammes.
Carbonate de potasse	4 grammes.

M. Bazin prescrit encore des frictions avec une pommade contenant 3 grammes de carbonate de potasse pour 30 grammes d'axonge.

L'huile de cade en frictions lui inspire aussi une grande confiance.

Le traitement par les bains et par les frictions peut certainement triompher de l'acné varioliforme, mais c'est un moyen long et gênant. On arrive au même but d'une manière plus sûre et plus prompte en excisant la peau des boutons d'acné pour extraire la matière sébacée qui y est contenue. C'est le moyen conseillé par M. Huguier dans son mémoire sur l'*exdermoptosis ;* c'est celui auquel j'ai eu constamment recours. On peut, ou bien exciser les boutons à leur base, ou bien les ouvrir pour faire sortir leur contenu.

Quand l'acné est pédiculée, le premier procédé peut convenir; il n'en est plus de même lorsque les boutons ont une base large. Dans ce dernier cas, la cicatrice serait plus grande que lorsqu'on a recours au second procédé. S'il n'y avait qu'un bouton d'acné, la cicatrice aurait peu d'importance; il n'en est plus de même lorsqu'il y en a un certain nombre.

J'ai habituellement recours à une excision très super-ficielle : avec des ciseaux courbés sur le plat, j'excise le sommet du bouton, sans toucher à son contenu que j'aper-çois très-distinctement après l'excision de ce petit lam-beau de peau.

Je me sers ensuite d'une des lames des ciseaux pour énucléer la petite masse sébacée que je m'efforce d'enle-ver sans ouvrir le sac dans lequel elle est enveloppée.

Après cette petite opération, je presse avec un doigt sur la plaie, et je maintiens cette légère compression pen-dant quelques secondes, pour mettre en contact la peau et les parties sous-jacentes.

La réunion se fait par première intention, ou bien il y a un suintement séreux qui précède la formation d'une petite croûte sous laquelle la cicatrisation s'opère.

Il ne faut pas croire que ce soit une opération doulou-reuse; on peut la faire sans que les malades s'en doutent. Elles ont bien une sensation désagréable, comme serait celle que cause une piqûre d'épingle, mais non celle à laquelle elles s'attendraient, si on leur parlait de section avec des ciseaux.

Ce n'est point une opération sanglante, car on ne peut pas donner ce nom à celle qui fait sortir du réseau veineux une ou deux gouttelettes de sang.

Bien que j'aie toujours vu la maladie guérir sans retour par l'excision des boutons de cette espèce d'acné, plu-sieurs auteurs très recommandables conseillent un traite-ment général; les tisanes amères, les préparations ferru-gineuses, les purgatifs, en modifiant la constitution des malades, peuvent, dit-on, prévenir une récidive.

Si, comme on l'a soutenu depuis quelques années, l'acné varioliforme est due à un cryptogame, si ses boutons renferment des spores, on comprendrait l'influence d'une médication qui tendrait à détruire ces organes de reproduction. Il me paraît donc convenable de prescrire des bains alcalins, et surtout des bains sulfureux; mais, je le répète, j'ai toujours guéri mes malades par l'excision du sommet des boutons et par l'énucléation de leur contenu.

VINGT-QUATRIÈME LEÇON

ESTHIOMÈNE DE LA RÉGION ANO-VULVAIRE.

Il existe une maladie qui n'est bien connue que depuis
l'époque où M. Huguier publia son remarquable travail
sur l'*esthiomène*, ou *dartre rongeante de la région vulvo-
anale.*

Déjà M. Bazin, en 1843, avait eu l'occasion de traiter
cette maladie pour laquelle ce médecin distingué avait
cru devoir pratiquer l'amputation des petites lèvres qui
étaient le siége de l'affection. Mais comme Desruelles,
alors interne de M. Bazin, publia l'observation de ce fait
sous le titre d'*hypertrophie particulière de la vulve*, on
ne peut, ce me semble, contester à M. Huguier l'honneur
d'avoir donné à l'ulcère scrofuleux des organes génitaux
de la femme la qualification qui lui convient, et de lui
avoir assigné la place qu'il doit occuper dans la nosologie.

L'esthiomène de la région ano-vulvaire n'est point une
maladie fréquente.

Je n'en ai vu qu'un cas en quatre ans, et la plupart des
médecins de l'hôpital de Lourcine n'ont pas été aussi heureux que moi.

M. Huguier, lorsqu'il publia son mémoire (février 1848),

avait besoin de prouver que ce qu'il appelait esthiomène de la vulve était une maladie semblable à celle que l'on observe fréquemment à la face. Il crut trouver une confirmation de son diagnostic dans l'anatomie des parties affectées, et il s'étonne, dans ses premières pages, de ce que les *nombreuses et profondes analogies* qui existent entre l'organisation de la région vulvo-périnéale et celle du visage n'aient pas éveillé l'attention des pathologistes : « Dans ces régions qui forment, dit-il, les deux pôles de l'axe organique, où se produisent les plus vives sensations et où viennent se refléter les émotions, les besoins les plus secrets, nous trouvons une peau mince, fine, délicate, pourvue d'un épiderme pelliculaire, d'un très grand nombre de vaisseaux artériels, veineux et lymphatiques, d'une quantité innombrable de follicules sébacés, pilifères, de glandes sudoripares, de conduits sudorifères, ainsi qu'un réseau nerveux qui enlace dans ses mailles multipliées les plus petits reliefs, les moindres enfoncements du tégument de ces régions, etc. »

J'avoue que l'existence de l'esthiomène de la vulve aurait encore besoin de m'être démontrée, si M. Huguier n'avait invoqué que cette analogie et celle qui existerait entre les fonctions de la face et les fonctions de la région vulvo-périnéale.

J'ai été bien plus convaincu par la description des symptômes de la maladie que par les considérations empruntées à l'anatomie et à la physiologie. Si vous lisez le mémoire de M. Huguier, vous aurez comme moi la conviction que l'esthiomène vulvaire est une maladie réelle, et si vous avez l'occasion de l'observer, vous ne pourrez nier qu'elle ait été parfaitement décrite.

Avec mon prédécesseur à l'hôpital de Lourcine, nous admettrons les trois espèces principales admises pour le visage : 1° esthiomène qui détruit en surface ; 2° esthiomène qui détruit en profondeur ; 3° esthiomène hypertrophique.

Je conserve le mot *esthiomène* employé par Alibert, parce qu'il a été préféré par M. Huguier à celui de *lupus*, qui est plus généralement adopté pour désigner cette maladie lorsqu'elle a son siége à la face.

I. *Esthiomène superficiel.* — Cette espèce se développe le plus souvent sur la face externe des grandes lèvres, dans les plis génito-cruraux, au périnée et sur le mont de Vénus. M. Huguier distingue deux variétés d'esthiomène superficiel : dans l'une, il y a des tubercules très distincts les uns des autres, ou confluents et se confondant par leur base ; dans l'autre, la peau est rouge, sans qu'elle soit le siége de tubercules. La première variété constitue l'esthiomène *tuberculeux ;* la seconde, l'esthiomène *érythémateux.*

A. *Esthiomène superficiel tuberculeux.* — Cette forme est caractérisée par de petites saillies le plus ordinairement indolentes, d'une rougeur obscure ou violacée ; en les touchant, il est facile de reconnaître à leur consistance qu'elles ne renferment ni pus, ni tout autre liquide. Au début de la maladie, ces saillies paraissent affecter exclusivement la couche la plus superficielle du derme ; elles constituent l'élément pathologique connu en dermatologie sous le nom de *tubercules.*

Ordinairement arrondis, plus larges que hauts, les tubercules de l'*esthiomène* ou *lupus* sont assez bien limités quand ils sont de date récente; mais bientôt la peau voisine participe plus ou moins à l'injection vasculaire qui les constitue; tantôt de larges surfaces cutanées les séparent : tantôt au contraire, la maladie est concentrée dans un point que les tubercules recouvrent presque entièrement.

En disant qu'ils sont indolents, j'ai voulu rappeler que le toucher n'y détermine pas de sensation pénible ; mais tandis que quelques malades éprouvent une démangeaison désagréable, il y en a d'autres qui, sous l'influence d'une excitation quelconque, locale ou générale, ressentent de temps en temps une chaleur cuisante qui devient une véritable douleur.

Au bout d'un temps extrêmement variable, mais qui est au moins de quelques mois, les tubercules, après s'être recouverts de squames lamelleuses, s'ulcèrent à leur sommet. L'ulcération est précédée d'un peu de ramollissement de la partie la plus superficielle, où se dépose une espèce de lymphe trouble qui n'est pas encore du pus ; quand le travail ulcératif a commencé, il continue d'une manière plus ou moins lente, transformant les saillies tuberculeuses en ulcères excavés dont la profondeur est variable. Tantôt ces ulcères restent bornés au derme, dont ils peuvent même ne pas atteindre la partie profonde; tantôt ils s'étendent assez profondément pour que leur fond repose sur le tissu cellulaire sous-cutané. Leur couleur est d'un rouge foncé, et la peau qui les entoure devient de plus en plus violacée. La surface ulcérée est granuleuse, et M. Huguier dit qu'elle a l'aspect du *velours grossier, connu généralement sous le nom de velours d'Utrecht.*

Elle saigne facilement, mais le sang qui s'en écoule n'est pas abondant, à moins qu'on n'en provoque l'écoulement par le frottement ou par l'application d'un corps irritant.

Le liquide sécrété par ces ulcères est en petite quantité ; c'est une espèce de sérosité trouble plutôt que du pus.

L'extension de la maladie se fait tantôt par le développement de nouveaux tubercules qui ont la même marche que les premiers, tantôt par l'agrandissement des ulcères déjà existants.

Souvent les premiers ulcères se guérissent à mesure qu'il s'en forme de nouveaux ; la maladie rampe d'un point à un autre, de manière à mériter la qualification d'esthiomène *serpigineux*.

B. *Esthiomène erythémateux.* — C'est cette espèce d'esthiomène que Biett a décrite sous le nom d'*érythème centrifuge*. Cet habile observateur se trompait en croyant qu'elle n'est pas susceptible d'affecter d'autres parties que la peau du visage, et je crois que M. Cazenave est le premier qui ait fait rentrer cette maladie dans la classe des lupus.

Caractérisé au début par une petite saillie qui a plutôt l'apparence d'une papule que d'un tubercule, l'esthiomène érythémateux se manifeste bientôt sous la forme de plaques lamelleuses d'une couleur rouge foncée et un peu saillantes au-dessus du niveau de la peau. Dans quelques cas, la maladie commence par une plaque dont les bords s'étendent à mesure que le centre se guérit. C'est sur ce caractère que Biett avait fondé sa dénomination d'érythème centrifuge. Souvent aussi les plaques se développent en même temps ou successivement, suivant une ligne plus ou moins régulière.

C'est la forme de lupus la plus superficielle; elle ne produit ni douleur, ni chaleur; le plus souvent même elle n'occasionne de démangeaison que dans des circonstances particulières, comme à l'époque des règles, pendant le coït, etc. Les parties qui ont été le siége de l'esthiomène ressemblent aux cicatrices qu'une brûlure superficielle du derme laisse après elle; tendue et luisante, la peau est violacée ou bleuâtre; souvent alors elle est d'une sensibilité plus grande qu'à l'état normal, quand on la touche. On n'a pas d'ailleurs observé que les cicatrices d'esthiomène fussent susceptibles d'être affectées de névralgie.

II. *Esthiomène qui détruit en profondeur.* — Cette forme d'esthiomène commence par la rougeur et le gonflement de la peau. Il y a aussi de la douleur, contrairement à ce que nous avons observé pour l'esthiomène qui ne s'étend qu'en surface. Dans les points où la peau a rougi et s'est tuméfiée, apparaissent bientôt de petites ulcérations qui s'étendent autant en profondeur qu'en largeur; ce travail ulcératif se fait sourdement, sans que les malades en aient d'abord conscience, parce que les points ulcérés se recouvrant de croûtes que l'on s'empresse d'arracher, on est porté à croire que cet arrachement est la cause de l'extension de la maladie.

La marche de cette variété d'esthiomène n'est pas toujours la même; au lieu de détruire lentement les parties qu'elle affecte, cette maladie peut envahir les tissus profonds avec une rapidité désespérante. Ainsi, M. Cazenave dit avoir vu le nez d'une malade presque entièrement rongé en dix ou douze jours. Ne vous étonnez donc pas si , à la région vulvaire, vous voyez cet esthiomène, que M. Huguier a appelé *perforant*, ulcérer la peau et les tissus sous-jacents avec une rapidité qui ne peut être comparée qu'à la destruction produite par les chancres phagédéniques.

J'ai eu, dans la salle Saint-Louis, une femme affectée d'un esthiomène de la vulve et de l'entrée du vagin, qui, après s'être développé lentement pendant plusieurs mois, gagna subitement en profondeur et en largeur, disséquant le vagin, le rectum, détruisant tous les tissus de cette région jusqu'à la branche ascendante de l'ischion dont le périoste disparut dans l'ulcération. On peut affirmer que dans le dernier mois de l'existence de cette femme, l'absorption ulcérative se fit dix fois plus vite que dans les mois précédents.

Cet esthiomène peut être la terminaison de la forme qui, pendant longtemps, n'a détruit qu'en surface. Ces deux variétés peuvent exister en même temps sur la même femme, et souvent les malades affectées de lupus à la région vulvaire ont aussi le visage rongé par cette affreuse maladie.

Tandis que l'esthiomène superficiel a une prédilection marquée pour la peau, la forme dont nous nous occupons envahit promptement les membranes muqueuses. M. Huguier dit même ne l'avoir observée que sur les *parties cachées des organes génitaux externes*. Son siége de prédilection, ajoute-t-il, est le vestibule, le méat urinaire, l'orifice du vagin celui de l'anus et la fourchette.

Cette différence relativement aux parties affectées suffirait seule pour distinguer les deux formes d'esthiomène dont nous nous sommes occupés jusqu'ici, si le mode d'extension n'établissait pas déjà une distinction profonde entre ces deux variétés. Tandis que l'esthiomène qui détruit en surface ne dépasse guère le derme, celui qui détruit en profondeur pénètre entre le vagin et le rectum, dissèque les organes d'une manière irrégulière, laissant des lambeaux de peau, irréguliers et flottants, qui donnent à la partie malade l'aspect le plus repoussant. Cette dernière variété pourrait être appelée *esthiomène disséquant*.

Quelle que soit la rapidité de la marche de l'esthiomène, l'ulcère a des bords blafards, violacés, peu saillants, mais cependant épais. Son fond est grisâtre et granuleux; les tissus qui l'avoisinent sont comme boursouflés, d'où résulte souvent le rétrécissement des orifices du rectum et du vagin.

Nous avons vu que le début de l'esthiomène qui détruit en profondeur s'annonce par de la douleur. Eh bien! chose curieuse, quand la maladie a détruit profondément les tissus, il peut arriver que la sensibilité soit presque éteinte. M. Huguier, que je me plais à citer à cause de l'importance de ses travaux, dit que les malades souffrent peu ou point : la fatigue, le coït, dit-il, ne sont pas même douloureux, à moins qu'ils ne soient poussés à l'excès. Si je ne devais m'en rapporter qu'à ce que j'ai vu, je n'oserais pas soutenir cette opinion, car la femme dont je vous ai déjà parlé, ressentait des douleurs intolérables qui n'étaient calmées d'une manière durable ni par l'opium, ni par le mélange de chloroforme et d'acide carbonique.

27

III. *Esthiomène avec hypertrophie.* — Cette espèce de lupus se montre sous deux formes : tantôt la tuméfaction de la peau et du tissu cellulaire sous-cutané s'épaississent, sans que les tubercules soient plus volumineux que dans l'esthiomène qui détruit en surface ; tantôt, au contraire, ce qui domine dans l'aspect de la malade, ce sont des saillies mamelonnées, rouges, molles et comme fongueuses, existant au milieu d'une peau molle, flasque, bouffie et d'une teinte violacée.

Dans la première forme, les tissus affectés se détruisent par absorption lente ; les tubercules s'élargissent à leur base, et à la desquamation de leur sommet, qui s'est souvent renouvelée, succèdent des ulcérations qui détruisent en profondeur.

Dans la seconde forme, les tubercules sont arrondis, saillants, acquérant parfois le volume d'une petite cerise, ayant une consistance molle et une teinte violacée ; tantôt isolés, plus souvent pressés les uns contre les autres, ils reposent ordinairement sur une base large. Résultant en partie de l'hypertrophie du tissu cellulaire, ils sont recouverts par la peau qui est quelquefois peu altérée à sa surface, tandis que quelques-uns de ses éléments, subissant une sorte de végétation, la distendent et la poussent devant eux.

La période d'accroissement des tubercules peut durer des années, mais chez quelques malades exceptionnels, elle n'est que d'un petit nombre de mois. A cette période succède celle dans laquelle les tubercules suppurent et s'ulcèrent. L'ulcération ne se faisant pas également sur toute la surface malade, l'aspect de l'ulcère est vraiment hideux. Sa surface se couvre de végétations arrondies ou irrégulièrement coniques , couvertes de sanie ou de pus grisâtre ; l'ulcère est rouge et granuleux dans l'intervalle des végétations ; il repose sur un fond fibreux, induré , qui s'oppose à l'envahissement des tissus sous-jacents.

Je ne pense pas, messieurs, vous avoir donné une idée suffisante des formes que le lupus peut recevoir quand il affecte la région ano-vulvaire. Pour que cette leçon pût vous être d'un grand profit, il faudrait que je vous montrasse chacune des formes que je viens de décrire ; mais, je vous l'ai déjà dit, l'esthiomène vulvaire est tellement rare, que quelques personnes doutent encore de son existence.

Sa rareté ne nous impose pas moins l'obligation de penser à cette affection lorsque nous avons à nous prononcer sur la nature d'un ulcère qui siége aux organes génitaux de la femme.

Diagnostic. — Pour ne pas donner trop de développement à l'étude de cette maladie, je vous dirai succinctement les caractères qui pourront vous servir à distinguer l'esthiomène, quelle que soit sa forme, des affections ulcéreuses ou hypertrophiques qui peuvent exister à la région ano-vulvaire.

Quand une femme se plaint d'avoir, soit une douleur, soit une tuméfaction aux organes génitaux externes, nous sommes tout d'abord portés à penser qu'elle pourrait bien avoir une maladie vénérienne. Ce que nous avons dit des caractères propres aux chancres et aux plaques muqueuses nous dispenserait, à la rigueur, de rappeler les signes distinctifs de cette affection , mais il peut être utile de les rapprocher de ceux qui appartiennent à l'esthiomène.

Un chancre induré n'est guère susceptible d'être con-

fondu avec la maladie dont nous nous occupons. Il ne
peut y avoir de difficultés que lorsqu'il s'agit d'un chancre
phagédénique; or vous savez que cette espèce d'ulcère
est le plus souvent une complication du chancre non infectant; mais dans ce cas, il est fort difficile de se prononcer, quand on n'a pas encore une notion bien précise de
l'une et de l'autre maladie.

L'esthiomène superficiel ressemble peu au chancre phagédénique tant qu'il est constitué par des tubercules non
ulcérés. A cette période, il est même, je crois, impossible
de se tromper; mais il n'en est plus ainsi quand l'ulcération a détruit une certaine étendue de la peau. La forme
serpigineuse de l'esthiomène est surtout propre à être
confondue avec une forme analogue du chancre phagédénique; mais ces deux ulcères diffèrent par la couleur :
le fond de l'ulcère de l'esthiomène est rouge et granuleux,
la peau qui l'entoure est violacée; le fond du chancre
phagédénique est grisâtre et pultacé, la peau qui le
circonscrit est à peu près de la couleur des tissus voisins.

Le chancre phagédénique détruit vite; la marche de
l'esthiomène est habituellement lente.

L'esthiomène qui détruit en profondeur, quand il est
arrivé à sa période terminale, a la plus grande ressemblance avec un chancre phagédénique. Il me semble pourtant que l'ulcération chancreuse détruit plus que l'esthiomène sans distinction de tissus; elle envahit aussi bien
les parois vaginales et le rectum que le tissu cellulaire in-
terstitiel; nous avons vu, au contraire, que l'esthiomène
qui détruit en profondeur, dissèque les organes avant de
les envahir.

L'âge des malades ne peut être d'aucune utilité pour le

diagnostic, car si l'esthiomène du visage apparaît ordinairement dans l'enfance ou dans la première jeunesse, celui de la région ano-vulvaire se développe le plus souvent chez des femmes qui approchent de l'âge mûr.

Les antécédents seront toujours d'un grand secours ; il est rare, en effet, que l'esthiomène envahisse la vulve sans s'être manifesté à la face. En tous cas, c'est une maladie qui, appartenant en propre à la classe des *scrofulides*, se développe exclusivement chez les femmes dont la constitution est entachée du vice scrofuleux ; pour le chancre phagédénique, il n'est pas toujours impossible de remonter à la source d'où il émane.

J'ai dit que l'esthiomène superficiel qui est caractérisé par des tubercules non ulcérés ne peut être confondu avec un chancre phagédénique ; mais cette forme peut très-facilement être prise pour une syphilide tuberculeuse. Pour ne pas commettre cette erreur, on se souviendra que ces deux affections diffèrent essentiellement l'une de l'autre par la couleur. En effet, tandis que les tubercules de l'esthiomène reposent sur une peau violacée, ceux de la syphilide sont caractérisés par une teinte cuivrée qui les circonscrit. Arrivée à cette période, la syphilis ne s'annonce plus toujours par l'engorgement et l'induration des ganglions ; les ganglions peuvent d'ailleurs être volumineux dans l'esthiomène. Le caractère distinctif tiré de l'état du système lymphatique, si utile dans la première période de la vérole, ne peut donc être d'une grande utilité pour le diagnostic de la syphilide tuberculeuse, du moins quand cette forme revêt l'apparence serpigineuse qui peut la faire confondre avec la variété analogue de l'esthiomène.

Mais la couleur et les antécédents seront d'excellents guides pour un praticien expérimenté.

L'esthiomène peut être confondu avec le cancer ; je ne vous parle, bien entendu, que de cette forme de lupus qui, détruisant en profondeur, a, suivant la remarque de M. Huguier, une prédilection marquée pour les membranes muqueuses.

Le cancer peut, en effet, affecter l'entrée du vagin, sans que le col de l'utérus soit cancéreux. Ce n'est pas fréquent, mais j'en ai déjà rencontré plusieurs exemples, et cette année j'ai été consulté avec M. Velpeau par une dame qui avait un ulcère cancéreux borné à la portion du vagin qui correspond au canal de l'urèthre.

On distinguera l'ulcération du cancer de celle de l'esthiomène par la marche de ces deux maladies. Dans le cancer, tous les tissus sont promptement envahis, et ils sont affectés indistinctement ; dans l'esthiomène, au contraire, la vulve et l'extrémité inférieure du vagin sont à peu près les seules parties qui soient atteintes.

Le fond de l'ulcère cancéreux est plus dur que celui de l'esthiomène ; la sanie du premier est plus abondante et d'une odeur plus repoussante que celle qui s'écoule du second ; les tissus qui touchent à l'ulcère cancéreux sont indurés, et les ganglions lymphatiques ont une induration bien plus marquée que ceux qui s'engorgent dans l'esthiomène. La douleur lancinante est un caractère qui manque rarement dans le cancer ; l'esthiomène est peu douloureux, et, quand il l'est, c'est de la cuisson que les malades ressentent.

Enfin, pour terminer ce diagnostic différentiel, rappelons la marche lente de l'esthiomène, si différente de celle du cancer qui détruit les tissus d'autant plus rapidement, que le sujet sur lequel il s'est développé est moins avancé en âge.

Je crois, messieurs, vous avoir fait pressentir la gravité du *pronostic* de l'esthiomène.

Liée à la constitution, cette maladie peut être difficilement enrayée dans le point où elle menace des organes importants ; quand on la guérit à la vulve, elle a de la tendance à se reproduire à la face ou sur une autre partie du corps ; elle ne disparaît pas sans laisser des traces indélébiles qui pourraient en imposer pour des cicatrices d'une affection vénérienne.

Elle est plus rebelle encore à la région vulvaire qu'à la face, où pourtant on la voit résister pendant plusieurs années aux moyens employés pour la combattre.

Comme pour guérir l'esthiomène il faut recourir à la cautérisation des parties ulcérées, il peut résulter de la cicatrisation des ulcères un rétrécissement de la vulve et du rectum.

Cette maladie ne compromet pas par elle-même la vie des malades lorsqu'elle affecte le visage ; à la vulve, elle peut s'étendre profondément et devenir mortelle.

Ainsi, c'est une des affections les plus fâcheuses dont une femme puisse être atteinte, puisque, longtemps rebelle, elle peut causer la mort, et que, dans les cas heureux, elle laisse après elle des cicatrices compromettantes qui sont propres à gêner les fonctions dévolues au rectum et au vagin.

Traitement. — Ce que je viens de vous dire du pronostic de l'esthiomène vulvaire impose au médecin l'obligation d'enrayer cette maladie le plus tôt possible, de s'opposer aux mutilations qu'elle entraîne si souvent après elle, et enfin de la guérir en s'efforçant de rendre les cicatrices peu difformes.

Lorsque vous serez consultés pour un esthiomène commençant, gardez-vous bien de le confondre avec une syphilide tuberculeuse. Je vous ai dit les caractères distinctifs de ces deux affections ; vous serez rarement embarrassés si vous y prenez garde. C'est pourtant à son début que l'esthiomène vulvaire pourrait être méconnu. Cette erreur serait très-fâcheuse, car le traitement mercuriel, en débilitant la malade, agirait dans un sens favorable au développement de la maladie. C'est aussi dans les premiers temps de son existence qu'il est le plus facile d'obtenir une guérison prompte et sans trop de difformité. Pour cela, il faut attaquer les tubercules par un caustique qui pénètre jusqu'aux tissus sains. L'agent le plus sûr sera celui qui, agissant profondément, ne dépassera pourtant pas en largeur la surface sur laquelle il aura été appliqué. Sous ce rapport, la pâte de Vienne est un des meilleurs caustiques auxquels vous puissiez avoir recours.

Quand les parties que l'on veut détruire n'ont pas une grande étendue, on peut employer la pâte arsenicale. Je lui préfère pourtant la pâte au chlorure de zinc, dont on dose l'action en ajoutant au sel une plus ou moins grande quantité de farine. Ainsi, lorsque les tubercules seront superficiels, il suffira de mettre une partie de chlorure de zinc pour quatre parties de farine ; tandis que vous pourrez faire une pâte à parties égales, quand l'esthiomène aura acquis assez de développement pour qu'il fasse craindre la propagation de la maladie à des organes qu'il a respectés jusque-là. Mais quand on emploie la pâte de chlorure de zinc, il faut se souvenir que son action est lente et ne peut être aussi bien surveillée que celle de la pâte de Vienne. Celle-ci, en effet, ne reste pas appliquée plus de dix minutes; l'autre peut rester une heure en contact avec les tissus qu'elle doit détruire, avant d'avoir produit une cautérisation suffisante.

Je rejette complétement le chlorure d'antimoine qui peut s'étendre beaucoup plus qu'on ne le désire, et la potasse caustique (pierre à cautère) dont la sphère d'action est toujours inconnue.

Le nitrate acide de mercure est presque toujours insuffisant; il faut l'appliquer à plusieurs reprises pour arriver à une profondeur de quelques millimètres. On cause ainsi une somme de douleurs plus forte qu'en ayant recours à un caustique plus puissant.

L'huile animale de Dippel et le nitrate d'argent agissent comme modificateurs de la vitalité plutôt que comme caustiques.

Il est inutile que je vous énumère tous les produits empruntés à la matière médicale qui ont été vantés contre la cruelle maladie dont je vous entretiens, ce serait sortir du cadre qui m'est imposé par la spécialité de ce cours, que de vous faire l'histoire de tous les moyens à l'aide desquels on peut détruire les tissus qui sont le siége de l'esthiomène.

Pour la face, on n'a pas recours ordinairement à la cautérisation par le fer rouge; c'est un procédé très-effrayant pour les malades et qui agit moins profondément qu'une bonne pâte caustique.

Pour cette dernière raison, je crois que l'esthiomène

vulvaire ne réclame pas l'intervention du cautère actuel.

M. Huguier conseille l'*extirpation de la partie malade*, procédé qui ne peut être discuté pour le lupus facial, mais qui a été pratiqué pour l'esthiomène de la vulve. Il consiste à circonscrire avec le bistouri les parties ulcérées, à les enlever et à exciser celles qui ne tiennent plus au reste du corps que par un pédicule.

Je n'ai pas besoin de vous dire qu'il y a des cas où cette opération est impraticable. Vous comprenez bien que M. Huguier n'a pas pu avoir la pensée de plonger son bistouri profondément dans la région périnéale, pour enlever des organes importants à la vie ; mais l'opération qu'il conseille, et qu'il a pratiquée, rendra de grands services lorsque l'esthiomène aura à moitié détruit les grandes ou les petites lèvres, et lorsque ces organes, tombant au-devant de la vulve, constitueront une difformité repoussante.

Pour résumer en quelques mots ce que je viens de dire du traitement local de l'esthiomène vulvaire, il faut détruire les tubercules à leur naissance, substituer la plaie résultant du cautère aux ulcères qui se produisent dans une période avancée de la maladie. On peut aussi, à l'exemple de M. Huguier, extirper les parties malades en se servant d'un instrument tranchant ; mais dans l'immense majorité des cas, vous ferez bien de vous servir de la pâte de Vienne, qui m'a paru être le caustique le plus puissant et le plus facile à manier.

Dans les cas d'esthiomène superficiel, avant d'en venir à l'application des caustiques, pourrez avoir recours à un agent dont M. Cazenave dit avoir retiré d'excellents effets pour le lupus facial.

Je veux parler du biiodure de mercure. Voici comment M. Cazenave l'emploie :

Mêlant 15 grammes de biiodure de mercure à 10 grammes d'huile d'amandes douces et à 5 grammes d'axonge, il en fait une pâte à peu près liquide qu'il applique à l'aide d'un pinceau.

Après dix minutes de l'application de ce mélange, le malade ressent une vive douleur qui augmente pendant une demi-heure, espace de temps après lequel elle va en s'amoindrissant, sans que pourtant elle soit complétement calmée avant huit ou dix heures.

Les parties qui ont été badigeonnées avec ce mélange rougissent et se tuméfient, de manière à faire craindre un véritable érysipèle.

La rougeur et la tuméfaction sont d'ailleurs des phénomènes qui suivent souvent l'application d'un caustique sur les parties affectées d'esthiomène, mais à un degré moindre à la vulve qu'au visage.

Cet érythème artificiel dure de trois à quatre jours. Plus tard, une matière plastique est sécrétée par les surfaces touchées et se mêle au caustique, de manière à faire une croûte qui tombe du huitième au dixième jour.

M. Cazenave croit avoir remarqué qu'à la suite de l'application de son mélange de biiodure de mercure, les ganglions lymphatiques qui reçoivent leurs vaisseaux des parties cautérisées ont toujours diminué de volume. Il y aurait donc absorption d'une partie d'iodure qui agirait alors comme résolutif sur les ganglions engorgés.

Je livre, messieurs, à vos méditations et à votre future expérience ce moyen vanté par un des praticiens les plus habiles de notre époque.

Vous vous souvenez, messieurs, que pour moi, comme pour la plupart des médecins qui ont étudié l'esthiomène, c'est une affection scrofuleuse qui, tout en ayant une prédilection marquée pour le visage, a de la tendance à s'étendre de proche en proche. Cela s'explique par l'essence de la maladie qui, étant une affection constitutionnelle, ne peut être guérie que par des modificateurs puissants de la constitution.

Le traitement général devra donc consister dans une alimentation substantielle, l'administration de médicaments, tels que l'huile de foie de morue à haute dose, l'iodure de potassium, l'iodure de fer, le chlorure de calcium, le chlorure de baryte, etc., qui ont une influence heureuse contre le vice scrofuleux.

L'air de la campagne, une vie sans travail, sans fatigue, sans émotions pénibles, les bains de mer de quelques minutes et l'hydrothérapie sont les moyens les plus propres à modifier la constitution sous l'influence de laquelle l'esthiomène a pris naissance.

VINGT-CINQUIÈME LEÇON

KYSTES DU VAGIN.

Nous trouvons dans la composition anatomique du vagin, des organes de sécrétion dont l'existence explique le développement des kystes de cet organe.

La membrane muqueuse vaginale ayant deux espèces de glandules, les unes superficielles, munies d'un canal excréteur, les autres situées profondément et appartenant à l'ordre des glandes closes, nous devons nous attendre à rencontrer dans les parois du vagin deux espèces de kystes : les uns *superficiels* et peu volumineux, les autres *profonds* et susceptibles d'un accroissement considérable; enfin, il en existe une troisième espèce qui se développe dans la glande vulvo-vaginale.

Je vous décrirai donc successivement les kystes suivants :

Kystes superficiels du vagin ;

Kystes profonds ;

Kystes de la glande vulvo-vaginale.

Kystes superficiels.

La membrane muqueuse du vagin n'est point homogène dans toute son étendue; elle paraît plutôt être composée de deux parties essentiellement distinctes. Nous avons vu, en effet, que les vaisseaux lymphatiques de la moitié antérieure viennent se rendre aux ganglions de l'aine, tandis que ceux de la moitié postérieure vont, avec ceux de l'utérus, aux ganglions iliaques; les glandules de cette membrane n'établissent pas entre ces deux moitiés antérieure et postérieure une distinction moins tranchée. En avant, nous trouvons des glandules munies d'un canal excréteur et situées dans la trame de la membrane muqueuse elle-même; en arrière, il ne paraît plus y avoir que des follicules clos existant dans la partie la plus profonde du derme, et dans le tissu sous-jacent à la membrane muqueuse.

Dans la première espèce de glandes se développent les kystes superficiels. Nous devons donc nous attendre à ne les trouver que dans la moitié antérieure du vagin.

Le volume de ces kystes n'est jamais considérable; il varie de la grosseur d'une tête d'épingle à celle d'un gros grain de raisin.

Dès leur naissance, ces kystes sont distendus au point de simuler une petite poche membraneuse qui aurait été insufflée. Ils sont transparents et empruntent leur couleur à celle du liquide qu'ils contiennent : aussi paraissent-ils tantôt blanchâtres ou incolores, tantôt d'une teinte citrine, ou bien d'une belle couleur rouge provenant du sang qui s'est mêlé au liquide sécrété par leur membrane interne.

Ils se développent dans la moitié antérieure du vagin. M. Huguier, à qui l'on doit des travaux fort complets sur les maladies des glandes vaginales, dit *n'en avoir jamais observé dans le tiers supérieur du canal.* Tous ceux que j'ai vus existaient à peu de distance de la vulve.

D'après M. Huguier, ils ne sont nulle part plus fréquents qu'auprès de l'urèthre, ce qu'il attribue à ce que les glandules dans lesquelles les kystes se forment, sont plus nombreuses là qu'ailleurs, et aussi aux frottements qu'il croit plus forts sur ce point qu'en tout autre.

Il est impossible de nier qu'il y ait un rapport de cause à effet entre le nombre des glandules et la fréquence des kystes ; mais il ne m'est pas démontré que cette maladie soit produite par les frottements répétés et fréquents. La cause de la formation des kystes glandulaires est l'oblitération du conduit excréteur de la glande, et non une hypersécrétion, comme dans les hydropisies des bourses séreuses, que l'on a eu le tort de confondre avec les kystes.

Il faut bien admettre aussi comme cause un trouble de la sécrétion, puisque le liquide contenu est souvent blanchâtre, citrin ou sanguinolent ; mais comme il arrive souvent qu'il n'est constitué que par le produit normal de la glande, il semble évident qu'un obstacle quelconque à l'écoulement du mucus est une cause qui suffit pour expliquer la formation des kystes que nous étudions en ce moment.

On les rencontre le plus souvent sur les parois latérales et antérieures du vagin. Je n'oserais affirmer, avec M. Huguier, qu'ils n'existent jamais sur la paroi postérieure. Ils sont généralement peu nombreux ; le plus souvent il n'y en a qu'un, quelquefois deux, rarement trois sur la même femme.

Ordinairement sessiles, ils ne se pédiculisent qu'autant qu'ils acquièrent un volume considérable. M. Huguier dit en avoir vu un qui avait de la tendance à se pédiculiser; il était gros comme une noisette.

Ce qui s'oppose à ce qu'ils aient un pédicule, c'est que, constitués par des tuniques peu résistantes, ils se rompent facilement pendant le coït, et souvent même spontanément.

Leur tunique externe, de nature fibreuse, n'est remarquable que par sa ténuité; l'interne est lisse et luisante; avec un peu d'attention, et en se servant d'une lentille grossissante, on y découvre l'orifice du conduit dans lequel le kyste s'est formé.

Ai-je besoin de dire que c'est là une maladie sans gravité? Cette circonstance que le kyste peut se rompre spontanément dès qu'il dépasse le volume du bout du pouce, suffit pour rassurer sur l'avenir d'une affection qui ne peut avoir d'autre inconvénient que celui qui résulterait de son développement excessif.

Traitement. — En incisant cette espèce de kyste et cautérisant sa surface interne avec le crayon de nitrate d'argent, on obtient une guérison prompte. Souvent même je me suis contenté d'enlever la partie saillante de la petite tumeur par un ou deux coups de ciseaux, sans qu'il y ait eu récidive.

Jamais je n'ai cherché à disséquer le kyste et à l'enlever en totalité; je ne puis donc dire si cela est possible. En tout cas, ce serait se donner une peine bien inutile.

Kystes profonds du vagin.

Développés dans des glandes muqueuses, comme les kystes dont je viens de vous parler, les kystes profonds n'en diffèrent que par le point où ils prennent naissance. Tandis que les petits kystes muqueux se développent près de la surface libre de la membrane muqueuse, les kystes dont je vais maintenant vous entretenir se forment dans les glandes placées en dehors du derme muqueux, entre lui et le tissu érectile sous-jacent. De cette origine découlent nécessairement des différences importantes. Nous avons vu que les kystes superficiels, formés par des parois d'une grande ténuité, se rompent facilement et ne sont pas susceptibles d'un grand développement. Les kystes profonds, au contraire, constitués à leur naissance par les simples parois des glandes, ne tardent pas à s'approprier les tissus entre lesquels ils sont situés. Il résulte de là qu'ils sont recouverts du côté du vagin par toute l'épaisseur de la membrane muqueuse; qu'au lieu de se rompre aisément, ils sont très-résistants et susceptibles d'acquérir un volume considérable.

Ils ne sont guère appréciables que lorsqu'ils sont déjà volumineux, parce qu'il faut qu'ils trouvent une assez grande résistance en dehors pour devenir saillants à la surface interne du vagin.

Tant qu'ils sont petits, ils échappent d'autant mieux au toucher et à la vue, qu'ils sont couverts par les plis rugueux de la membrane muqueuse vaginale.

Je n'ai jamais été consulté que pour des polypes qui

avaient au moins la grosseur d'un œuf de pigeon, et l'on en a vu qui étaient gros comme un œuf de poule.

Arrivés à ce degré de développement, les kystes constituent une infirmité qui s'oppose à l'accomplissement normal de l'acte de la génération. A cause de cela, ils réclament l'intervention du chirurgien. Mais, avant de vous parler du traitement de cette maladie, je dois attirer un instant votre attention sur les affections avec lesquelles elle pourrait être confondue.

Un kyste ne peut pas en imposer pour les saillies formées par des matières fécales accumulées dans le rectum. Vous savez sans doute que le sphincter d'O'Beirn est le portier le plus infidèle que vous puissiez imaginer : il ne s'oppose point, comme on l'a prétendu, à ce que les matières descendent dans l'ampoule rectale. Le plus souvent même, vous pourrez constater chez les femmes soumises à votre examen, que la fin de leur intestin est remplie de matières dures qui descendent jusqu'au sphincter interne, sans que le besoin de la défécation se fasse sentir. Ces masses fécales doivent, sans doute, être prises en considération, lorsque l'on explore les culs-de-sac du vagin; mais, pour le sujet qui nous occupe en ce moment, il est bien difficile qu'elles soient une cause d'erreur.

Tandis que les kystes sont rénitents, bien circonscrits, les matières contenues dans l'intestin ont une forme irrégulière, se laissent déprimer par le doigt qui les presse, et l'empreinte de la pression persiste assez longtemps.

Il n'en est pas de même du cystocèle vésical.

Vous savez sans doute que la vessie peut faire saillie dans le vagin de deux manières. Le plus souvent, le cysto-

cèle est la conséquence d'un relâchement considérable
de la paroi vaginale antérieure ; plus rarement la vessie
fait hernie à travers les fibres écartées de cette partie du
vagin. Vous comprenez que cette dernière variété est la
seule qui puisse en imposer pour un kyste, l'autre n'en
ayant ni la forme ni la consistance.

Dans le cas de cystocèle à travers la paroi vaginale, on
trouve comme pour les kystes une tumeur arrondie, lisse
et fluctuante ; mais la pression réduit la tumeur en repoussant l'urine dans la vessie. On arrive au même
résultat par le cathétérisme vésical.

M. Huguier rapporte qu'une vieille femme était affectée d'une fistule borgne interne de l'urèthre ; l'abcès qui
avait été l'origine de cette affection se remplissait d'urine
et faisait saillie dans le vagin.

Si une pareille disposition se reproduisait, à l'aide du
cathétérisme on serait bientôt fixé.

Je n'ai jamais vu d'hématocèle qui pût en imposer
pour un kyste.

Les abcès péri-utérins font bien saillie dans les culs-
de-sac vaginaux ; mais le volume de la tumeur et la profondeur à laquelle elle est située ne permettent pas d'hésiter un instant.

Les kystes ne contenant que du liquide donnent au
toucher une sensation semblable à celle que l'on éprouve
en pressant sur une vessie pleine d'eau, et comme ils reposent en dehors sur un plan résistant, les doigts peuvent mettre les deux parois opposées en contact, en
déprimant celle qui fait saillie dans le vagin. On a alors
la sensation que donne un liquide qui fuit sous la pression.

Ce caractère des kystes ne permet pas de les confondre avec les polypes de l'utérus ou de son col, qui souvent proéminent dans le vagin.

Ils ne pourraient être confondus qu'avec les kystes du museau de tanche; mais, avec un peu d'attention, il sera toujours facile de distinguer le siége de la tumeur.

Traitement. — Ces polypes étant recouverts par toute l'épaisseur de la membrane muqueuse, on penserait à priori qu'il n'est pas prudent de les exciser à la manière des polypes superficiels, à cause du grand nombre de vaisseaux que l'on s'expose à ouvrir. M. Huguier dit pourtant que cette excision est sans danger. Je la pratiquerais donc si la guérison ne pouvait être obtenue que par cette méthode. Mais ayant eu l'occasion d'opérer une femme qui avait un polype profond, dont le volume égalait au moins celui d'une noix, voici comment j'opérai. Ayant incisé avec prudence la membrane muqueuse qui le recouvrait, sans pénétrer au delà, j'écartai les bords de cette incision avec le manche d'un scalpel, de manière à découvrir une grande étendue du kyste; saisissant alors avec une pince-érigne la paroi que j'avais ainsi séparée de la membrane muqueuse, je l'enlevai de deux ou trois coups de ciseaux; puis, introduisant entre les lèvres de l'incision un tampon de charpie, lié par un fil, je l'y laissai pendant trois jours. Quand je l'enlevai, la suppuration étant établie, je ne fis aucun pansement, je me contentai de faire pratiquer des injections qui lavaient la plaie et empêchaient l'action irritante du pus sur la membrane muqueuse du vagin.

Les parois opposées du kyste s'accolèrent après une suppuration qui ne dura guère qu'une quinzaine, et, six mois après, ayant eu l'occasion d'examiner la malade, je reconnus que la guérison ne laissait rien à désirer.

J'avais pensé qu'on pourrait traiter les kystes par l'injection de teinture d'iode, et je crois encore que ce serait un moyen auquel on pourrait avoir recours. Je ne sais pourquoi M. Huguier, qui a eu l'occasion d'opérer plusieurs de ces kystes, n'en parle pas dans son mémoire. Serait-ce qu'il eût redouté les suites fâcheuses de cette opération? Vous savez, messieurs, qu'après l'injection de teinture d'iode faite dans la poche qui constitue l'hydrocèle du cou, deux ou trois malades sont morts presque subitement. Les kystes des glandes profondes du vagin ont une assez grande analogie avec cette maladie. Dans l'un et dans l'autre cas, le sac repose sur des tissus très-vasculaires, et certes, si la vascularité de la région est la cause organique des accidents, il devrait y avoir autant de danger à injecter les kystes du vagin que ceux du corps thyroïde. Si, en effet, les artères thyroïdiennes sont remarquables par leur nombre et leur volume, les veines sont plus nombreuses et plus larges dans le fond du vagin qui est littéralement enveloppé dans un plexus veineux.

Je croirais volontiers que cette comparaison a pu empêcher de tenter l'injection iodée pour le traitement des kystes profonds du vagin.

On pourrait aussi avoir recours au séton; mais vous savez combien ce moyen est infidèle.

En résumé, je crois que l'incision de la membrane muqueuse avec l'excision de la plus grande partie du kyste, est le meilleur procédé auquel on puisse avoir recours. Mais je comprends qu'il peut se faire que l'opération soit difficile, lorsqu'elle doit être pratiquée loin de l'orifice vulvaire, surtout si celui-ci est étroit. Dans ce cas, je conseillerais d'exciser du même coup une portion du kyste et la membrane muqueuse qui la recouvre. Après l'excision, on cautériserait le fond de la plaie pour y faire naître des bourgeons charnus.

Jusqu'ici je ne vous ai parlé que de l'opération nécessitée par les kystes du vagin. Avant d'abandonner ce sujet, je dois vous prévenir que des femmes affectées de cette infirmité ont pu mourir de vieillesse sans avoir été obligées de se faire opérer.

L'opportunité de l'opération est, en effet, subordonnée à l'âge des malades. Dans la vieillesse, un kyste peut avoir un volume considérable sans qu'il y ait lieu de l'opérer. Quand les fonctions d'ovulation, de menstruation s'éteignent, tous les organes de la génération perdent de leur activité vitale. Aussi les kystes du vagin, comme toutes les autres maladies de l'appareil générateur, se développent alors avec une lenteur remarquable.

Leur volume restant stationnaire, ils ne causent plus qu'une gêne très-supportable; car nous savons que cette maladie n'a pas de plus grand inconvénient que celui qui résulte de l'obstacle qu'elle apporte à l'accomplissement des relations sexuelles.

Kystes de la glande vulvo-vaginale.

Nous avons vu les kystes du vagin se développer dans des glandes d'un très-petit volume. Nous allons maintenant étudier cette maladie dans une glande dont l'inflammation et les abcès vous sont déjà connus.

Vous savez qu'au-dessus de l'hymen existe de chaque côté du vagin, à l'union du tiers postérieur avec les deux tiers antérieurs de son orifice, une glande dont le volume, variable suivant les individus et suivant leur âge, est à peu près celui du bout du doigt auriculaire. Placée entre l'aponévrose superficielle et l'aponévrose moyenne, elle est enveloppée de tissu cellulo-adipeux à mailles peu serrées. Son conduit excréteur vient s'ouvrir près d'une caroncule myrtiforme qui recouvre en partie son orifice externe.

Étiologie. — Lorsque le produit de sécrétion de cette glande trouve un obstacle à son écoulement, il s'accumule de manière à distendre la partie du conduit excréteur qui est située entre l'obstacle et les lobules glandulaires. C'est là ce qui constitue le kyste des glandes vulvo-vaginales.

L'inflammation de la membrane muqueuse du vagin et l'hypersécrétion de la glande sont les causes ordinaires de cette maladie.

Symptômes. — Les kystes de la glande vulvo-vaginale, ne produisant aucune douleur, peuvent acquérir un certain développement sans que la malade se doute de leur existence. Ils ne deviennent appréciables pour toute personne étrangère à la médecine, qu'à l'époque où leur volume attire forcément l'attention.

J'ai souvent examiné des femmes qui avaient un petit kyste de la glande vulvo-vaginale, et qui n'en reconnaissaient pas l'existence, même lorsque je les forçais à le rechercher avec le doigt.

Quand vous assistez au début de cette maladie, vous

trouvez à peu de distance de l'orifice du vagin, sur le côté de ce canal, dans la direction du conduit excréteur de la glande, une petite boule qui est déjà très-appréciable quand elle n'a que le volume d'une lentille.

Elle jouit d'une certaine mobilité, et, en la pressant, on n'éveille aucune douleur. Je n'ai pas besoin d'ajouter que les téguments qui la recouvrent ont une couleur normale.

Tant que cette tumeur est petite, la forme de la vulve ne subit aucune modification. Il n'en est plus de même lorsqu'elle acquiert le volume d'une noisette. Dès ce moment, on voit apparaître derrière la petite lèvre une tuméfaction qui soulève le sillon par lequel la grande lèvre est limitée en dedans. Plus tard, le kyste déplisse l'extrémité postérieure de la grande lèvre, et, séparant ses deux feuillets l'un de l'autre, il donne à cette partie une forme spéciale que l'abcès de la glande peut seul imiter.

Soulevée par le kyste, la grande lèvre a un peu la forme d'une poire dont la grosse extrémité serait tournée en arrière et dont la queue viendrait aboutir au mont de Vénus.

Si l'on palpe la tumeur, on y constate la fluctuation de la manière la plus évidente, et si, pressant la base entre les doigts, on tend ainsi la peau qui la recouvre, il est facile, à l'aide d'une bougie, d'y constater la transparence, comme l'on fait pour l'hydrocèle.

Par la pression, on peut mettre les deux parois opposées en contact, quand le kyste n'est pas trop distendu.

Diagnostic. — Depuis que M. Huguier a rappelé l'attention du monde médical sur la glande vulvo-vaginale et ses maladies, il est difficile de méconnaître les kystes dont nous nous occupons.

Leur siége spécial, toujours le même, ne permet pas qu'on les confonde avec les autres kystes du vagin. D'ailleurs nous avons vu que ceux qui se développent dans la moitié antérieure de la membrane muqueuse, atteignent rarement le volume d'une noisette, et que les kystes plus gros n'existent que dans la moitié postérieure du vagin.

Ces caractères suffisent, ce me semble, pour qu'un praticien un peu expérimenté ne se méprenne pas sur le siége du kyste. S'il se trompait à ce sujet, l'erreur ne pourrait pas être préjudiciable à la malade, puisque le traitement serait le même dans les deux cas.

Le siége et la forme de la tumeur sont les mêmes pour les kystes et pour les abcès de la glande vulvo-vaginale. Dans l'une et dans l'autre de ces maladies, la fluctuation est manifeste; mais l'abcès a eu un début douloureux; la formation du pus a été précédée de pulsations caractéristiques, et les tissus qui le recouvrent sont rouges et œdématiés, ce qui n'existe pas pour le kyste.

Un kyste de la glande vulvo-vaginale ne pourrait en imposer pour un furoncle qu'au médecin le plus ignorant et le plus étourdi.—S'il coïncidait avec une altération des os du voisinage, comme on en observe dans la dernière période de la syphilis et chez les sujets scrofuleux, on pourrait peut-être se demander si un abcès ossifluent n'est pas venu faire saillie en dedans de la branche ascendante de l'ischion; mais la transparence du kyste, l'absence d'empâtement des parties qui recouvrent la tumeur, ne permettraient pas qu'on hésitât longtemps.

Les kystes de la glande vulvo-vaginale peuvent se développer des deux côtés du vagin et acquérir un développement assez considérable pour s'opposer à l'accomplissement des relations sexuelles, ou du moins pour le rendre très-difficile. A cause de cela, il importe que le chirurgien intervienne dès que la maladie devient gênante. Ces kystes n'ont d'autre inconvénient que celui qui résulte de leur volume.

Traitement. — Ici rien ne s'oppose à ce que l'on ait recours à l'injection de teinture d'iode comme pour le traitement de l'hydrocèle. C'est une opération moins douloureuse et moins effrayante que celle dans laquelle on dissèque la tumeur pour l'exciser. Je dois vous prévenir que vous trouverez des femmes qui refuseront de se soumettre à une opération par l'instrument tranchant, et, dès à présent, je peux vous dire que je ne saurais les blâmer.

Si nous ne tenons pas compte de la douleur, qui mérite bien pourtant d'être prise en considération, nous trouverons dans la difformité qui succède à la dissection du kyste une raison suffisante pour donner la préférence à l'injection iodée.

Cette dernière opération ne présente ici rien de spécial, si ce n'est qu'il convient de se servir d'un très-petit trocart. Comme la canule sortirait facilement de la cavité du kyste, si l'on évacuait jusqu'à la dernière goutte de liquide, je conseille, pour cette opération comme pour l'hydrocèle, d'injecter la teinture d'iode au moment où la sérosité s'écoule encore. C'est le seul moyen sûr de ne pas faire l'injection dans le tissu cellulaire. Mais pour atteindre le but qu'on se propose, il faut alors se servir d'une teinture moins étendue d'eau que si l'on opérait autrement. La quantité du liquide resté dans le sac étant évaluée approximativement, on la retranche du poids d'eau qu'il faut toujours ajouter à la teinture d'iode du Codex.

Si, par exemple, vous vous serviez de 15 grammes de teinture que vous étendriez de 15 grammes d'eau pour une injection ordinaire, vous ne mettrez que 10 grammes d'eau au lieu de 15, si vous laissez dans le kyste 5 grammes environ de sérosité.

J'ai eu recours à cette méthode chez une femme très-timorée, qui redoutait la douleur causée par le bistouri, et qui sacrifiait à la *fortune virile*. Au bout de quelques jours, la tumeur s'étant reproduite, la malade crut qu'il faudrait recommencer l'opération, et peut-être se résigner à l'ablation du kyste; mais instruit par ce qui se produit toujours après l'injection d'une hydrocèle, j'annonçai que bientôt la tumeur diminuerait et même disparaîtrait entièrement, ce qui se réalisa au bout d'une quinzaine de jours à la satisfaction de cette jeune femme, pour qui un défaut corporel eût été la cause d'un grand chagrin.

Est-ce là une opération rationnelle? Je n'hésite pas à répondre : non. On comprend l'action de la teinture d'iode, quand il s'agit de guérir l'hydropisie qui se développe dans l'ovaire ou dans une bourse séreuse ; mais un kyste provenant d'un obstacle à l'excrétion du produit de sécrétion d'une glande, ne semble devoir être guéri que par l'issue du liquide accumulé et par le rétablissement du cours régulier du mucus. Aussi, après le succès de mon opération, me suis-je demandé si les kystes développés au niveau de la glande vulvo-vaginale ne peuvent pas provenir de l'hydropisie de la petite bourse séreuse qui recouvre le bulbe du vagin. Il me semble qu'ils sont placés un peu trop en arrière pour qu'on puisse leur donner l'origine que j'étais tenté de leur attribuer.

Mais s'il n'est pas facile de comprendre comment, par l'injection de teinture d'iode, on rétablit l'équilibre dans les fonctions de la glande vulvo-vaginale, il ne l'est guère plus d'expliquer comment on atteint ce but par l'excision du kyste, lorsque après l'opération il ne reste pas de trajet fistuleux.

Excision du kyste. — On peut pratiquer une longue incision sur la limite interne de la grande lèvre, découvrir le kyste dans une grande étendue, le disséquer avec soin et l'enlever. En opérant ainsi, on a l'avantage de cacher la cicatrice dans un sillon de la vulve; mais je trouve que la dissection est beaucoup plus facile, lorsque l'on fait l'incision à la partie antérieure du kyste. Dans ce point, en effet, il n'y a pas les adhérences que l'on rencontre à la face interne, particulièrement au niveau de l'orifice du conduit excréteur de la glande ; la dissection est ainsi beaucoup plus facile, la peau étant séparée du kyste par du tissu cellulaire qui permet le glissement de ces deux parties l'une sur l'autre.

Je n'ai pratiqué cette opération que deux fois, et, dans les deux cas, il m'a été impossible d'enlever la tumeur dans sa totalité sans l'ouvrir au niveau du point qui correspond au siége normal de la glande vulvo-vaginale, ce qui n'a pas empêché la réunion par première intention.

J'attache une grande importance à l'ablation de la presque totalité du kyste, parce que j'ai vu des fistules qui avaient succédé à l'excision d'une trop petite partie de ses parois.

Si l'on devait se contenter de cette excision partielle, il vaudrait peut-être mieux faire l'incision à la partie interne de la tumeur pour que l'écoulement fût moins apparent.

J'ai vu inciser un kyste que l'on avait pris pour un abcès. Pendant quelques jours, la plaie laissa suinter de la sérosité un peu visqueuse, et bientôt ce fut du pus que l'on eut beaucoup de peine à tarir. Si vous commettiez une pareille méprise, je vous engagerais à prolonger votre incision de manière à pouvoir introduire un tampon de charpie dans la plaie, pour obtenir le plus promptement possible la production des bourgeons charnus ; mais si l'on juge de l'issue d'une pareille opération par ce que l'on observe dans les cas d'hydrocèle traitée par incision, on doit s'attendre à un traitement long et fort ennuyeux pour les malades.

FIN.

PIÈCES JUSTIFICATIVES [1]

I

CHANCRE PHAGÉDÉNIQUE. — MORT. — AUTOPSIE.

(Observation recueillie par M. Picard, interne du service.)

Anne X..., âgée de vingt-sept ans, profession de domestique ; tempérament lymphatico-sanguin, constitution forte.

Premières règles à dix-neuf ans. Elles sont régulières et durent longtemps (sept à neuf jours). La malade a eu ses règles au commencement de janvier : elles n'ont pas reparu depuis. Pas d'enfants ni de fausses couches.

La malade ne peut déterminer la maladie du soldat qui l'a rendue malade. Il y a cinq mois, elle vit sur sa paroi abdominale un bouton qu'elle arracha, et qui bientôt se transforma en ulcère. Elle ne suivit pas de traitement intérieur et se contenta de mettre des cataplasmes de mie de pain.

État actuel. — 2 mars. Vaste ulcération occupant toute

---

(1) J'ai reproduit les observations qui suivent sans en modifier la rédaction, pour ne pas être exposé à en changer la signification.

la région hypogastrique, ayant 18 centimètres de largeur et 12 centimètres de hauteur. Elle n'arrive pas au pubis et se trouve à deux travers de doigt de l'ombilic. Elle a 3 centimètres de profondeur à sa partie supérieure et son odeur est repoussante. Ses bords sont durs, taillés à pic et entourés d'un bourrelet rougeâtre. Au milieu on voit des débris d'aponévroses et du tissu musculaire ramolli. Bourgeons charnus, saillants et faisant ilots. — Cautérisation au nitrate d'argent, pansement à la charpie sèche ; 150 grammes de vin de quinquina, cinq portions.

3 mars. La malade souffre beaucoup la nuit. Toute inspiration est douloureuse. La malade se lève et est obligée de marcher courbée. Cautérisation au nitrate d'argent; deux pilules d'extrait gommeux d'opium de 0,05.

12 mars. Elle a été cautérisée tous les jours au nitrate d'argent. Le fond de la plaie est couvert de bourgeons charnus, saillants et saignant facilement. Les bords de la plaie sont le siége d'un travail de mortification.

27 mars. Malgré des cautérisations quotidiennes au nitrate d'argent, la plaie s'agrandit toujours à droite et à gauche. Cataplasmes de fécule.

29 mars. Depuis deux jours, le sommeil est revenu. La malade n'a plus de douleur dans la plaie, si ce n'est lorsqu'elle fait des efforts musculaires.

1er avril. On panse au quinquina et au charbon. Douleurs très-vives : quatre pilules d'extrait gommeux d'opium.

6 avril. A part la journée du 4, qui a été bonne, les douleurs ont été intolérables. L'ulcération s'étend rapidement à gauche, à droite et en haut.

9 avril. Elle est pansée avec la pommade au stéarate de

fer suivant la formule de l'hôpital du Midi. Les douleurs cessent. L'odeur est affreuse; on est forcé de mettre la malade dans une chambre à part. La diarrhée survient. A partir du 17 avril, des vomissements incoercibles se manifestent. — Potion de Rivière, six pilules d'opium. Le 18 avril, la gangrène s'empare de la plaie, et la mort survient le 21 de ce mois.

Autopsie faite trente heures après la mort, par un temps chaud et humide.

Cœur droit. — Plein de sang ressemblant à de la gelée de groseille; dilaté, à parois minces.

Cœur gauche. — Hypertrophie concentrique tellement considérable, que le pouce peut à peine entrer dans la cavité ventriculaire.

Foie. — Anormal, gras, décoloré, granuleux. L'altération a surtout porté sur le lobe droit; vésicule biliaire petite, tendue outre mesure.

Rate. — Couverte de taches ayant la couleur de la lie de vin, au nombre de seize. Ces taches paraissent à la surface et s'étendent à peu près à un centimètre dans le tissu de la rate. Dans le tissu splénique elles ont la teinte de la brique rouge. Ces taches sont irrégulièrement limitées par un liséré rougeâtre et un ramollissement périphérique autour du noyau qu'elles forment. D'après M. Robin, ce seraient des hypertrophies des cloisons de la rate. J'y ai trouvé : 1° de la fibrine; 2° des corpuscules blancs parfaitement conservés, mais ratatinés et comme comprimés en certains points; 3° des granules de pigment noirâtre, irréguliers et répandus dans les portions les

plus relevées du noyau ; 4° des globules rouges méta-
morphosés. — Sur les bords, il y a comme une sorte de
boue, avec de nombreux cristaux, dont je n'ai pu déterminer la composition, n'ayant pas les réactifs conve-
nables.

La rate est très-adhérente à l'estomac et au dia-
phragme. Elle est moins volumineuse que d'habitude ;
assez résistante dans son tissu et ratatinée.

Reins. — Petits ; rougeur des papilles, pus dans les
bassinets.

Utérus. — Normal. Le col se plie aisément sur le corps.
Petite végétation muqueuse à l'union du col et du corps,
obturant l'orifice interne du col. Une autre tumeur semblable se retrouve à droite, près de la trompe gauche.

Ovaires. — Normaux et flottants en arrière.

Ulcération phagédénique. — Elle s'étend depuis la
commissure supérieure des grandes lèvres jusqu'à l'ombilic, sa largeur est mesurée par l'espace qui existe entre
les deux épines iliaques ; elle occupe donc la plus grande
étendue de l'abdomen. Ses bords sont constitués par la
peau qui est très-tuméfiée et d'un aspect rougeâtre, avec
un liséré d'un rouge vif, taillés à pic ; ils sont irrégulièrement soulevés. Dans l'espèce de triangle curviligne
qu'ils circonscrivent, on voit des granulations isolées
par de la gangrène, des points, des petits îlots saignant
facilement. Au milieu, la gaîne des muscles droits est
détruite, effilée comme de la charpie. Il en est de même
à gauche de l'aponévrose du grand oblique, qu'on aperçoit noirâtre et comme en bouillie. Les muscles droits ne
paraissent qu'en certains points. Les fibres sont comme
imbibées du liquide sanieux qui couvre toute l'ulcération.

Les fibres musculaires sont molles : au microscope, elles ont perdu leur striation et leur coloration rouge ; mais il n'y a pas de dégénérescence graisseuse. L'altération s'étend jusqu'au muscle transverse. Une imbibition lente et cadavérique s'est faite, et la face postérieure de la paroi abdominale est teintée de rouge. Il n'y a aucune trace de péritonite. Tout l'intestin est rougeâtre (une diarrhée intense avait duré pendant quinze jours). L'estomac est ratatiné et contracté. Les ganglions mésentériques sont durs, volumineux et comme ramollis à leur centre, tandis qu'une coque fibreuse, résistante, entoure ce noyau central. Les ganglions inguinaux sont indurés et semblent infiltrés de substance fibro-plastique. Les ganglions sous-maxillaires sont volumineux. Rien aux piliers, ni au voile du palais, ni aux organes génitaux, ni à l'anus.

II

ULCÉRATION PHAGÉDÉNIQUE GUÉRIE PAR L'EMPLATRE DE VIGO.

(Observation recueillie par M. Robert, aujourd'hui médecin à Argenteuil.)

Augustine X..., âgée de vingt ans, couturière, entre le 12 octobre 1860 à l'hôpital Saint-Louis.

Tempérament lymphatique, constitution moyenne.

Diagnostic. — Plaques muqueuses de la vulve, de l'anus et de la bouche ; gale. Les ulcérations deviennent phagédéniques et sont traitées par le stéarate de fer. Guérison par l'emplâtre de Vigo.

Premières règles à dix-huit ans, irrégulières ; leur

durée est tantôt de deux, tantôt de sept jours. Douleur au bas des reins et dans le haut des cuisses. Pas de leucorrhée ; ni enfants, ni fausses couches. Malade depuis cinq mois. Pas d'affection vénérienne antérieure.

Dernières règles en juillet.

État actuel. — Gale, plaques muqueuses de la vulve, des plis génito-cruraux, de l'anus. Ulcérations papuleuses au haut des cuisses, sur les petites lèvres.

Ganglions inguinaux. — A droite, trois ganglions du volume d'une petite noix ; à gauche, trois ganglions énormes : le plus supérieur et interne est de la grosseur d'un œuf de pigeon. —Cautérisation des plaques muqueuses.

Gorge saine, plaques muqueuses de la commissure des lèvres.

Traitement. — Pommade d'Helmerich pour la gale. —Deux pilules de protoiodure, fer réduit, vin de quinquina.

17 octobre. L'ulcération de la fourchette a une forme serpigineuse.

Cautérisation avec la solution de nitrate d'argent de toutes les ulcérations.

Ne dort pas. Julep, avec 30 grammes de sirop diacode.

31 octobre. *Toutes les ulcérations de la vulve ont revêtu un caractère phagédénique.*

Cautérisation de toutes les ulcérations avec l'acide azotique monohydraté.

14 novembre. L'ulcération la plus supérieure a envahi le mont de Vénus. Les autres ulcères ont meilleur aspect. — Nouvelle cautérisation à l'acide nitrique.

21 novembre. L'ulcération supérieure, qui est la plus

considérable, ne s'est pas modifiée depuis la dernière fois.

Nouvelle cautérisation à AzO^5; charpie.

26 novembre. Le phagédénisme persiste. Application de la pommade au stéarate de fer (formule de l'hôpital du Midi).

30 novembre. Le pansement a été très-douloureux. Pansement simple et cataplasmes.

Julep, avec 1 centigramme de tartre stibié, que l'on administre pendant plusieurs jours.

14 décembre. Charpie sèche.

17 décembre. Pas d'amélioration. Emplâtre de Vigo.

18 décembre. Le fond de la plaie est devenu vermeil. L'emplâtre de Vigo a beaucoup soulagé la malade; elle l'a retiré le soir. Nouvel emplâtre de Vigo.

21 décembre. La suppuration a beaucoup diminué; il y a des bourgeons charnus. Plus de douleur.

26 décembre. Ulcération à peu près guérie au-dessus du pubis; il ne reste plus qu'une petite ulcération à la jonction des deux grandes lèvres.

III

BUBONS, CHANCRE DU MÉAT. — VÉSICATOIRES (RÉSORPTION DU PUS).

(Observation recueillie par M. Mousteu, interne du service.)

Marie, âgée de vingt-trois ans, domestique, entrée le 28 octobre 1858, avec un chancre du méat et deux bubons inguinaux du côté droit.

2 novembre. La malade ne s'était pas doutée de l'existence de son chancre, et ne croyait pas avoir autre

chose que l'engorgement ganglionnaire qui a débuté, dit-elle, il y a trois semaines.

Aujourd'hui on constate deux bubons volumineux et tous les deux suppurés, ayant de 5 à 6 centimètres de longueur dans le sens du grand axe qui est parallèle au ligament de Fallope, et de 2 à 3 centimètres dans la direction perpendiculaire. Ils sont distants de 4 centimètres. L'un est situé un peu au-dessus du pli de l'aine, vers la partie moyenne; l'autre un peu au-dessous et en dedans. Ces bubons sont assez vivement enflammés. Leur surface est rouge; ils sont douloureux à la pression; ils sont déjà très-manifestement suppurés, la fluctuation y est très-évidente. Leur paroi antérieure est cependant peu amincie, et ils ne semblent pas devoir s'ouvrir encore spontanément à l'extérieur.

3 novembre. On applique un vésicatoire qui recouvre les deux bubons, et qui même les déborde en tous sens de 4 à 5 centimètres.

4 novembre. Le vésicatoire a parfaitement pris, et le volume des bubons a notablement diminué; cependant on n'en voit pas sourdre le pus à travers la paroi antérieure.

6 novembre. On applique un nouveau vésicatoire.

7 novembre. Le vésicatoire a bien pris, le bubon supérieur a considérablement diminué de volume; le phénomène de la fluctuation y est très-obscur. Évidemment une partie du pus qu'il contenait a été résorbée; on ne le voit toujours pas transsuder à travers la paroi antérieure, même par la pression; mais le bubon inférieur a été moins modifié.

9 novembre. On applique un nouveau vésicatoire, mais seulement sur le bubon inférieur.

11 novembre. La fluctuation y est toujours très-évidente, bien qu'il ait notablement diminué relativement au volume qu'il avait avant l'emploi des vésicatoires. Quant au bubon supérieur, la fluctuation y est très-obscure.

18 novembre. Le bubon situé au-dessous de l'arcade de Fallope ne contient pas de trace de pus; il est complétement guéri; il ne reste même pas d'induration dans le point qu'il occupait, en sorte qu'on ne pourrait pas maintenant soupçonner qu'il ait existé là un bubon. Il reste encore un engorgement assez considérable à la place occupée par le bubon situé au-dessus; mais il est indolent, et il n'y a pas de trace de pus.

24 novembre. L'engorgement a diminué de moitié.

29 novembre. Le chancre est complétement guéri. Les inoculations qui avaient été faites au début avec le pus qu'il fournissait, n'ont donné qu'un résultat négatif. L'engorgement du bubon continue à diminuer. Pas d'accidents de syphilis constitutionnelle.

6 décembre. L'engorgement a à peu près complétement disparu.

15 décembre. L'engorgement a encore diminué.

21 décembre. C'est à peine s'il reste quelques vestiges du bubon. La malade se plaint d'avoir un peu d'écoulement, on lui met un tampon d'alun.

Cette observation est incomplète; elle a été recueillie à une époque où je n'étais pas encore convaincu de l'existence des deux virus.

Il est probable que c'est là un cas de bubons suppurés dépendant d'un chancre infectant. Malheureusement, les symptômes n'ont pas été notés avec assez de soin.

Ce fait prouve néanmoins l'influence du vésicatoire sur la résorption du pus des ganglions lymphatiques.

IV

CHANCRE, BUBONS SUPPURÉS, L'UN OUVERT, L'AUTRE TRAITÉ PAR LES VÉSICATOIRES.

(Observation recueillie par M. Mathé, externe du service.)

—

Justine-Augustine X...., âgée de vingt-trois ans, couturière ; tempérament sanguin, constitution forte. Entre le 2 avril 1861, salle Sainte-Marie, n° 4.

Réglée à seize ans. Règles abondantes, durant de cinq à six jours. Pas de douleur avant les règles, très-peu de leucorrhée. Le 22 novembre 1858, premier enfant, qui meurt à trois mois. La malade n'a pas nourri, et a vu reparaître ses règles trois semaines après l'accouchement. — 23 janvier 1860, garçon à terme, vivant encore ; a nourri neuf jours. Retour des règles deux mois et demi après. Malade depuis six semaines. L'amant avait un chancre. Elle a eu un bouton à la vulve, dit n'avoir pas eu d'écoulement.

Diagnostic de M. Lallier.—Chancres à la lèvre gauche, à la fourchette, à l'anus ; rien au col. Deux bubons : l'un à droite, ouvert par M. Lallier ; l'autre à gauche, fluctuant. Dernières règles, 20 mars.

20 avril. Vésicatoire sur le bubon gauche. Cataplasme sur le bubon droit, ouvert et décollé dans une étendue de 4 centimètres.

24 avril. Encore de la fluctuation à gauche.—Deuxième vésicatoire.

29 avril. Règles, bubon encore fluctuant.—Troisième vésicatoire.

6 mai. Le bubon gauche est complétement guéri. Ulcération profonde de l'anus, condylôme. — Vin aromatique, julep diacodé.

13 mai. Le bubon gauche est complétement guéri; le droit est encore ouvert et présente encore un décollement de 4 centimètres environ, profondeur à laquelle pénètre le nitrate d'argent. — Cautérisation au nitrate d'argent de l'ulcération de l'anus. 150 grammes de vin de quinquina.

18 mai. Douleur dans tout l'abdomen, surtout à la pression et sur la ligne médiane : cataplasmes. A l'anus, l'ulcération persiste profonde, à bords déchiquetés et irréguliers. Ne souffre pas en allant à la garderobe. Urèthre très-volumineux. Mucus purulent s'échappant du col.

20 mai. Diarrhée. Sous-nitrate de bismuth, cataplasmes, tisane de riz.

24 mai. Suppositoire au tannin.

30 mai. L'ulcération de l'anus revêt l'aspect d'une plaie simple. On a mis quatre suppositoires. La malade ne souffre plus en allant à la garderobe.

7 juin. Ulcération de l'anus presque guérie, plus de douleur. Met tous les jours un suppositoire au tannin.

13 juin. Ulcération à peu près cicatrisée, non douloureuse.

21 juin. Guérison. La malade sort de l'hôpital.

V

DOUBLE BUBON, FLUCTUATION. — TRAITEMENT PAR LES VÉSICATOIRES. — GUÉRISON.

(Observation recueillie par M. Mathé.)

Eugénie X..., âgée de dix-sept ans, blanchisseuse; tempérament lymphatique, constitution médiocre. Entre à Lourcine le 20 décembre 1860, salle Saint-Louis, n° 12.

Réglée à dix ans, elle vit disparaître ses règles, qui ne revinrent qu'à treize ans. L'écoulement dure de trois à six jours, est abondant et revient tous les quinze jours. Leucorrhée habituelle. Quand l'écoulement est abondant, la malade éprouve des douleurs vives dans les reins. Ni enfant, ni fausse couche. Premier coït à quinze ans et demi. Malade depuis six semaines; son amant tachait son linge. Pas de traitement antérieur.

Dernières règles le 5 décembre.

État actuel. — 21 décembre. Le col est couvert d'un pointillé rouge sans être augmenté de volume; granulations sur le vagin, ulcération de l'anus.

Double bubon de l'aine droite: l'un au-dessous de l'arcade fémorale, considérable et pas encore ramolli; l'autre au-dessus, fluctuant, la peau est très-amincie. — Large vésicatoire.

26 décembre. La fluctuation a disparu, le ganglion est à peine plus volumineux qu'à l'état normal. Persistance du gonflement du ganglion inférieur.

27 décembre. Règles.

2 janvier 1861. Le ganglion qui était le siége du bubon sus-fémoral est très-volumineux et chaud. — Nouveau vésicatoire.

Les granulations du vagin ont disparu.

10 janvier. Réapparition des granulations du vagin. Le vagin est très-rouge, violacé; le col est rouge. Tampon d'alun.

12 janvier. Le ganglion a considérablement diminué, et n'est plus le siége d'aucune douleur.

15 janvier. Au début de l'affection, la malade a beaucoup souffert; la douleur était si vive, que les mouvements d'élévation de la jambe étaient impossibles. Aujourd'hui plus de douleur, plus de tuméfaction; il ne reste plus qu'un cordon dur, insensible à la pression.

30 janvier. Vaginite assez intense. Tampon d'alun; l'uréthrite est guérie.

6 février. Le vagin est encore rouge; il est le siége d'une hypersécrétion. La malade sort de l'hôpital.

VI

Dans une de mes leçons, ayant fait allusion à l'histoire du charlatan qui, prenant les hernies pour des bubons, les incisait largement et pénétrait dans l'intestin, j'ai voulu la reproduire ici pour épargner au lecteur la peine de la rechercher dans le livre de J. L. Petit.

L'auteur l'a racontée avec une fine bonhomie qui fera au lecteur autant de plaisir qu'elle m'en a causé.

« Un vendeur d'orviétan, se disant opérateur, courant de province en province pour débiter ses drogues, eut la permission de dresser un théâtre sur la place de Cambrai.

Pendant son séjour dans cette ville, il fut mandé chez un malade qui avait une hernie assez considérable, et à laquelle les chirurgiens du lieu se disposaient à faire l'opération. Le prétendu opérateur assura que la maladie n'était qu'un abcès ; il y appliqua un emplâtre. Le malade renvoya ses chirurgiens, et, deux jours après, étant aux abois, l'opérateur craignant de perdre la confiance de son malade, ouvrit le prétendu abcès, duquel, au lieu de pus, il sortit plein une jatte d'une matière fécale très-puante. Le malade fut soulagé, et l'on cria partout victoire.

» Cependant les connaisseurs, surtout ceux qui avaient vu d'abord le malade, s'attendaient d'apprendre bientôt sa mort ; ils apprirent, au contraire, qu'il se portait mieux, et effectivement, dans un mois il fut parfaitement guéri.

» Frappé d'un tel événement, je tâchai de m'instruire des circonstances, et j'appris ce que je viens de dire, et de plus, que les matières stercorales n'avaient coulé par la plaie que pendant trois jours, et que l'opérateur n'avait pansé son malade qu'avec un simple emplâtre, qu'il disait être celui de Paracelse.

» Ce même opérateur fit une seconde opération de la même manière et avec le même succès. Il fut mandé dans quelques villes de Flandre pour une semblable opération, et revint à Cambrai avec toute la réputation possible : on ne parlait que de son habileté et de sa dextérité.

» J'étais bien fâché d'avoir manqué l'occasion de le voir opérer ; mais heureusement pour moi, je trouvai le moyen de m'approcher de lui comme curieux. Ma jeunesse ne lui porta point d'ombrage. Il me mena avec lui, et je lui vis faire, avec une lancette à abcès, l'ouverture d'une hernie, ni plus ni moins qu'il aurait fait s'il eût ouvert un apostème suppuré. Il sortit des matières fécales; il appliqua sur la plaie son emplâtre, et en moins d'un mois le malade fut guéri. »

(J. L. PETIT, *Traité des maladies chirurgicales.*)

VII.

CHANCRE VULVAIRE SIMPLE, INOCULATION POSITIVE. — PAS DE MANIFESTATIONS GÉNÉRALES.

(Observation communiquée par M. Lallier.)

Marie X...., âgée de dix-neuf ans, couturière, entrée le 24 mai 1859, sortie guérie.

Santé antérieure bonne; variole confluente il y a trois ans. Chaudepisse depuis six mois; son amant n'était pas malade, dit-elle. Dernières relations sexuelles il y a trois semaines. Il y a quinze jours, elle a commencé à souffrir; a eu ses règles il y a quatre jours. Pas de manifestations générales. Engorgement inguinal ganglionnaire des deux côtés. Ganglions assez volumineux et douloureux à la pression. A la cuisse droite, follicule hypertrophié; à l'anneau vulvaire, au niveau des caroncules, large ulcération, à bords irréguliers, taillés à pic, rouge, à fond grisâtre, avec exsudation jaunâtre dans une partie de son étendue. Rien autre chose à la vulve; col médiocrement développé, sain; mucus vaginal blanchâtre, écoulement blanc laiteux. Rien à la gorge; pas de chute des cheveux. — Injections simples.

26 mai. Inoculation de l'ulcération vulvaire.

27 mai. Sur le point inoculé, apparition d'une vésico-pustule.

28 mai. La vésico-pustule s'est crevée.

30 mai. État à peu près stationnaire, un peu de rougeur autour de la vésico-pustule rompue.

1er juin. L'inoculation est positive ; il y a une ulcération qui semble comprendre toute l'épaisseur du derme, grande comme une tête d'épingle ; tissus voisins rouges et un peu gonflés.

2 juin. A peu près même état, moins de gonflement et de rougeur autour. Expectation.

3 juin. Le bouton de l'inoculation a de la tendance à se sécher ; l'ulcération est moins profonde et comblée en partie par un peu de lymphe jaunâtre.

Le chancre mou vulvaire a la même apparence ; seulement, au lieu de se creuser, il est au niveau des parties voisines et recouvert d'une mince pellicule jaunâtre.

4 juin. L'ulcération, suite de l'inoculation, est comblée par une croûte, ce qui lui donne l'aspect d'une pustule d'ecthyma. A peu près même état du chancre vaginal. Cautérisation de ce dernier au crayon de nitrate d'argent.

8 juin. Il est revenu une pustule à base un peu rouge à la place de la pellicule jaunâtre.

10 juin. L'ulcération vulvaire est en grande partie réparée.

17 juin. Une cuillerée de sirop iodure de fer. Il reste toujours au point inoculé une plaque érythémateuse. Il reste à la vulve une légère érosion jaunâtre là où siégeait le chancre.

22 juin. Le chancre est cicatrisé ; seulement au centre

il se fait une déchirure, pour peu que l'on tire sur les parties.

4 juillet. Demande sa sortie. Jusque-là pas de manifestation générale.

VIII

ÉROSIONS HERPÉTIQUES DE LA VULVE, CHANCRES; CHANCRE DIPHTHÉRITIQUE DU COL.—PAS DE MANIFESTATIONS GÉNÉRALES AU BOUT DE SEPT MOIS ET DEMI.

(Communiquée par M. Lallier.)

Zélia X..., âgée de dix-huit ans, fleuriste, entrée le 7 février 1860, sortie le 24 septembre 1860. Guérie.

Gourmes dans son enfance jusqu'à l'âge de dix ans. Boutons à la figure. Réglée pour la première fois à seize ans (fille de Paris); menstruation régulière. Les règles ont cessé, dit-elle, depuis environ dix ou douze jours. Cependant, le jour de son entrée à l'hôpital, à la suite d'un bain, elle a perdu un peu de sang. Flueurs blanches habituelles, quelques maux d'estomac. Pâleur habituelle.

Plusieurs relations sexuelles, dit-elle, dans le courant du mois d'août.

Nouvel amant vers le mois de janvier; excès de coït avec les deux.

Le vendredi soir, 3 février, douleur en se levant; le lendemain 4, s'est aperçue de petits boutons à la partie.

A la consultation de Saint-Louis, le même jour, on lui aurait dit qu'elle avait des plaques muqueuses. Les manifestations ont augmenté jusqu'au moment de son entrée à l'hôpital.

État actuel. — Rien dans le cuir chevelu. Pâleur.

9 février 1860. Ganglions cervicaux un peu développés. Quelques boutons d'acné à la face ; rien à la bouche ni à la gorge. Pas de chute de cheveux, rien à la peau.

Un ganglion dans le pli inguinal droit, développé et douloureux.

Aux grandes lèvres, surtout à droite, érosions variant depuis l'étendue d'une lentille jusqu'à un grain de millet ; résultat de la déchirure, les plus petites d'une seule vésicule, les grandes d'une agglomération de vésicules.

Ces érosions sont superficielles et ne présentent une dépression centrale que très-légère ; leur fond est rosé.

Lésion de même nature à la face interne des petites lèvres.

Légères érosions du col, écoulement séro-puro-sanguinolent un peu fétide. Le sang vient des érosions du col.

11 février. Même état des érosions de la vulve.

Sur le col, érosions assez semblables comme apparence à celles de la vulve, recouvertes d'un léger exsudat jaunâtre, irrégulier, semblant être le résultat de la confluence de plusieurs petites vésicules. Ces érosions se touchent et forment une sorte de couronne sur les deux lèvres autour du méat interne.

Inoculation du liquide de ces érosions, qui saignent au moindre contact.

13 février. A la place de la piqûre d'inoculation, petite vésicule miliaire entourée d'une petite auréole rouge.

Au col, les plaques herpétiques sont moins nettes, remplies par des érosions lenticulaires formant couronne; pourtant à la lèvre supérieure et à la commissure droite il reste encore une petite érosion recouverte d'un groupe confluent, mais qu'on reconnaît encore facilement.

Fin du quatrième jour. — Au niveau de la piqûre d'inoculation, vésico-pustule du volume d'un gros grain de millet. Une fois rompue, on trouve une petite ulcération de la grandeur d'une grosse tête d'épingle à bords taillés à pic, à fond gris jaunâtre, un peu pultacé.

Auréole un peu rouge. Pas de dureté appréciable des tissus sous-jacents.

Même apparence des lésions de la vulve. Elles paraissent un peu plus creuses. Leur fond est aussi grisâtre et pultacé. Près de la fourchette, trois ou quatre petites vésico-pustules isolées, à base un peu rouge, très-petites.

Au spéculum, les groupes qui existaient isolés sur les deux lèvres du col sont confondus, excepté à la commissure droite, présentent une coloration un peu jaunâtre mais on ne retrouve plus l'élément vésico - pustuleux. Elles paraissent avoir de la tendance à prendre le caractère d'érosions.

16 février. Il s'est formé une croûte sur le chancre d'inoculation avec une certaine quantité de pus au-dessous d'elle. Inoculation de la petite vésico-pustule signalée hier à la cuisse gauche.

17 février. Les deux piqûres de la cuisse gauche paraissent avoir un résultat positif; la plus inférieure est cautérisée avec le crayon.

20 février. Le chancre d'inoculation à la cuisse droite creuse, et s'élargit de jour en jour; il a près de 2 centimètres de diamètre. Des deux piqûres d'inoculation du

côté gauche, celle qui n'a pas été touchée au crayon se développe. Elle présente une auréole rouge de 2 centimètres, avec dureté au centre de cette auréole, petite vésico-pustule de la grandeur d'un lentille, avec croûte à son centre.

La piqûre touchée au crayon a une auréole moins dure, moins large, moins saillante ; il semble y avoir un peu de liquide sanieux sous l'épiderme. La cautérisation ne semble pas en avoir arrêté, mais seulement ralenti le développement. Les petits chancres, source de l'inoculation, sont à peine plus larges. Il s'en est développé deux ou trois autres dans le voisinage. Au toucher, col normal quant au volume, un peu entr'ouvert, un peu d'empâtement dans le cul-de-sac latéral droit et postérieur. Pression hypogastrique un peu sensible. Les relations sexuelles étaient un peu douloureuses.

Au spéculum, le col présente : sur le segment latéral gauche des deux lèvres, des ulcérations superficielles, à bords irréguliers, déchiquetées, d'une coloration vive sur la limite de la partie saine. La surface ulcérée a une coloration légèrement jaunâtre, et les tissus semblent légèrement infiltrés.

23 février. Même état des chancres de la vulve. Les chancres d'inoculation se développent ; ceux du côté gauche sont également développés avec une auréole rouge et une base dure.

25 février. Les chancres d'inoculation sont moins rouges depuis que l'on met des cataplasmes.

État stationnaire de l'ulcération du col, qui présente encore à la lèvre postérieure, vers la commissure gauche, une couche grisâtre à bords irréguliers, de l'étendue d'une largé lentille, comme infiltrée et très-adhérente. L'injection ne l'enlève pas. A la place de l'ulcération de la lèvre antérieure, il existe maintenant des érosions.

29 février. L'apparence diphthéritique de l'érosion du col a disparu; il ne reste plus qu'une érosion saignant au moindre contact.

1er mars. Pansement des ulcérations avec chlorure de zinc au deux-centièmes.

2 mars. Attouchement de quelques chancres de la vulve avec le crayon. Les chancres d'inoculation sont dans la période d'état. Cette malade est reprise de la diarrhée depuis deux jours.

Pansement au nitrate de bismuth.

5 mars. Il ne reste au col que des érosions qui ne présentent aucune différence avec des érosions simples.

7 mars. Pansement de l'ulcère avec de l'opium brut et du sous-nitrate de bismuth.

10 mars. État stationnaire des chancres d'inoculation. Au col, érosion circonscrivant le méat, dans l'étendue d'une pièce d'un franc.

12 mars. Pustules d'inoculation touchées à la solution de nitrate d'argent.

14 mars. Amélioration des chancres d'inoculation par le pansement au vin aromatique.

15 mars. Amélioration, notable à droite, des chancres d'inoculation touchés à gauche au nitrate d'argent.

16 mars. Léger attouchement au crayon d'un petit chancre anal.

19 mars. Chancres inoculés à droite beaucoup mieux; à gauche, touchés à la solution de nitrate d'argent.

23 mars. Plus rien à la vulve. Vagin et col très-rouge,

douloureux ; écoulement vaginal abondant , purulent.

Même état des chancres. Inoculation.

4 avril. Deux ou trois follicules pileux enflammés à la marge de l'anus. A droite, plis anaux rouges et fissures. Les chancres d'inoculation, pansés depuis huit jours avec le baume d'Arcæus, sont presque cicatrisés.

13 avril. Les chancres d'inoculation ne sont pas complétement cicatrisés et semblent même s'élargir un peu.

Cautérisation, baume d'Arcæus.

20 avril. Légères érosions autour du méat utérin, dans l'étendue d'une pièce d'un franc. Attouchement de petites ulcérations nouvelles, folliculaires, de la vulve, avec le crayon.

Attouchement de l'érosion du col avec la solution.

21 avril. Depuis l'attouchement du col à la solution de nitrate d'argent, écoulement sanguin, simulant les règles.

23 avril. Fer et rhubarbe.

27 avril. Un peu de vulvite folliculaire.

5 mai. Dans le cul-de-sac postérieur, un peu à gauche, épaississement des rides du vagin; tumeur adhérente au corps, à l'union avec le col, grosse comme une amande; l'extrémité effilée tourne à droite. Douloureux au toucher.

Aucune douleur spontanée, ni dans la marche, ni dans la station.

7 mai. Apparition des règles hier.

14 mai. Les règles ont fini le 13.

16 mai. Petites pustules accidentelles, furonculaires, sur un des plis de l'anus. Petite plaque herpétique à droite de la fourchette.

Un peu de diminution de la tumeur péri-utérine.

Érosions nombreuses, cupuliformes, sur le col, autour du méat, étendue d'un franc; col rouge.

28 mai. Même état de la tumeur péri-utérine.

État stationnaire du col, touché à la solution.

4 juin. Corps un peu droit à gauche, col un peu gros. État stationnaire de la tumeur rétro-utérine.

7 juin. Apparition des règles cette nuit : abondantes.

Au toucher, on constate l'état suivant :

Empâtement général du cul-de-sac postérieur.

A l'extrémité gauche, on trouve une petite tumeur saillante assez facile à circonscrire, de la grosseur d'une amande, à peu près douloureuse à la pression, et cède un peu sous le doigt.

A l'extrémité droite de l'empâtement, sur un plan plus éloigné, empâtement dur, du volume d'un œuf de dinde, que l'on retrouve par le palper hypogastrique à deux ou trois travers de doigt, au-dessus et à droite du pubis. Médiocre douleur à la pression. L'utérus semble sur un plan un peu antérieur.

9 juin. On s'est aperçu qu'elle urine au lit.

Son père a pissé au lit jusque vers quatorze ou seize ans. Ne sait pas comment il a été guéri. Un frère de son père, âgé actuellement de vingt-cinq ans, a eu cette infirmité jusqu'à vingt ans. Guéri sans traitement.

A toujours uriné au lit, la nuit, dans le sommeil. Dans l'enfance, il était rare qu'il se passât trois semaines sans que cela arrivât.

Vers l'époque de la puberté, de quatorze à seize ans, les intervalles furent plus longs, mais l'infirmité était habituelle; néanmoins, vers quinze ans, est restée deux mois sans que ça lui arrivât.

Flueurs blanches habituelles depuis sa petite enfance. Dit n'avoir jamais eu de mauvaises habitudes.

Pendant l'enfance, traitement presque continuel.

Toniques (fer), camphre dans le lit. Vers dix ans, bains de pieds pendant un an. L'été dernier, bains de siége froids. Ces traitements ont semblé avoir quelque action, mais au début seulement.

Premières relations sexuelles vers septembre 1859. Depuis ce temps, fatigues sexuelles habituelles.

Son travail, depuis le temps qu'elle avait quitté sa famille, ne la fatiguait pas. Hygiène suffisante, pas d'excès, buvait peu.

A fait à Noël dernier un réveillon fatigant.

Vers le 3 au 4 janvier, après un retard de quinze jours environ, douleurs assez vives dans le côté droit du ventre, qui ont duré quatre ou cinq jours, jusqu'à l'apparition des règles, qui ont été abondantes, avec caillots, durant huit jours, comme d'habitude, mais sans douleurs. Rapports sexuels interrompus pendant ce temps (douze jours environ); dit ne s'être pas fatiguée avec son amant, ni autrement vers cette époque.

N'a plus pissé au lit depuis ses relations sexuelles. Se réveillait alors souvent dans la nuit et se couchait plus tard.

Il en a été de même pendant les premiers temps de son séjour à l'hôpital; alors la souffrance rendait son sommeil léger et interrompu.

Une fois, avant Pâques, elle a pissé au lit; mais depuis ce temps (la cicatrisation des chancres inoculés) son sommeil est redevenu bon, et l'infirmité habituelle a repris plusieurs jours de suite, avec plusieurs jours d'intervalle. Sa paillasse et ses deux matelas sont complétement pourris; elle avait pu échapper à la surveillance ordinaire.

Aucune douleur. Envies d'uriner, pas particulièrement impérieuses dans le jour; quelquefois la nuit a des rêves qui ont rapport au besoin qu'elle éprouve, mais non constants. C'est surtout dans le premier sommeil qu'elle urine.

A l'époque des règles, cela arrive plus fréquemment, et dans le jour les envies d'uriner sont plus fréquentes.

Il n'y a rien de notable au cathétérisme vésical.

Elle dit que dans le jour elle peut difficilement résister au besoin d'uriner pendant un temps un peu notable, mais cela varie.

12 juin. Trois dragées Grimaud, fer et ergot de seigle. Une dragée de plus tous les jours, jusqu'à six. A uriné au lit le soir du jour où elle a été examinée.

23 juin. Prend six dragées. N'a pas pissé au lit, quoiqu'on ne la réveillât pas la nuit.

A l'anus, fissures de nature douteuse, touchées au crayon.

9 juillet. N'a pas pissé au lit depuis le 9 juin. Le col est presque complétement guéri. Encore des follicules autour du méat utérin. Entre les érosions folliculaires, la muqueuse semble reprendre un état normal. Mucus utérin abondant et transparent.

10 juillet. Au lieu de pilules Grimaud, qui sont finies, chaque jour sous-carbonate de fer, 1 gramme; ergot de seigle, 0,30.

21 juillet. Encore un peu d'empâtement en arrière de l'utérus.

L'érosion du col va mieux. — Tannin.

26 juillet. Apparition des règles le 24.

29 juillet. Les règles sont fort abondantes. La malade se trouve un peu faible, surtout des jambes. Au toucher, tumeur peu ulcérée en arrière et à gauche.

2 août. Ne perd plus depuis cette nuit. Douleur légère dans l'aine gauche.

Au toucher, en arrière et sur les côtés de l'utérus, petite tumeur plus grosse à droite. L'érosion du col est superficielle.

31 août. A uriné au lit cette nuit.

3 septembre. A uriné encore au lit cette nuit.

7 septembre. A uriné au lit cette nuit. Il reste toujours un petit noyau induré dans le cul-de-sac postérieur, un peu à gauche.

8 septembre. Poudre de belladone (0,06) par jour, en deux paquets, un le matin à jeun, un le soir.

10 septembre. Incontinence cette nuit.

15 septembre. Quelques petites érosions du col. — Tannin.

19 septembre. Diarrhée. Suspendre la belladone.

21 septembre. Incontinence cette nuit. La belladone a été redonnée hier au soir.

24 septembre. Sort guérie de ses manifestations morbides, mais améliorée seulement quant à l'incontinence d'urine.

Cette observation offre un exemple de chancres mous que l'on a pu étudier pendant plus de sept mois. Dans ce cas, on a eu la preuve par l'inoculation de la nature des chancres, et aucune manifestation générale ne s'était produite à l'époque où la malade est sortie de l'hôpital.

IX

URÉTHRITE ET BUBON TRAITÉS PAR LES VÉSICATOIRES VOLANTS. — GUÉRISON.

(Observation recueillie par M. Picard, interne du service.)

Julie X..., âgée de dix-huit ans, blanchisseuse. Réglée à quinze ans. Menstruation régulière, s'effectuant sans douleur. Premier amant il y a un an. Cette fille a un chancre induré, mais ne peut indiquer depuis quand. Elle a une roséole syphilitique et une adénopathie multiple indolente dans l'aine droite. Depuis quelques jours, uréthrite et bubon dans l'aine gauche; douleur, tuméfaction. Pas de rougeur. Ce bubon est dirigé suivant la direction de l'arcade fémorale ; peu mobile, volumineux, allongé. La peau est mobile au-dessus; sa longueur est de 4 à 5 centimètres. Pas de tuméfaction.

M. Guérin prescrit un vésicatoire volant, qui est appliqué le 6 septembre.

8 septembre. La douleur a diminué au niveau du bubon; le bubon semble avoir diminué de volume.

9 septembre. Diminution notable du bubon.

12 septembre. Le premier vésicatoire est sec. Douleur légère à la pression.

14 septembre. Nouveau vésicatoire.

19 septembre. Amélioration notable, le bubon a diminué de plus de moitié. Il n'est plus sensible à la pression. La peau est très mobile à sa surface.

24 septembre. Le bubon a complétement disparu.

X

ULCÉRATIONS MULTIPLES DE LA VULVE ET DE L'ANUS. — INOCULATIONS POSITIVES. — ACCIDENTS CONSTITUTIONNELS NOMBREUX ET REBELLES.

(Observation recueillie par M. Meunier, interne du service.)

Henriette L..., femme L..., âgée de trente et un ans, couturière; tempérament lymphatique sanguin, constitution forte.

Mariée depuis neuf ans. Pas d'antécédents vénériens.

Dernier coït six semaines avant d'entrer à l'hôpital.

Quinze jours après environ, prurit, chaleur, cuissons aux parties génitales; quelques boutons qui ne furent point soignés, la malade n'ayant aucune inquiétude sur l'état de santé de son mari.

La malade se décide à entrer à l'hôpital le 9 décembre.

État actuel. — Lors de son entrée, les deux inoculations furent positives et donnèrent lieu à deux pustules qui prirent un développement considérable; s'ulcèrent profondément.

Le 1er janvier, elles étaient larges comme une pièce d'un franc, à base inflammatoire dure, engorgée, offrant au centre une eschare noirâtre, non encore détachée, et à la circonférence un sillon grisâtre, profond. Douleurs assez vives; ganglions inguinaux plus volumineux qu'à l'état normal, mais n'offrant pas de dureté caractéristique. — Cataplasmes sur les ulcérations des cuisses.

6 janvier. Les eschares se détachent; les ulcérations paraissent se limiter.

11 janvier. La base inflammatoire est beaucoup moins engorgée, et les ulcères se détergent.

19 janvier. Cicatrisation assez avancée des ulcérations des cuisses. Depuis quelques jours, la malade est prise d'angine érythémateuse du voile du palais et des piliers.

23 janvier. La vulve offre les cicatrices de nombreuses ulcérations dont elle était le siége lors de l'entrée de la malade; quelques-unes aussi, encore humides à la marge de l'anus. Érythème guttural très-prononcé; petites plaques opalines sur les amygdales. Sur le tronc, la poitrine, les seins et la nuque, éruption érythémateuse très-animée, par larges plaques, sans prurit, disparaissant en partie sous le doigt, mais gardant cependant une teinte jaunâtre. Quelques croûtes dans les cheveux. Ganglions inguinaux peu significatifs, ganglions cervicaux très-marqués et ayant augmenté beaucoup depuis quinze jours. Pas de traitement.

29 janvier. L'éruption du tronc a perdu sa teinte rouge et n'offre plus que des macules jaunâtres. Plaques blanchâtres, sans élevures, mais assez larges sur les amygdales. La vulve et l'anus offrent au milieu des cicatrices des plaques rouges un peu humides, sans élevures, qui semblent des plaques muqueuses naissantes.

12 février. Il n'y a plus de doute possible. Plaques muqueuses vulvaires, anales, labiales, gutturales, tonsillaires. Éruption papulo-squameuse à la région occipitale et à la nuque. Alopécie commençante. Adénopathie générale croissante. La malade est mise au traitement. Deux pilules de protoiodure de mercure.

2 mars. Amélioration des plaques muqueuses, que l'on traite par les pilules et la cautérisation.

9 mars. Plus de plaques à la vulve ni à l'anus; elles persistent à la bouche et à la gorge.

15 mars. La malade quitte le service, mais est attachée à l'hôpital comme infirmière. Continuation du traitement. Les plaques buccales et gutturales persistent. Au commencement de mai, syphilide cornée palmaire et plantaire.

Dès le 25 mai, suspension du traitement interne; bains de sublimé (12 grammes, par doses croissantes jusqu'à 30 grammes). Amélioration passagère.

15 juin. Le psoriasis persiste seul. Elle est remise au traitement.

Réflexions. — Il y a plus d'une objection à faire à cette observation, et je suis aujourd'hui convaincu que nous avons été trompés par la malade. C'est une des trois observations que j'ai citées page 113, en parlant du chancre induré.

XI

PERSISTANCE D'UN CHANCRE NON INFECTANT AVEC SES CARACTÈRES.

(Observation recueillie par M. Azémar, externe du service.)

La nommée Élisa C..., âgée de vingt-trois ans, couturière, entre le 16 avril 1861 à Lourcine (salle Saint-Clément, n° 21; elle passe le 3 mai salle Sainte-Marie, n° 31, dans le service de M. Guérin).

Renseignements. — Elle est de taille moyenne, assez maigre; ses yeux et ses cheveux sont châtains; ses muscles sont grêles. Elle n'a jamais eu de maladie dans son enfance qu'une fièvre cérébrale. Son père et sa mère sont morts ; cette dernière, dit la malade, a succombé à une affection de poitrine. Elle a trois frères et une sœur qui sont bien portants.

Menstruation. — Ses règles, qu'elle a eues pour la première fois à treize ans et demi, sont abondantes, arrivent sans douleurs, et sont accompagnées d'un peu de leucorrhée.

Le 9 août 1859, enceinte de six mois, elle a fait une fausse couche qui n'a pas eu de suites fâcheuses, et ses règles sont revenues trois mois après. Devenue de nouveau enceinte, vers la fin de juillet 1860, elle a accouché, le 3 mars 1861, d'une fille bien portante qu'elle a nourrie.

Mais, avant son accouchement, se sentant malade, elle est allée trouver un médecin de l'hôpital de Saint-Denis, qui, après l'avoir traitée pendant quinze jours, l'engagea à entrer à l'hôpital de Lourcine, où elle fut reçue, le 16 avril, dans le service de M. Lallier, qui fit le diagnostic suivant :

Chancre induré de la grande lèvre gauche ; plaques muqueuses vulvaires ; roséole (traitement : deux pilules de protoiodure par jour).

Le 2 mars, étant sur le point d'accoucher, elle passe dans le service de M. Guérin, salle Sainte-Marie. Examinée le 11 mai, on inocule le pus de l'ulcération de la grande lèvre gauche à la cuisse gauche. On examine l'enfant, qui paraît parfaitement sain.

14 mai. On met sur le chancre induré le pus provenant d'une pustule d'inoculation de chancre mou, pris sur la malade occupant le lit n° 12 de la salle Saint-Louis.

16 mai. L'ulcération s'est agrandie, le chancre est déprimé et entouré d'une aréole inflammatoire. Il laisse échapper une grande quantité de pus aqueux et très fluide.

18 mai. Le chancre ayant été lavé avec soin et à plusieurs reprises, hier on inocule à la cuisse gauche, au-dessous de l'ancienne piqûre, le pus qu'il laisse suinter.

21 mai. On ne trouve sur les endroits piqués qu'une petite élevure papuleuse : l'inoculation est négative. Quant au chancre induré, il est devenu plus rouge, et son induration est moins étendue. On reprend du pus de ce chancre et on l'inocule en dedans des deux autres piqûres à la cuisse gauche.

25 mai. Aucune des inoculations n'est positive.

10 juin. L'enfant présente des plaques muqueuses à la langue et à l'anus et est atteint du muguet.

14 juin. L'induration persiste et est très-marquée.

27 juin. Plaques muqueuses du gosier.

30 juin. L'enfant est mort du muguet.

6 juillet. Le chancre induré persiste.

13 juillet. Cautérisation des plaques muqueuses.

27 juillet. Le chancre persiste encore.

Le 28 juillet, la malade est dans l'état suivant : Entre la grande et la petite lèvre et sa portion inférieure se trouve une ulcération à peu près circulaire en bas, se prolongeant sur la grande lèvre gauche, et ayant une longueur de 2 centimètres et demi. Le fond de cette ulcération est d'un rouge cuivré. La portion circulaire est entourée de cercles concentriques d'un jaune orangé. L'autre partie tend à se cicatriser.

L'induration est très-*nette*, très-*limitée*, *chondroïde*

dans la partie de l'ulcération qui couvre la grande lèvre ; elle est moins nette, un peu moins régulière, parcheminée et superficielle dans la partie commune aux deux lèvres.

A la partie qui se trouve au-dessus de l'ulcération on voit une saillie papuleuse qui ressemble à une plaque muqueuse. Autre plaque muqueuse au tiers supérieur de la grande lèvre gauche et aussi au milieu de la grande lèvre droite.

A l'anus, on trouve une saillie condylomateuse ; de plus, la fourchette est érodée à droite, du muco-pus sort de la vulve; il y a aussi un prolapsus de la paroi antérieure du vagin; les glandes de Bartholin sont saines. L'examen au spéculum montre un col volumineux, ouvert, légèrement exulcéré à son pourtour et laissant échapper une grande quantité d'albumen purulent.

A l'aine droite, les ganglions externes sont peu volumineux; trois ganglions externes sont indurés, reliés par un cordon dur et résistant; ils roulent sous le doigt qui les presse.

A l'aine gauche, le ganglion interne est dur, indolent et de la grosseur d'une noisette.

Au cou, on trouve la chaîne ganglionnaire postcervicale volumineuse. Les cheveux sont tombés, et l'amygdale droite présente une plaque muqueuse.

Ainsi, *trois mois après l'apparition du chancre induré, cet ulcère a encore des caractères tellement tranchés, qu'il n'est pas possible de le méconnaître.*

XII

CHANCRE INDURÉ AYANT CONSERVÉ SES CARACTÈRES
PENDANT PLUSIEURS MOIS.

(Observation recueillie par M. Azémar.)

La nommée Mariette D..., âgée de vingt-trois ans, dentellière, entrée à l'hôpital de Lourcine le 23 mai 1861 (n° 23, salle Sainte-Marie), dans le service de M. Guérin.

Renseignements. — Cette femme est de taille moyenne, ses yeux et ses sourcils sont d'un châtain clair. Dans son enfance elle a eu des croûtes dans les cheveux, du mal au nez et des gourmes, les ganglions du cou tuméfiés. Ses muscles sont grêles et maigres.

Menstruation. — Réglée pour la première fois à l'âge de quatorze ans et demi; l'écoulement menstruel est abondant et dure quatre ou cinq jours; il est précédé de douleurs dans les reins et le bas-ventre; elle ressent aussi des picotements dans les seins, qui se gonflent. Elle se plaint d'avoir habituellement beaucoup de leucorrhée.

En 1858, elle accoucha d'une fille qui vint bien à terme et qu'elle confia à une nourrice; mais cinq mois après, l'enfant était emporté par des convulsions. Malade depuis un mois, elle sentit un prurit assez vif à la vulve, mais ne remarqua pas de boutons sur cette partie.

Quant à son amant, il était en traitement et portait sur la langue des taches blanches, qui étaient probablement des plaques muqueuses. C'est par cette voie que la malade dit avoir été infectée, son amant se livrant sur elle à des actes peu naturels. Elle était à cette époque enceinte de plusieurs mois ; elle alla à la Clinique où l'on cautérisa les parties de la vulve affectées, et après une semaine de séjour dans cet hôpital, elle est venue à Lourcine, salle Sainte-Marie, n° 33, service de M. Guérin.

Examinée le lendemain du jour de son entrée, elle présentait :

1° Un chancre induré à l'extrémité supérieure de la grande lèvre gauche ;

2° Des plaques muqueuses à l'anus ;

3° Du pus dans le vagin ;

4° Un col rouge et ulcéré.

Après avoir suivi un traitement mercuriel qui a duré près de deux mois et demi (depuis le 23 mai jusqu'au 5 août), on observe encore le chancre et les autres accidents à peine modifiés. Voici quel est son état actuel :

5 août. A la réunion du quart supérieur de la grande lèvre gauche avec ses trois quarts inférieurs, on aperçoit *une ulcération elliptique ayant de 2 centimètres et demi de long sur un demi de large ; parfaitement séparée des tissus environnants, indurée, donnant au toucher une sensation semblable à celle que l'on obtient en pressant un cartilage (induration chondroïde)* ; son fonds est rouge, *couleur chair de jambon.*

Les plaques muqueuses de l'anus n'ont pas disparu ; on en observe une à droite, une autre à gauche, seulement elles sont presque desséchées.

A l'aine gauche, le toucher fait constater un ganglion externe et trois internes : ces ganglions sont indolents, durs et roulant sous le doigt qui les presse.

A droite, on trouve plusieurs ganglions, dont le plus inférieur est le plus gros et présente le volume d'une noisette ; quant aux autres, ils sont très-petits et reliés entre eux par un cordon très dur.

La gorge est saine, et les ganglions du cou sont peu développés.

Elle a accouché le 22 juillet, aussi l'examen au spéculum est-il douloureux. Le col est toujours ulcéré à son pourtour ; un albumen purulent s'échappe du col et tombe dans le vagin.

L'enfant, qui jusqu'ici avait paru sain, présenta hier une rougeur érythémateuse comme ecchymotique sur le pourtour de l'anus.

Aujourd'hui, les plis rayonnés de l'anus sont hypertrophiés, et des plaques muqueuses vont se former dans cet endroit.

XIII

PLAQUES MUQUEUSES. — CHANCRE MOU INTERCURRENT.

Marie D..., âgée de vingt-quatre ans, d'un tempérament lymphatique, ayant habituellement une bonne santé, entre le 18 avril 1861 à l'hôpital de Lourcine, où elle occupe le n° 18 de la salle Saint-Louis.

Elle me dit que sa maladie pouvait dater de cinq mois environ, époque depuis laquelle elle ressentait fréquemment des demangeaisons à la vulve. Ne soupçonnant pas la gravité de cette affection, elle ne s'était soumise à aucun traitement, lorsqu'elle vint réclamer mes soins ; elle n'a jamais eu ni enfant, ni fausse couche. En l'examinant le jour de son entrée à l'hôpital, je constatai sur le bord libre des grandes lèvres de larges plaques muqueuses qui ne pouvaient être confondues avec une autre lésion. Elles faisaient une saillie d'un demi-centimètre environ ; d'une couleur cuivrée, elles reposaient sur des tissus mous, mais leurs bords étaient intimement confondus avec le reste de la surface ulcérée. Elles ne ressemblaient ni au chancre induré, ni au chancre non infectant.

Dans les deux aines, une pléiade de ganglions indurés et très-volumineux indiquait tout aussi clairement que les plaques muqueuses l'existence de la syphilis. Un examen attentif de la vulve, du vagin, du col de l'utérus et de l'anus, nous permit de constater que Marie D... n'avait que des plaques muqueuses ; le méat urinaire était rouge, mais une exploration minutieuse nous fit voir qu'il n'y avait ni écoulement, ni ulcération de l'orifice de l'urèthre. — Traitement : pilules de protoiodure de mercure, 5 centigrammes.

Le 22 avril, la malade contracta une légère bronchite qui dura quelques jours. Le 24 avril, l'adénopathie inguinale était plus prononcée à droite qu'à gauche ; les plaques muqueuses n'étaient pas modifiées ; les orifices des glandes vulvo-vaginales étaient rouges comme chez les femmes adonnées à la masturbation. Le col de l'utérus, d'un volume considérable, était largement ouvert, saignant facilement et un peu granuleux.

Cautérisation avec le crayon de nitrate d'argent des plaques muqueuses de la vulve et des granulations du col.

Le 1er mai, l'état de la malade étant à peu près le même, nous répétâmes la cautérisation. Mais comme les plaques muqueuses, qui avaient peu diminué de volume, s'étaient desséchées, nous dûmes mouiller le crayon avant de nous en servir.

Le 8 mai, la malade, ayant ses règles, ne put être examinée. L'écoulement menstruel dura plusieurs jours, cessa le 13 et reparut toute la journée du 15.

Le 21 mai (plus d'un mois après l'entrée de la malade à l'hôpital), nous aperçûmes en arrière de la grande lèvre gauche, près de la partie postérieure du pli génito-crural, une saillie papuleuse de la grosseur d'un grain de chènevis, rouge, à fond mou, grisâtre, irrégulier, et dont les bords étaient décollés. J'eus tout de suite l'idée que ce pouvait être un chancre folliculaire.

Pour préciser le diagnostic, j'inoculai sur le milieu de la cuisse gauche de cette femme le pus provenant de l'ulcération récente que je venais de découvrir.

Dès le lendemain, une petite vésicule pleine de liquide trouble indiquait que l'inoculation serait positive, et le 24, une pustule caractéristique avait acquis un développement notable.

Le 28, un nouveau chancre folliculaire apparut à la partie supérieure de la grande lèvre. Comme je n'avais plus à m'éclairer sur la nature de cette ulcération, je tentai d'en arrêter la marche par une forte cautérisation à l'aide du crayon de nitrate d'argent.

La pustule de la cuisse ayant été ouverte, fut lavée avec le liquide Rodet, que l'on appliqua à plusieurs reprises. Le pansement fut continué pendant la première quinzaine de juin.

Le 15 juin, la malade ayant ses règles, ne put être examinée que le 18, époque à laquelle nous reconnûmes que e liquide Rodet n'avait point enrayé le développement de

la pustule, qui avait acquis la largeur d'une pièce de
2 francs. Le col de l'utérus encore rouge, dépouillé de
son épithélium près de l'orifice du museau de tanche,
n'avait plus que le volume normal. Le chancre qui avait
été cautérisé avec le nitrate d'argent, avait disparu. Il ne
restait plus des plaques muqueuses que la couleur rouge
qui leur succède pendant quelque temps.

· Le chancre dont le pus avait été inoculé était presque
guéri. Je le cautérisai avec le crayon de nitrate d'argent.

Le 25 juin, ayant enlevé la croûte de la pustule d'inoculation, je mis à nu un ulcère à fond irrégulier, de la
largeur d'une pièce de 2 francs. (Cautérisation avec le
nitrate d'argent ; les chancres de la vulve et les plaques
muqueuses ont complétement disparu.)

A la fin de juillet, l'ulcère de la cuisse commença à se
dessécher, et le 1er août il était guéri. Rien n'ayant
reparu depuis vingt jours, la malade sortit le 21 août,
guérie en apparence ; mais avec une roséole pigmentaire
qui faisait craindre le retour des manifestations syphilitiques, bien que cet état de la peau ne me semble pas
tout à fait incompatible avec la guérison.

XIV

VÉGÉTATIONS TRÈS-VOLUMINEUSES. — GROSSESSE. — AVOR-
TEMENT. — DOULEUR CALMÉE PAR LE MÉLANGE DE
CHLOROFORME ET D'ACIDE CARBONIQUE.

(Observation recueillie par M. Mousteu, interne des hôpitaux.)

Véronique M..., âgée de vingt ans, domestique,
entrée le 16 septembre 1858, avec des végétations trés-

volumineuses qu'elle avait depuis déjà deux mois et demi ; elle n'avait, dit-elle, jamais rien eu auparavant. Elle était au sixième mois de sa grossesse lorsqu'elle est entrée ; c'est donc quatre mois à peu près après la conception que les végétations ont commencé à pousser.

Ces végétations représentaient deux tumeurs grosses chacune au moins comme le poing, développées chacune sur la grande lèvre, dont la base représentait une sorte de pédicule à la tumeur. Ces masses végétantes dont la surface était lobulée et représentait un amas de petites tumeurs du volume d'un petit pois ; ces masses de végétations, dis-je, étaient humectées par un liquide séro-purulent de très-mauvaise odeur. La face interne des cuisses avec lesquelles elles se trouvaient en contact représentait de chaque côté une surface enflammée dépouillée de son épithélium, en tous points semblable à la surface d'un vésicatoire en suppuration.

La malade souffrait beaucoup et ne pouvait plus marcher.

M. Lasègue fit enduire les végétations de glycérine tenant en suspension de la poudre de tannin, et fit interposer entre les cuisses et ces dernières de la ouate et des compresses. Mais la malade souffrait toujours autant et les végétations augmentaient. M. Lasègue voulut alors faire appliquer une ligature qu'on devait serrer progressivement pendant vingt-quatre heures à l'aide d'un serre-nœud. La malade souffrait tellement après l'application de la ligature, qu'elle ne la voulut absolument pas endurer plus d'une heure. On la fit alors passer dans les salles de M. Jarjavay, qui devait expérimenter l'action des caustiques énergiques sur les végétations, mais le jour même la malade fut prise des douleurs de l'enfantement et elle vint accoucher le lendemain, dans la salle Sainte-Marie (service de M. Guérin), d'un fœtus au cinquième ou sixième mois.

A partir de ce moment, les végétations ont sans cesse diminué, mais cependant d'une manière assez lente.

Une dizaine de jours après ses couches, comme la malade souffrait encore vivement de ses végétations, on lui fit faire des injections d'*acide carbonique mêlées de vapeurs de chloroforme* sur la surface des végétations. A partir de ce moment, les douleurs s'apaisèrent très-notablement, et la malade jouit d'un sommeil calme qu'elle avait perdu depuis longtemps.

Du 20 au 30 octobre, à trois reprises différentes, on a imbibé fortement les végétations avec du perchlorure de fer concentré, et dès lors les végétations se sont très-promptement flétries; aujourd'hui, 3 novembre, elles sont complétement desséchées et ne forment plus qu'une légère couche un peu exubérante qui double le bord libre des grandes lèvres. La malade ne souffre plus, se lève et marche facilement.

22 novembre. A ses règles, ne vient pas à la visite ; mais à chacune des deux visites précédentes elle a été cautérisée avec l'acide nitrique. Elle n'a guère souffert qu'une heure à la première cautérisation ; elle a souffert un peu plus à la deuxième.

23. On les imbibe d'acide chromique.

29. La malade a peu souffert, mais les végétations sont à peu près dans le même état qu'il y a huit jours, c'est-à-dire qu'elles forment encore une bordure assez légère, il est vrai, sur le bord libre des grandes et des petites lèvres ; on les imbibe aujourd'hui d'acide acétique. Il est

vrai de dire que l'acide chromique employé la dernière fois était très-notablement altéré et que les pinceaux ne prenaient plus feu.

6 décembre. Il ne reste plus que quelques petites végétations sur le bord libre des grandes lèvres, on les touche avec le crayon de nitrate.

13 décembre. Cette malade peut être considérée comme guérie, il lui reste seulement une végétation de la grosseur d'un pois à la partie inférieure du bord libre de la grande lèvre gauche ; on la cautérise avec l'acide nitrique monohydraté.

20 décembre. La dernière végétation n'a pas été entièrement détruite ; on la touche avec un pinceau imbibé d'acide acétique.

27 décembre. A ses règles, ne vient pas à la visite.

XV

TRANSMISSION DE LA SYPHILIS PAR LE VIRUS DE PLAQUES MUQUEUSES.

X..., étudiant en médecine, âgé de vingt-trois ans et demi, tempérament lymphatique, constitution moyenne.

Blennorrhagie en avril 1858. Incubation de quatre jours. Elle passe rapidement à l'état chronique et est guérie vers la fin d'août, quand X... arrive en vacances. — Traitement : opiat de cubèbe et de copahu. Injections de sulfate de zinc et d'acétate de plomb.

Mars 1860. Deuxième blennorrhagie. Trois jours d'incubation. Guérie avec les injections au sous-nitrate de bismuth. Pas de chancre.

Le 2 juillet 1861, il eut en *voiture* des rapports avec

la nommée Lucile C..., qui venait d'un bal où elle avait beaucoup *dansé*. Cette femme, qui entra quinze jours après à Lourcine, salle Sainte-Marie, n° 28, portait à la vulve des plaques muqueuses dont quelques-unes étaient végétantes ; elle était malade depuis trois mois, et prenait, d'après les conseils de M. Langlebert, une pilule de protoiodure de mercure tous les jours. A son entrée à l'hôpital, elle avait en outre des plaques muqueuses sur le col de l'utérus.

X... a le frein très-court, s'écorchant très-facilement pendant le coït ; le gland est complétement recouvert, et, depuis son enfance, il porte à gauche, sur le prépuce, un herpès qui s'enflamme après chaque coït, se guérit par les lotions d'eau froide pour reparaître ensuite.

Le 2 juillet 1861, après un seul coït, de retour chez lui, en se lavant avec de l'eau blanche, environ *vingt minutes* après l'acte vénérien, X... s'aperçoit qu'il a sur le frein une petite éraillure d'environ *un* millimètre de longueur. Le lendemain, l'herpès est enflammé comme à l'ordinaire ; l'inflammation cède en vingt-quatre heures, ainsi que l'éraillure ou frein à des lotions d'eau blanche.

L'éraillure *n'a pas été cautérisée*.

Le 1er septembre, deux mois après le coït suspect, X... part en vacances, n'ayant aucune manifestation syphilitique du côté des organes génitaux.

Du 2 juillet au 1er septembre, il a eu des rapports avec deux femmes qui, à cette époque, ne présentaient aucun symptôme syphilitique : l'une d'elles est encore aujourd'hui parfaitement saine ; l'autre n'a pas été revue depuis la mi-novembre, Lucile Ch... est donc, selon toutes les probabilités, celle qui a infecté X....

Le 11 septembre 1861, soixante et onze jours après le coït infectant, X... éprouve de violentes démangeaisons et quelques douleurs lancinantes au frein et sur le prépuce ; en se regardant, il est étonné de voir à la place de l'éraillure mentionnée ci-dessus une toute petite vésicule blanche et pointue ; sur le prépuce, à l'endroit où se trouve l'herpès, on voit une légère élevure offrant à son centre une dépression produite par une ulcération superficielle. X... cautérise la petite ulcération sans toucher à la vésicule du frein. Le soir il se couche un peu fatigué, courbaturé, et croit même avoir un léger mouvement fébrile.

Le 12 septembre, apparition dans l'aine gauche d'un énorme ganglion un peu douloureux, dur et coulant. L'ulcération cautérisée la veille s'est agrandie ; la vésicule du frein s'est ouverte et a laissé à sa place une ulcération ronde, superficielle, sans fond diphthéritique, mais entourée d'un liséré blanchâtre. Ne percevant aucune induration au-dessous des deux ulcérations, et ne voulant pas se croire infecté, X... pense qu'il est atteint d'une simple balano-posthite avec exulcération, et se contente de laver à l'eau fraîche et d'isoler les surfaces au moyen d'un linge de toile. Ce traitement est suivi jusque vers 'e 16 septembre. A cette époque, X... voit survenir un œdème considérable du prépuce, à travers lequel il sent une induration très-marquée, de la largeur d'une grosse lentille, au niveau du frein et à gauche. — Le phimosis persista complet jusqu'au 25 novembre ; le gland ne fut plus découvert, et les ulcérations se sont cicatrisées, sans que l'on puisse étudier leur évolution, sous l'influence probable d'injections, entre le prépuce et le gland, d'eau blanche et de nitrate d'argent. A dater du 16 septembre (début du phimosis), il s'établit une abondante suppuration qui tachait le linge en jaune sale.

Ne voulant pas prévenir sa famille et faisant tous ses efforts pour cacher à tous son malheur, X... continue à chasser tous les jours et ne change en rien sa manière de vivre qui était celle de tous les jeunes gens, en vacances, profitant de toutes les occasions de se divertir : réunion d'amis, dîners copieux, chasse, pêche, mais pas de coït.

Six ou huit jours après l'apparition du ganglion de l'aine gauche, X... voit naître, après plusieurs journées de grandes chasses, une pléiade ganglionnaire indolente à l'aine droite.

C'est dans cet état qu'il revient à Paris, le 15 octobre, n'ayant fait qu'un traitement local. En arrivant, il est pris d'un léger mal de gorge ; deux jours après son arrivée, l'angine devenant plus violente, il aperçoit sur ses amygdales de petites plaques blanches, opalines, qui ne sont autres que des plaques muqueuses, de l'érythème sur les piliers et la luette, et enfin il découvre une roséole bien nette ; accidents qui lui font changer son diagnostic à son grand regret. Depuis quelques jours, du reste, il avait des croûtes dans les cheveux.

Sûr d'être infecté, X... commença, le 20 octobre, le traitement suivant :

1° Le matin, à jeun, une pilule de 5 centigrammes de protoiodure de mercure et 125 grammes de vin de kina.

2° Dans la journée, deux cuillerées à bouche du sirop suivant :

Perchlorure de fer (solution à 30 degrés) .   4 grammes.
Sirop de sucre.....................   500 grammes

3° Gargarisme d'alun.

4° Injections de nitrate d'argent entre le prépuce et le gland.

Les plaques muqueuses de la gorge ont été cautérisées deux fois dans le courant de novembre ; elles sont très-douloureuses, surtout le matin, au réveil, et siégent sur les amygdales.

Le 20 novembre, démangeaison à l'anus, apparition dans cette région de plaques muqueuses que l'on cautérise une fois avec le nitrate d'argent fondu ; la cautérisation a déterminé une douleur excessivement vive pendant plus d'une heure et demie. Chaque jour, lavage plusieurs fois répété à l'eau fraîche, et application sur ces plaques muqueuses d'une poudre composée de parties égales de lycopode et de calomel. Grâce à ce traitement, les plaques muqueuses anales ont complétement disparu aujourd'hui.

2 décembre. Celles des amygdales existent encore, la roséole pâlit.

Sur le prépuce il existe encore une induration très-nette, linéaire, s'étendant depuis le frein (également induré) jusque dans une étendue de plus de 1 centimètre à gauche, c'est-à-dire depuis le frein jusqu'à la place de l'herpès, qui n'a pas reparu.

A droite du frein, le prépuce est parfaitement sain ; il en est de même du gland dans toute son étendue, sur lequel on ne voit aucune trace de cicatrice : toute la lésion siégeait donc sur le prépuce, dans la partie comprise entre le frein et l'herpès, et encore l'induration qui existe aujourd'hui est distante du sillon coronaire de plus de 4 millimètres. Les croûtes des cheveux ont disparu depuis trois semaines (premiers jours de novembre), il n'y a presque pas de chute de cheveux. L'adénopathie cervicale est très-marquée à la partie postérieure, l'inguinale diminue.

XVI

ULCÉRATIONS MULTIPLES (LÈVRE GAUCHE, FOURCHETTE, VAGIN, COL, UTÉRUS, ANUS) OFFRANT LES CARACTÈRES D'UNE DOUBLE INFECTION. — INOCULATION POSITIVE DE CELLES DE L'ANUS.

(Observation recueillie par M. Meunier.)

La nommée H..., femme R..., âgée de trente-quatre ans, est entrée, le 19 mai 1859, à Lourcine (salle Sainte-Marie, n° 19).

Le mari, examiné à la même époque, offre aussi deux espèces d'accidents (chancre induré du méat, chancre du prépuce et du fourreau).

Pas d'antécédents vénériens.

Malade depuis trois semaines, au dire de la femme.

État actuel lors de l'entrée :

Ulcérations multiples :

1° De la fourchette, à base indurée, parcheminée, se laissant soulever facilement, à fond rose, bourgeonnant.

2° Du bord libre de la grande lèvre gauche : sorte de chancre folliculaire à point central gris.

3° De la paroi postérieure du vagin, située à 5 ou 6 centimètres au-dessus de la fourchette, à surface lisse et à bords nets, se réparant déjà, donnant au toucher la sensation d'une petite plaque dure.

4° Du col, situées sur les lèvres antérieures, bourgeonnantes et grisâtres en certains points, de la largeur d'une pièce de 20 centimes.

De l'anus : deux ulcérations, situées l'une en avant, l'autre en arrière de l'orifice ; à bords saillants, un peu renversés, à fond grisâtre, vermoulu.

Ganglions inguinaux offrant un volume médiocre, mais durs et peu sensibles à la pression.

On pratique successivement l'inoculation de ces différentes ulcérations, sauf la seconde. Les ulcérations de ''anus donnèrent seules un résultat positif.

Interrogée avec soin sur l'état de santé de son mari, elle nous dit qu'il est atteint de chancres pour lesquels il se fait soigner à la consultation de l'hôpital du Midi. Examiné quelques jours après l'entrée de sa femme dans notre service, il présente un chancre mitral situé au méat, très-induré, cartilagineux ; il n'est pas encore complétement cicatrisé, et, en faisant bâiller les lèvres du méat, on voit sa surface encore un peu saignante. Le prépuce et la portion voisine du fourreau sont le siége d'ulcérations à base molle, en voie de réparation. Les ganglions inguinaux sont très-développés, durs, indolents, sauf un des plus internes du côté gauche, qui s'est enflammé depuis quelques jours et qui gêne les mouvements du malade. (*Aveu de rapports de plusieurs femmes.*)

28 mai. La pustule d'inoculation du côté gauche étant déjà séchée, M. Guérin inocule de nouveau la sécrétion de la pustule de la cuisse droite (qui tend elle-même à se cicatriser).

30 mai. Elle est encore positive, et même elle prend une forme inflammatoire assez vive que n'avaient pas offerte les deux autres.

Les ulcérations du col et du vagin sont cicatrisées, et

celle du vagin n'est plus représentée que par une tache brunâtre de petite dimension.

L'ulcération de la fourchette est presque entièrement cicatrisée. Le chancre folliculaire de la lèvre gauche persiste.

6 juin. Aucun vestige d'ulcération ni d'induration, ni à la fourchette, ni au vagin, ni sur le col. Ulcérations anales bourgeonnantes, et chancre folliculaire presque cicatrisé. Les pustules d'inoculation sont encore en voie de progrès.

7 juin. Sort, sur la demande formelle de son mari.

Revenus à la consultation le 16 juin. La femme a le col parfaitement sain, un peu de catarrhe seulement. Rien au vagin. A la fourchette, petites taches blanchâtres, non indurées. A l'anus, en avant, petit tubercule bourgeonnant, encore un peu ulcéré, douloureux par la distension du pli de l'anus et dans la défécation. Ganglions inguinaux d'un volume médiocre. Pustules d'inoculations limitées, larges comme une pièce de 50 centimes, celle de gauche encore à base phlegmoneuse, douloureuse. Le mari a une induration très-marquée du méat; les autres ulcérations sont presque entièrement fermées, mais un véritable *bubon* existe à gauche, pour lequel il doit entrer à l'hôpital.

XVII

PLAQUES MUQUEUSES. — CHANCRE MOU MÉCONNU.

Une fille âgée de vingt-trois ans, nommée Ernestine L...., entrée à l'hôpital de Lourcine, salle Saint-Louis, n° 11, le 5 octobre 1859. Elle fut examinée, en l'absence de M. A. Guérin, par un des chirurgiens les plus aptes à porter un diagnostic exact sur une affection vénérienne.

L'inspection de la vulve fit constater de petites papules rouges, de la grosseur d'une grosse lentille, ayant leur siége sur les grandes lèvres et aux plis génito-cruraux ; il était impossible de méconnaître des *plaques muqueuses lenticulaires* : tel fut aussi le diagnostic du chef de service et de l'interne.

Les plaques muqueuses furent cautérisées avec le nitrate d'argent, et l'on soumit la malade au traitement interne par le protoiodure de mercure.

La malade avait été examinée plusieurs fois, lorsque M. Guérin, ayant repris son service, constata, à sa visite du 19 octobre, une ulcération siégeant à la fourchette, et qui, par son fond grisâtre, par ses bords décollés, lui parut différer essentiellement des plaques muqueuses existant encore sur les grandes lèvres.

M. Guérin diagnostiqua un *chancre non infectant* de la fourchette, et par conséquent inoculable. Séance tenante, il inocula le pus de cette ulcération ; deux jours après, on constatait au point inoculé une petite pustule entourée d'une aréole rouge, et le 25, c'est-à-dire quatre jours plus tard, la pustule d'inoculation avait la largeur d'une pièce de 20 centimes.

. . . .

. . . .

Pendant que l'on observait le développement du chancre non infectant, les plaques muqueuses persistaient et une roséole se manifestait.

Réflexions. — Cette observation présente un exemple intéressant de chancre mou coïncidant avec des plaques muqueuses.

Il est probable que peu de jours avant l'entrée de la malade à l'hôpital, on eût pu constater la coexistence des deux espèces de chancres, et si le chancre de la fourchette eût particulièrement attiré l'attention des médecins, on n'eût pas manqué de présenter ce fait comme un cas de chancre mou ayant donné naissance à des accidents constitutionnels ; mais la femme était, d'après son propre aveu, malade depuis au moins six semaines, et le chancre de la fourchette ne datait pas de plus de trois semaines. Je ne serais même pas surpris si l'on me disait qu'il était beaucoup plus récent et je croirais volontiers que c'est un chancre contracté à l'hôpital, car nous avons observé plusieurs exemples de contagion s'exerçant par la canule qui servait indistinctement aux malades atteintes d'affections diverses.

XVIII

CHANCRE INDURÉ PROVENANT D'UN CHANCRE MOU EXISTANT CHEZ UN SUJET SYPHILITIQUE.

(Observations empruntées aux leçons de M. Ricord, citées et commentées à la page 106 de ce volume.)

Obs. Ire — Marie N..., âgée de dix-sept ans, fille publique, tempérament sanguin.

Cette fille a été retenue six fois à Saint-Lazare, depuis 1855, pour des accidents vénériens, à savoir :

Mai 1855. — Vulvite, vaginite granuleuse, catarrhe utérin purulent.

Novembre 1855. *Chancre induré* de la fosse naviculaire. — Adénopathie bi-inguinale à ganglions multiples, durs et indolents.

Février 1856. — Plaques muqueuses de la vulve et de l'anus; adénopathie inguinale persistante; adénopathie cervicale postérieure; alopécie.

Mars 1856. — Chancre simple, à base molle, de la petite lèvre gauche.

24 mai. — Angine, ulcérations des amygdales et du voile du palais.

Sortie de Saint-Lazare le 11 juin.

Le 17 juin, cette fille rentre à Saint-Lazare, portant un chancre sur la fourchette, *chancre à base molle*, sans retentissement ganglionnaire.—Cautérisation (la bouche, les organes génitaux, l'anus, examinés avec le plus grand soin, ne présentent pas la moindre trace d'autres accidents syphilitiques à cette époque).

Huit jours après (25 juin), développement de nouvelles papules muqueuses de la vulve. — Cautérisation. — Traitement mercuriel.

Sortie de Saint-Lazare le 1er juillet.

Ce fut dans le court intervalle de ses deux derniers séjours à Saint-Lazare (du 11 au 17 juin) que cette fille contracta un nouveau chancre et le communiqua à notre malade, dont voici l'histoire :

Louis B..., âgé de vingt-huit ans, constitution robuste, tempérament sanguin.

Antécédents : blennorrhagie en 1845, jamais de chancre. Rapports avec la fille Marie N... le 15 juin. (Coït antérieur remontant à six semaines au moins; pas de coït consécutif.)

Le 18 ou le 19 juin, début d'un écoulement uréthral ; deux jours après, développement de deux petites ulcérations sur la lèvre supérieure, près de la ligne médiane. Ces ulcérations ne cessèrent de s'agrandir, et le malade remarqua « qu'*elles prirent une grande dureté* » en quelques jours. — Pas de traitement.

État actuel (11 juillet). Double *chancre induré* de la lèvre supérieure, reposant sur une base extrêmement dure, chancroïde (rapports *ab ore* avoués par le malade). Ces deux chancres sont situés parallèlement près de la ligne médiane, celui de droite est de beaucoup le plus étendu.

Adénopathie sous-maxillaire du côté droit, datant d'une quinzaine de jours, au dire du malade, devenue douloureuse seulement depuis quelques jours ; un ganglion dur et indolent dans la région sous-maxillaire gauche.

Blennorrhagie simple ; aucune induration sur le trajet de l'urèthre ; pas d'adénopathie inguinale.

Traitement : cérat opiacé ; une pilule de protoiodure ; cubèbe et injections astringentes.

Trois inoculations successives avec le pus des chancres labiaux ; triple résultat négatif.

21 juillet. — Les chancres sont en voie de réparation. Le bubon sous-maxillaire droit a pris beaucoup de développement, il est très-douloureux ; légère rougeur de la peau dans cette région. Cataplasmes.

28 juillet. — Résolution complète de l'adénite.

Du 2 au 8 août, développement d'une roséole érythémateuse passant déjà sur quelques points à l'état papuleux. Douleurs de tête vers le soir ; éruption croûteuse du cuir

chevelu; chancres cicatrisés. Deux pilules de protoiodure.

Le malade quitte volontairement l'hôpital; il rentre au
Midi le 23 septembre, n'ayant fait aucun traitement depuis
sa sortie.

État actuel (23 septembre). Cicatrices indurées des
deux chancres. Adénopathie sous-maxillaire persistant
des deux côtés.

Syphilide papuleuse; plaques muqueuses de l'anus.

Il est incontestable que Louis B... a contracté la vérole; mais en admettant qu'il l'ait reçue de Marie N...,
est-il possible d'affirmer que les chancres indurés du
malade provenaient d'un chancre mou, quand on lit dans
l'observation que la fille N... était affectée de nouvelles
plaques muqueuses de la vulve le 25 juin, c'est-à-dire
moins de quinze jours après l'époque de ses premières
relations avec sa victime?

Obs. II. — La fille Marie J..., âgée de vingt-trois ans,
est entrée à plusieurs reprises à Saint-Lazare pour des
accidents de syphilis constitutionnelle (syphilide papuleuse, plaques muqueuses, etc.).

Elle rentre de nouveau à l'infirmerie le 21 octobre.
Constitution très-forte, tempérament bilieux.

On constate à cette date un chancre à base molle, siégeant au milieu des caroncules du côté droit. (Pas la moindre trace d'autres accidents syphilitiques sur les organes
génitaux, à la bouche non plus que sur l'anus.)

Cautérisation, charpie sèche.

Guérison rapide.

Théodore R..., âgé de dix-neuf ans, lymphatique.

Antécédents : blennorrhagie simple en 1854, jamais de chancres.

Rapports avec la fille Marie J... dans les derniers ours d'octobre. (Coït antérieur remontant à deux mois, pas de coït consécutif.)

Chancre développé à quelques jours d'intervalle. Pour traitement, lotions à l'eau blanche et pilules de nature inconnue.

État actuel (4 novembre). Chancre induré de l'anneau inférieur du prépuce; adénopathie bi-inguinale multiple, dure, indolente. Traitement mercuriel.

Accidents consécutifs en décembre : roséole, adénopathie cervicale postérieure; angine, érythème guttural.

Cette double observation tend à prouver que Théodore R... a contracté un chancre induré avec la fille Marie J..., affectée alors d'un chancre mou; mais elle ne sera pas concluante pour les personnes qui admettent que l'incubation peut être de sept à huit semaines, puisque deux mois avant ses relations avec Marie J..., Théodore R... en avait eu avec d'autres femmes.

Obs. III. — Geneviève A..., vingt ans, tempérament sanguin.

Cette fille a été traitée à plusieurs reprises à Saint-Lazare pour des accidents de syphilis constitutionnelle, plaques muqueuses ulcérées de la vulve, de la marge de l'anus, des amygdales et du voile du palais; pléiades inguinales; adénopathie cervicale postérieure; éruption croûteuse du cuir chevelu ; alopécie.

Elle rentre de nouveau à l'infirmerie le 23 octobre,

portant un chancre de la fosse naviculaire, chancre à base molle par excellence. (Pas la moindre trace à cette époque d'autres accidents syphilitiques sur les organes génitaux, non plus qu'à l'anus et à la bouche.)

En janvier 1857, nouvelles manifestations de la diathèse préexistante, plaques muqueuses vulvaires, etc.

Louis A....., âgé de vingt et un ans, lymphatique. Antécédents : blennorrhagie simple en 1852 ; jamais de chancres.

Rapports habituels avec la fille Geneviève A..., depuis le mois de septembre. (Ce jeune homme n'a pas fréquenté d'autres femmes depuis plusieurs mois.)

Chancre labial, dont l'origine remonterait au 20 octobre environ, d'après les souvenirs du malade (avec des rapports *ab ore*). Écoulement uréthral datant de la même époque. Nul traitement.

État actuel (19 décembre). Chancre parcheminé de la lèvre inférieure, près de la commissure droite. Bubon sous-maxillaire droit, volumineux, indolent dans les premiers jours, mais devenu douloureux depuis une semaine. Phimosis congénital d'une étroitesse extraordinaire ; écoulement purulent fourni par la muqueuse du prépuce et du gland ; impossibilité d'une exploration plus complète.

Inoculation négative pratiquée avec le pus du chancre labial.

Accidents consécutifs dans les derniers jours de décembre : roséole érythémateuse, adénopathie cervicale naissante.

Obs. IV. — Pierre M..., âgé de vingt et un ans, constitution très-robuste, tempérament sanguin; aucun antécédent vénérien.

Ce jeune homme n'avait pas vu de femme depuis six mois, lorsqu'il eut des rapports avec la fille Caroline G..., dans la dernière semaine d'octobre. — Queiques jours après, et sans coït consécutif, un chancre apparut sur le prépuce. Aucun traitement.

État actuel (10 novembre). Chancre parcheminé, type de la face muqueuse du prépuce, supérieurement. — Adénopathie bi-inguinale, à ganglions multiples, durs, indolents. — Traitement mercuriel.

Accidents consécutifs, 23 décembre : roséole érythémateuse confluente.

Plaques muqueuses des amygdales et du palais, angine, éruption croûteuse du cuir chevelu, adénopathie cervicale postérieure, douleurs rhumatoïdes.

La fille Caroline G..., vingt-deux ans, lymphatique, de qui notre malade tenait la contagion, fut arrêtée le 4 novembre. Elle présentait un large chancre à base molle de la fosse naviculaire. (Nul autre accident syphilitique à cette époque.)

Depuis janvier 1856, cette fille avait été envoyée trois fois à Saint-Lazare.

En janvier, elle avait été affectée de chancres indurés de la vulve, avec pléiades inguinales caractéristiques, suivis bientôt d'accidents constitutionnels (syphilide papulo-squameuse, plaques muqueuses de la vulve, alopécie, ganglions cervicaux).

Depuis cette époque, elle est rentrée deux fois à Saint-Lazare pour des chancres à base molle. A chaque séjour que fit cette fille à l'infirmerie de la prison, on constata l'influence persistante de la diathèse.

En 1857, nouveaux accidents de syphilis constitutionnelle.

(Ricord, *Leçons sur le chancre*, p. 271 à 276.)

XIX

CHANCRES INDURÉS. — INOCULATION SUR CES CHANCRES AVEC LE PUS D'UNE PUSTULE POSITIVE EXISTANT CHEZ UNE AUTRE MALADE. PUSTULE POSITIVE, ETC., ETC.

Anna X..., âgée de vingt-cinq ans, domestique ; tempérament sanguin, constitution forte. Entre le 27 décembre 1860, salle Saint-Louis, n° 16. Premier coït à dix-neuf ans. Sortie de l'hôpital dans l'été 1860. Depuis sa sortie, les règles sont venues régulièrement. Depuis les ulcérations qui l'amènent à l'hôpital, les règles sont à peu près complétement supprimées. Pas de traitement au dehors ; malade depuis un mois. Dernières règles, 15 décembre, un jour, et peu abondantes.

État actuel (28 décembre). A l'extrémité postérieure des deux grandes lèvres, énormes ulcérations reposant sur une base franchement indurée avec un fond rouge de jambon. Adénopathie multiple indolente. Inoculation de l'ulcération du côté gauche.

2 janvier 1861. Inoculation négative ; le fond des ulcérations est rouge, et paraît tendre à la cicatrisation. — Pilules de protoiodure.

10 janvier. Plaques muqueuses à l'anus. Cautérisation au nitrate d'argent.

16 janvier. Plaques muqueuses des grandes lèvres. Cautérisation du chancre toujours induré, et large comme une pièce de 2 francs sur chaque grande lèvre.

23 janvier. Le bourrelet cicatriciel de la périphérie est plus prononcé. Des bourgeons charnus s'élèvent du centre.

24 janvier. Le chancre est encore manifestement induré à droite et à gauche. A gauche, il a la largeur d'une pièce d'un franc. Du même côté (gauche), gros ganglion dur et roulant, deux autres petits ganglions reliés par une chaîne parfaitement nette. — A droite, le chancre est irrégulier, en forme de demi-lune, saillant, et en voie de réparation; deux ganglions durs et roulants, de volume inégal. L'œdème de la grande lèvre persiste. On dépose *à la surface du chancre induré de la grande lèvre droite du pus provenant d'une pustule d'inoculation positive fournie par la nommée* Félicie X..., couchée au n° 6, salle Saint-Louis. Inoculation à la cuisse gauche avec du pus de la même pustule (n° 6).

25 janvier. A la cuisse gauche, l'inoculation est positive; la pustule, nette, renferme du pus, pas d'aréole inflammatoire.

27 janvier. *Le chancre droit est devenu rosé et un peu plus saillant, par suite de l'action du pus déposé à sa* surface le 24 janvier. Ce chancre, ainsi transformé, fournit du pus que l'on inocule à la cuisse droite. Cautérisation au nitrate d'argent de la pustule d'inoculation de la cuisse gauche.

30 janvier. *L'inoculation faite à la cuisse droite est positive*, et présente une pustule assez nette. Les deux

chancres sont saillants, l'œdème persiste. Pus dans le vagin. Cautérisation des chancres qui marchent vers la cicatrisation. La pustule de la cuisse gauche (celle inoculée avec le pus de Félicie X...), qui a été cautérisée dès le début, s'est arrêtée.

5 février. La pustule de la cuisse gauche a repris son développement. Celle de la cuisse droite (inoculée avec le pus du chancre transformé) est couverte de croûtes. Les deux anciens chancres sont diminués de volume, saillants, et offrent un aspect jaune orange, qui les fait ressembler à des plaques muqueuses ulcérées. Plaques muqueuses dans les plis génito-cruraux. Adénopathie très-marquée à gauche, à peine marquée à droite. La vaginite persiste. — Pansement au vin aromatique des chancres et pustules. Tampon d'alun. — Depuis deux mois pas de règles.

20 février. Cautérisation des plaques muqueuses. — Vin de kina, 150 grammes.

27 février. Rhagade ulcérée de l'anus montée sur une crête saillante. Inoculation à la cuisse gauche avec le pus de cette ulcération. Le chancre gauche est guéri, le droit semble se transformer en une plaque muqueuse.

1er mars. La deuxième inoculation à la cuisse gauche (ulcération de l'anus) est positive.

2 mars. Cautérisation de la deuxième inoculation au chlorure de zinc.

6 mars. Les chancres indurés sont guéris. L'ulcération de l'anus persiste et est très-large. — Cautérisation au nitrate d'argent.

13 mars. Col très-volumineux, rouge. Vaginite. Grossesse.

20 mars. Chancres mous de l'anus. Un chancre mou

à la grande lèvre droite. Vaginite persiste. Vin de quinquina, 150 grammes.

3 avril. Cautérisation des chancres mous de l'anus.
Roséole.

10 avril. Cautérisation des chancres mous de l'anus.

24 avril. Tout a disparu. Roséole persiste.

26 avril. Règles.

5 et 8 mai. Érysipèle de la face. — Ipéca stibié.

14 mai. Amélioration.

22 mai. Accouche d'une fille mort-née à six mois. Ne
sentait plus rien depuis deux mois. L'accouchement a été
très-simple.

27 mai. Pas de selles depuis quatre jours, huile de
ricin.

25 juin. N'a pas été examinée depuis son accouchement. Vaginite granuleuse.

2 juillet. Règles.

9 juillet. *Exeat.*

XXI

EXPÉRIENCE DE SWEDIAUR POUR DÉMONTRER QU'IL Y A
DES URÉTHRITES NON VIRULENTES.

« Je me déterminai à m'injecter dans l'urèthre une
portion d'une liqueur très-âcre, et à en attendre le résultat.

» Dans cette vue, je pris six onces d'eau, et j'y ajoutai
autant d'ammoniaque (alcali volatil caustique) qu'il en
fallait pour donner à ce mélange une saveur très-
piquante et comme brûlante. Je fis cette injection à huit
heures du matin, en comprimant l'urèthre d'une main

au-dessous du frein, pour empêcher la liqueur de pénétrer au delà, et pour qu'elle se portât exactement à l'endroit qui est communément le siége de la chaudepisse syphilitique. Au moment que la liqueur toucha l'intérieur de l'urèthre, j'éprouvai une douleur si insupportable, que je ne pus retenir l'injection au delà d'une seconde; je retirai, malgré moi, la seringue à l'instant de l'injection, et la liqueur injectée s'écoula au dehors. Mais, quoique la douleur eût été très-vive pendant un demiquart d'heure, je résolus de faire une seconde épreuve : elle occasionna la douleur la plus forte que j'eusse ressentie de ma vie. Cependant je retins l'injection près d'une minute; la douleur devint alors si cruelle, que je ne pus la supporter plus longtemps, et je retirai la seringue. J'éprouvai à l'instant une forte envie d'uriner; mais comme j'avais rendu l'urine par précaution avant l'injection, je résistai à ce besoin. Je m'étendis sur un lit de repos, et j'attendis l'événement avec patience; la douleur était si vive, qu'il se passa près d'une heure avant que je fusse capable de me remuer. Je m'amusai ensuite à lire pendant le reste de la matinée; je dînai comme à mon ordinaire, mais je me couchai de bonne heure. Je fus alors obligé d'uriner, ce que je n'avais pas fait depuis que j'avais injecté la liqueur. Lorsque l'urine parvint à l'endroit où l'injection avait séjourné, j'éprouvai une douleur cruelle, moins forte, cependant, que je ne m'y attendais.

» Après avoir bien dormi la nuit, je n'eus rien de plus pressé, le lendemain matin, à mon réveil, que d'examiner la partie. Je trouvai une évacuation assez considérable de matière puriforme, de la même couleur jaune verdâtre que celle des chaudepisses virulentes ; la douleur que causait le passage des urines était alors beaucoup augmentée, et, la nuit suivante, mon sommeil fut interrompu par des érections involontaires et douloureuses. Le matin du jour suivant, l'évacuation était beaucoup plus abondante, et à peu près de la même couleur, excepté qu'elle me paraissait un peu plus verdâtre ; mais la douleur que j'éprouvai alors en urinant était si cuisante, que je résolus de l'apaiser en injectant un peu d'huile d'amandes douces tiéde , ce qui me soulagea sur-le-champ. L'écoulement continua pendant cinq jours, et la douleur diminuait d'une manière remarquable pendant cet intervalle. Mais ce qui me donna beaucoup d'inquiétude, c'est que j'éprouvais les effets d'une autre inflammation qui s'établissait plus avant dans le canal de l'urèthre, à un endroit où je n'avais rien senti auparavant, et jusqu'où aucune goutte de l'injection ne pouvait avoir pénétré.

» Cette nouvelle inflammation s'étendait, à ce qu'il me parut, depuis la place où la première s'était bornée jusqu'à une certaine distance plus avant dans le canal. Elle fut suivie d'un écoulement abondant, accompagné des mêmes symptômes qu'auparavant, et dura six jours, après lesquels les symptômes furent extrêmement adoucis.

» Mais quel fut mon étonnement, lorsqu'après ce temps je sentis très-distinctement les symptômes d'une nouvelle inflammation , qui paraissait s'étendre depuis les limites de la précédente, vers le *verumontanum*, jusqu'au col de la vessie, et qui fut accompagnée d'une ardeur d'urine et d'un écoulement aussi abondant que le précédent! Pour le coup, je fus sérieusement alarmé, car je n'avais pas discontinué les injections avec l'huile d'amandes douces trois fois par jour. Je voyais que l'inflammation qu'avait d'abord excitée l'ammoniaque se communiquait très-évidemment d'une partie de l'urèthre à l'autre, ce qui me fit craindre qu'il ne s'ensuivît enfin une inflammation de toute la surface interne de la vessie, qui pouvait avoir des conséquences dangereuses. Je demeurai dans cet état, entre l'espérance et la crainte, pendant sept à huit jours; mais j'éprouvai enfin, à ma grande satisfaction, que cette inflammation s'apaisait par degrés, de même que l'évacuation, sans s'étendre au delà de l'urèthre, et je fus entièrement délivré de tous les symptômes de ces trois chaudepisses (comme je puis les appeler avec raison), à la fin de la sixième semaine. »

XXI

ANALYSE DE L'URINE DES MALADES SOUMISES A L'ADMINISTRATION DE L'IODURE DE POTASSIUM, FAITE PAR M. VALSER.

SALLE SAINT-LOUIS, N° 3.

12 décembre. — Malade prenant 2 grammes d'iodure de potassium dans 100 grammes d'eau.

Dans la journée. 535 grammes d'urine, 0,97 d'iodure.
Dans la nuit... 445   —   —   0,32

Total en 24 heures..... 1,29 d'iodure.

14 décembre. — 4 grammes d'iodure.

Dans la journée. 720 grammes d'urine, 1,95 d'iodure.

Dans la nuit... 375   —   —   1,12

15 décembre.

Dans la journée. 500   —   —   0,35

Dans la nuit... 425   —   —   0,20

Total en 48 heures..... 3,62 d'iodure.

18 décembre. — 6 grammes d'iodure.

Dans la journée. 955 grammes d'urine, 3,07 d'iodure.

Dans la nuit.... 270   —   —   0,92

19 décembre.

Dans la journée. 465   —   —   0,70

Dans la nuit... 530   —   —   0,46

Total en 48 heures..... 5,15 d'iodure.

SALLE SAINT-LOUIS, Nº 4.

Malade, prenant tous les jours, le matin, 4 grammes d'iodure de potassium dans 100 grammes d'eau.

5 janvier 1861 (1ʳᵉ dose).

Urine de la journée, 1230 grammes (polyurie)..... 2,12

— de la nuit.... 448   —   1,54

Total.... 3,66

7 janvier 1861 (2ᵉ dose).

Urine de la journée. 880 grammes. 1,90

— de la nuit.... 430   —   0,92

8 janvier 1861.

Urine de la journée. 350   —   0,40

— de la nuit.... 450   —   0,32

Total... 3,54

9 janvier 1861 (3ᵉ dose).

Urine de la journée. 610 grammes............. 1,60

— de la nuit ... 450   —   1,00

10 janvier.

			gr.
Urine de la journée.	545 grammes	....	0,35
— de la nuit ...	355 —	....	0,26

13 janvier.

Urine de la journée.	400 —	....	0,40
— de la nuit ...	600 —	....	0,34
		Total....	3,95

15 janvier (4ᵉ dose).

Urine de la journée.	830 grammes	....	1,95
— de la nuit ...	540 —	....	0,80

16 janvier.

Urine de la journée.	560 —	....	0,50
— de la nuit...	520 —	....	0,29
		Total....	3,54

SALLE SAINT-LOUIS, Nᵒˢ 25 ET 4.

Malade prenant chaque matin 2 grammes d'iodure de potassium dans 60 grammes d'eau.

15 décembre 1860 (nᵒ 25 de la salle Saint-Louis).

Après 2 heures, 150 gram. d'urine contiennent 0,52 d'iodure de potass.
A 5 heures du soir, 220 grammes d'urine con-
tiennent.. 0,31   —
Urine de la nuit, 500 grammes d'urine contiennent.. 0,37   —

Total... 1,20 d'iodure de potass.

17 décembre (nᵒ 25).

Après 3 heures et demie, 350 grammes d'urine
contiennent. .... 0,61 d'iodure de potass.
Urine du reste de la journée, jusqu'à 7 heures du
soir, 370 grammes contiennent............ 0,27   —
Urine de la nuit, 320 grammes contiennent... 0,38   —

Total... 1,26 d'iodure de potass.

20 décembre (n° 4 de la salle Saint-Louis). — 2 grammes d'iodure de potassium dans 60 grammes d'eau.

Urine de la journée.................. .... 1,10 d'iodure de potass.
— de la nuit .... 0,32 —

Total... 1,42 d'iodure de potass.

21 décembre. — Même dose d'iodure.

Urine de la journée, 630 grammes contiennent. 0,95 d'iodure de potass.
— de la nuit.... 335 — — 0,41 —

Total... 1,36 d'iodure de potass.

24 décembre. — 2 grammes d'iodure dans 60 grammes d'eau.

Urine de la journée, 545 grammes contiennent. 0,82 d'iodure de potass.
— de la nuit.... 280 — — 0,36 —

Total... 1,18 d'iodure de potass.

TABLE DES MATIÈRES

EXTRAIT
DU CATALOGUE DES LIVRES DE FONDS
DE LA LIBRAIRIE
ADRIEN DELAHAYE
Paris, place de l'École-de-Médecine, 23.

Nota. — Tous les ouvrages portés dans ce Catalogue sont expédiés par la poste, dans les départements et en Algérie, *franco* et sans augmentation sur les prix désignés. — Prière de joindre à la demande des *timbres-poste* ou un *mandat* sur Paris.

Annuaire général des sciences médicales, par le docteur Cavasse, ancien interne des hôpitaux de Paris, médecin adjoint de Mazas, etc. Les quatre premiers volumes (années 1857, 1858, 1859 et 1860) sont en vente. L'année 1861 (5e volume) est sous presse.

Prix des années 1857 et 1858 . . . . 5 fr. »
— des années 1859 et 1860 . . . . 5 fr. 50

ALLARD, médecin-inspecteur des eaux minérales de Royat et de Saint-Mart, professeur suppléant à l'école de médecine de Clermont, etc. **De la thérapeutique hydrominérale des maladies constitutionnelles, et en particulier des affections tégumentaires externes.** In-8 de 74 pages. Paris, 1860 . . . . 2 fr.

ALLARD. **Du traitement de la phthisie pulmonaire par les eaux d'Auvergne.** In-8 de 56 pages. Paris, 1863 . . . . 1 fr. 50

ALMAGRO, docteur en médecine, ancien interne des hôpitaux de Paris. **Étude clinique et anatomo-pathologique sur la persistance du canal artériel.** Mémoire accompagné de 3 planches dont une coloriée. Paris, 1862 . . . . 3 fr. 50

AUBURTIN, docteur en médecine, ancien chef de clinique de la Faculté de médecine de Paris. **Recherches cliniques sur les maladies du cœur,** d'après les leçons de M. le professeur Bouillaud, précédées de considérations de philosophie médicale sur le vitalisme, l'organicisme et la nomenclature médicale, par M. le professeur Bouillaud, membre de l'Académie de médecine, etc. 1 vol. in-8 de 458 pages . . . . . 3 fr. 50

AUBURTIN. **Recherches cliniques sur le rhumatisme articulaire aigu.** 1 vol. in-8. Paris, 1860 . . . . 3 fr. 50

AZÉMA, docteur en médecine de la Faculté de Paris, ex-médecin de l'hôpital civil de Saint-Denis, membre du conseil sanitaire, conservateur central de la vaccine à l'île de la Réunion. **De l'ulcère de Mozambique,** suivi d'un Rapport lu à la Société de chirurgie de Paris, par M. Aug. Cullerier, chirurgien de l'hôpital du Midi, membre de la Société de chirurgie, officier de la Légion d'honneur, etc. In-8 de 87 pages. Paris, 1863 . . . . 2 fr.

BAUCHET, chirurgien des hôpitaux de Paris. **Anatomie pathologique des kystes de l'ovaire, et de ses conséquences pour le diagnostic et le traitement de ces affections.** Paris, 1859. In-4 de 162 pages . . . . 3 fr. 50 c.

BAUCHET. **Du panaris et des inflammations de la main.** Paris, 1859. 1 vol. in-8, 2ᵉ édition, revue et augmentée........ 3 fr. 50

BAUCHET. **Des lésions traumatiques de l'encéphale.** Paris, 1860. in-8 de 200 pages .... 3 fr.

BAZIN, médecin de l'hôpital Saint-Louis, etc. **Leçons sur la scrofule** considérée en elle-même et dans ses rapports avec la syphilis, la dartre et l'arthritis. 1 vol. in-8, 2ᵉ édition, revue et considérablement augmentée. Paris, 1861........................ 7 fr. 50

BAZIN. **Leçons théoriques et cliniques sur les affections cutanées parasitaires,** professées à l'hôpital Saint-Louis, rédigées et publiées par A. Pouquet, interne des hôpitaux, revues et approuvées par le professeur. 2ᵉ éd., revue et augmentée. 1 vol. in-8 orné de 5 pl. sur acier. 1862. 5 fr.

BAZIN. **Leçons théoriques et cliniques sur les syphilides** considérées en elles-mêmes et dans leurs rapports avec les éruptions dartreuses, scrofuleuses et parasitaires, professées à l'hôpital Saint-Louis par le docteur Bazin, recueillies et publiées par Louis Fournier, interne de l'hôpital Saint-Louis, revues et approuvées par le professeur. 1859, 1 vol. in-8. 4 fr.

BAZIN. **Leçons théoriques et cliniques sur les affections cutanées de nature arthritique et dartreuse** considérées en elles-mêmes et dans leurs rapports avec les éruptions scrofuleuses, parasitaires et syphilitiques, professées à l'hôpital Saint-Louis par le docteur Bazin, rédigées et publiées par L. Sergent, interne des hôpitaux, revues et approuvées par le professeur. 1860, 1 vol. in-8............. 5 fr.

BAZIN. **Leçons théoriques et cliniques sur les affections cutanées artificielles et sur la lèpre, les diathèses, le purpura, les difformités de la peau,** etc., professées à l'hôpital Saint-Louis par le docteur Bazin, recueillies et publiées par M. le docteur Guérard, ancien interne de l'hôpital Saint-Louis, revues et approuvées par le professeur. Paris, 1862. 1 vol. in-8...................................... 6 fr.

BAZIN. **Leçons sur les affections génériques de la peau,** professées à l'hôpital Saint-Louis par le docteur Bazin, recueillies et publiées par M. le docteur Baudot (Émile), ancien interne, lauréat des hôpitaux, etc., revues et approuvées par le professeur. Paris, 1862. 1 vol. in-8. 5 fr.

BROCA (Paul), professeur agrégé à la Faculté de médecine de Paris, chirurgien des hôpitaux, etc. **Études sur les animaux ressuscitants.** Paris, 1860, in-8 avec figures gravées.................... 3 fr.

CHARCOT, médecin des hôpitaux de Paris, professeur agrégé, etc. **De la pneumonie chronique.** In-8 de 67 pages et une planche gravée sur acier. Paris, 1860.................................... 2 fr.

CHEVALIER (Arthur), opticien. **L'étudiant micrographe.** Traité pratique du microscope, de la dissection, préparation et conservation des objets. 1 vol. in-18 de 350 pages, 70 fig. intercalées dans le texte. Ouvrage accompagné d'un atlas de 310 infusoires et objets. Paris, 1863.. 5 fr.

CONSTANS, docteur en médecine de la Faculté de Paris, chevalier de la Légion d'honneur, inspecteur général du service des aliénés. **Relation sur une épidémie d'hystéro-démonopathie en 1861.** Deuxième édition, in-8 de 130 pages. Paris, 1863................. 2 fr.

CORNARO. **L'art de vivre longtemps et en bonne santé,** traduit de l'italien de L. Cornaro, sur l'édition de 1646, par le docteur J. Patézon, médecin-inspecteur des eaux de Vittel. Paris, 1861. In-8 de 44 p. 1 fr.

CULLERIER, chirurgien de l'hôpital du Midi, etc. **Des affections blennorrhagiques : Leçons cliniques** professées à l'hôpital du Midi, recueillies et publiées par le docteur Royet, ancien interne de l'hôpital du
Midi, suivies d'un Mémorial thérapeutique, revues et approuvées par
le professeur. Paris, 1861. 1 vol. in-8 de 248 pages......... 4 fr.

DEHOUS (Achille), docteur en médecine de la Faculté de Paris, etc.
Lettres à une mère sur l'alimentation du nouveau-né. 1 vol.
in-12 de 312 pages. Paris, 1863.... .... 3 fr. 50
Ouvrage couronné par la Société médicale d'Amiens.

DEHOUX, docteur en médecine. **Du mouvement organique et de la
synthèse animale.** Paris, 1861, in-8 de 132 pages...... 2 fr. 50

DELEAU, médecin en chef de la Roquette. **Traité pratique sur les
applications du perchlorure de fer en médecine.** Paris, 1860.
1 vol. in-8 de 272 pages.............................. 4 fr.

DESLÉONET, docteur en médecine, etc., **Théorie générale des instru-
ments à vent,** thèse présentée au concours pour l'agrégation (section des
sciences physiques). In-8 de 80 pages. Paris, 1863.......... 1 fr. 50

DESPRÉS, docteur en médecine, ancien interne des hôpitaux de Paris.
Traité de l'érysipèle. 1 vol. in-8 de 224 p. Paris, 1862. 3 fr. 50

DESPRÉS. **De la hernie crurale.** In-8 de 138 p. Paris, 1863. 3 fr.

DOLBEAU. **De l'emphysème traumatique.** 1860. In-8...... 2 fr.

DOLBEAU. **De l'épispadias,** ou fissure uréthrale supérieure, et de son
traitement. Paris, 1861. In-4 de 55 pages et 4 planches représentant
douze sujets... 7 fr. 50

DURIAU, chef de clinique de la Faculté de médecine de Paris. **Parallèle
du typhus et de la fièvre typhoïde.** 1855. In-8 de 55 p. 1 fr. 25

Essai critique et théorique de philosophie médicale, par S. P.
1 vol. in-8. Paris, 1862.......................... 7 fr.

ESTRADÈRE, docteur en médecine de la Faculté de Paris, etc. **Du mas-
sage :** son historique, ses manipulations, ses effets physiologiques et
thérapeutiques. 1 vol. gr. in-8 de 168 pages. Paris, 1863.... 3 fr. 50

FABRE, docteur en médecine de la Faculté de Paris, ancien interne des
hôpitaux. **Des moyens de progrès en thérapeutique.** Paris, 1861.
Grand in-8 de 306 pages............ .... 3 fr. 50 c.

FISCHER. **De l'exophthalmos cachectique.** 1859. In-8 de 48 p. 1 fr. 25

FISCHER et BRICHETEAU, internes à l'hôpital des Enfants. **Traitement
du croup,** ou Angine laryngée diphthéritique. Deuxième édition, revue
et augmentée. In-8 de 120 p. Paris, 1863............. 2 fr. 50 c.
Mémoire couronné par la Société d'agriculture et des arts de Lille.

FOLLIN, professeur agrégé, chargé du cours de clinique des maladies des
yeux à la Faculté de médecine de Paris, chirurgien de l'hôpital du
Midi, etc. **Leçons sur les principales méthodes d'exploration de
l'œil malade,** et en particulier sur l'application de l'ophthalmoscope au
diagnostic des maladies des yeux, rédigées et publiées par M. Louis
Thomas, interne des hôpitaux. Revues et approuvées par le professeur.
Paris. 1863, 1 vol. in-8 de 300 pages avec 70 fig. dans le texte, et 2 pl.
en chromo-lithographie, dessinées par Lackerbauer............ 7 fr.

FORT, docteur en médecine, ancien interne des hôpitaux de Paris, etc. **Traité élémentaire d'histologie.** Paris, 1863. 1 vol. in-8 de 336 p.
5 fr. 50 c.

FOUCHER, professeur agrégé à la Faculté de médecine de Paris, chirurgien des hôpitaux. **Mémoire sur les kystes de la région poplitée.** In-8.
1 fr. 25

FOURCY (Eugène de), ingénieur en chef du corps des mines. **Vade-mecum des herborisations parisiennes**, conduisant par la méthode dichotomique aux noms d'ordre, de genre et d'espèce de toutes les plantes spontanées ou cultivées en grand dans un rayon de 30 lieues autour de Paris. Paris, 1859. 1 vol. in-18 de 330 pages............ 4 fr. 50 c.

FOURNIÉ (de l'Aude), docteur en médecine de la Faculté de Paris. **De la pénétration des corps pulvérulents gazeux, solides et liquides, dans les voies respiratoires**, au point de vue de l'hygiène et de la thérapeutique. In-8 de 75 pages. Paris, 1862............ .... 2 fr.

FOURNIÉ (de l'Aude). **Étude pratique sur le laryngoscope et sur l'application des remèdes topiques dans les voies respiratoires.** In-8 de 106 pages avec fig. dans le texte. Paris, 1863.. 2 fr. 50 c.

FOURNIER (Alfred), professeur agrégé à la Faculté de médecine de Paris, médecin des hôpitaux. **De l'urémie.** In-8 de 148 pages. Paris, 1863.
2 fr. 50 c.

FOURNIER (Alfred). **Recherches sur la contagion du chancre.** Paris, 1857. In-8 de 110 pages............................... 2 fr.

FOURNIER (Alfred). **Études sur le chancre céphalique.** 1858. Broch. in-8.. 1 fr. 25 c.

GOSSE, docteur en médecine de la Faculté de Paris, etc. **Des taches, au point de vue médico-légal.** In-8 de 96 p. avec 3 pl. 1863. 3 fr.

GRAVES. **Leçons de clinique médicale**, précédées d'une introduction de M. le professeur Trousseau, ouvrage traduit et annoté par le docteur Jaccoud, professeur agrégé à la Faculté de médecine de Paris, médecin des hôpitaux. Deuxième édition, revue et corrigée. Paris, 1863. 2 forts vol. in-8..................... .... 20 fr.

GROS (Léon), ancien médecin en chef de l'hôpital de Sainte-Marie-aux-Mines, et LANCEREAUX, interne des hôpitaux de Paris. **Des affections nerveuses syphilitiques.** Paris, 1861. 1 vol. in-8.... 7 fr.
Ouvrage couronné par l'Académie impériale de médecine de Paris.

GUENEAU DE MUSSY (Noël), médecin de l'hôpital de la Pitié, professeur agrégé à la Faculté de médecine de Paris, etc. **Causes et traitement de la tuberculisation pulmonaire :** leçons professées à l'Hôtel Dieu en 1859, recueillies et publiées par le docteur Wieland, ancien interne des hôpitaux de Paris, revues et approuvées par le professeur. Paris, 1860. In-8........ .... 3 fr.

GUÉNIOT, docteur en médecine, chef de clinique de la Faculté de Paris. **Des vomissements incoercibles pendant la grossesse.** In-8 de 127 pages. Paris, 1863..................... 2 fr. 50 c.

GUYON (F.), professeur agrégé à la Faculté de médecine de Paris, chirurgien des hôpitaux, etc. **Des vices de conformation de l'urèthre chez l'homme, des moyens d'y remédier.** 1 vol. grand in-8 de 175 pages, orné de 4 planches. Paris, 1863............. 3 fr. 50

GUYON (F.). **Des tumeurs fibreuses de l'utérus.** 1860. In-8 de 139 p. et 1 planche...................................... 2 fr. 50

HALLÉ, docteur en médecine. **Des phlegmons périnéphrétiques,** mémoire in-8 de 152 pages. Paris, 1863................... 2 fr. 50

HARDY, médecin de l'hôpital Saint-Louis, professeur agrégé, chargé du cours de clinique des maladies de la peau à la Faculté de médecine de Paris, etc. **Leçons sur les maladies de la peau,** rédigées et publiées par MM. les docteurs MOYSANT et GARNIER, anciens internes des hôpitaux, revues et approuvées par le professeur. 2e édition, revue et corrigée, 2 vol. in-8. 1860 et 1863................................. 7 fr. 50

HICGUET, docteur en médecine. **De la méthode substitutive, ou de la cautérisation appliquée au traitement de l'urétrite aiguë et chronique.** Paris, 1862. 1 vol. in-8.................. 3 fr. 50

HORION, docteur en médecine, ancien chef de clinique à l'Université de Liége. **Des rétentions d'urine, ou Pathologie spéciale des organes urinaires** au point de vue de la rétention. Paris, 1863. 1 vol. in-8... 6 fr.

JACCOUD, docteur en médecine, etc. **Des conditions pathogéniques de l'albuminurie.** 1 vol. grand in-8 de 160 pages. Paris, 1860. 3 fr.

JARJAVAY, professeur à la Faculté de médecine de Paris, chirurgien de l'hôpital Saint-Antoine, etc. **Clinique chirurgicale.** 1 vol. in-8 avec figures dans le texte. (*Sous presse.*)

JODIN, médecin du 9e bureau de bienfaisance de Paris. **De la nature et du traitement du croup et des angines couenneuses,** étude clinique et microscopique, etc. Paris, 1859. In-8 de 39 pages.. 1 fr. 25

IMBERT-GOURBEYRE, professeur de matière médicale à l'École de médecine de Clermont-Ferrand, etc. **Études sur quelques symptômes de l'arsenic et les eaux minérales arsénifères** (pour servir en outre de démonstration aux doses infinitésimales). Grand in-8 de 108 pages. Paris, 1863.. 2 fr.

KUBORN, professeur d'hygiène industrielle et professionnelle à l'école industrielle de Seraing, etc. **Étude sur les maladies particulières aux ouvriers mineurs employés aux exploitations houillères en Belgique.** Paris, 1863. 1 vol. gr. in-8 de 300 pages......... 6 fr.

LABALBARY, docteur en médecine de la Faculté de Paris. **Des kystes de l'ovaire, ou de l'hydrovarie et de l'ovariotomie,** d'après la méthode anglaise du docteur Baker Brown, chirurgien en chef de London Surgical Home, etc. In-8 de 82 pages. Paris, 1862............ 2 fr.

LABBÉ, professeur agrégé à la Faculté de médecine de Paris, etc. **De la coxalgie.** In-8 de 140 pages, avec 3 pl. Paris, 1863....... 2 fr. 50

LANCEREAUX, docteur en médecine, ancien interne des hôpitaux de Paris. **De la thrombose et de l'embolie cérébrale** considérées principalement dans leurs rapports avec le ramollissement du cerveau. Mémoire in-4 de 138 pages et tableaux. Paris, 1862................. 3 fr.

LANCEREAUX. **Mémoires d'anatomie pathologique** sur les questions suivantes: 1° l'endocardite ulcéreuse; 2° l'infection par produits septiques internes; 3° l'altération des nerfs et des muscles dans la paralysie saturnine. Grand in-8 de 84 pages. Paris, 1863........... 2 fr. 50

LANGLEBERT (Edm.). **Nouvelle doctrine syphilographique. — Du chancre** produit par la contagion des accidents secondaires de la syphilis, suivi d'une nouvelle étude sur les moyens préservatifs des maladies vénériennes. 2ᵉ édition, revue et augmentée du rapport de M. CULLERIER à la Société de chirurgie. In-8. Paris, 1862 . . . . 2 fr. 50

LE FORT, professeur agrégé à la Faculté de médecine de Paris, chirurgien des hôpitaux, etc. **Des vices de conformation de l'utérus et du vagin.** 1 vol. in-8 de 207 p., avec 1 planche. Paris, 1863.   3 fr. 50

LIÉGEOIS, professeur agrégé à la Faculté de médecine de Paris. **Anatomie et physiologie des glandes vasculaires sanguines.** Paris, 1860. Grand in-8 avec 2 planches . . . . 3 fr. 50

LUTZ, professeur à l'École de pharmacie, pharmacien en chef de l'hôpital Saint-Louis. **Du rôle de l'eau dans les phénomènes chimiques.** 1860. In-8 de 70 pages . . . . 2 fr.

MALGAIGNE. **Leçons d'orthopédie,** professées à la Faculté de médecine de Paris, recueillies par MM. GUYON et PANAS, prosecteurs de la Faculté de médecine de Paris, revues et approuvées par le professeur. 1 vol. in-8 accompagné de 5 planches dessinées par M. Léveillé. Paris, 1862.
6 fr. 50

MAREY, docteur en médecine, lauréat de l'Institut et de la Faculté de médecine de Paris, etc. **Physiologie médicale de la circulation du sang :** étude graphique des mouvements du cœur et du pouls artériel ; application aux maladies de l'appareil circulatoire. 1 vol. in-8 avec 235 fig. intercalées dans le texte. Paris, 1863 . . . . 10 fr.

MATTEI. **Des ruptures dans le travail de l'accouchement et de leur traitement.** Paris, 1860. In-8 de 92 pages . . . . 2 fr. 50 c.

MATTEI. **Clinique obstétricale,** ou Recueil d'observations et statistiques. Paris, 1862 et 1863. 4 vol. in-8 . . . . 16 fr.

MORDRET, lauréat de l'Académie de médecine de Paris, etc. **Traité pratique des affections nerveuses et chloro-anémiques,** considérées dans les rapports qu'elles ont entre elles. Paris, 1861. 1 vol. in-8 de 496 pages . . . . 6 fr.
Ouvrage qui a obtenu un prix de l'Académie impériale de médecine.

MOURA-BOUROUILLOU, docteur en médecine de la Faculté de Paris. **Cours complet de laryngoscopie,** suivi des applications du laryngoscope à l'étude des phénomènes de la phonation et de la déglutition. Paris, 1861. 1 vol. in-8 de 100 pages avec grav. explic. . . 2 fr. 50 c.

NÉLATON (Eugène), prosecteur de la Faculté de médecine de Paris. **Mémoire sur une nouvelle espèce de tumeurs bénignes des os, ou tumeurs à myéloplaxes.** 1 vol. gr. in-8 de 376 pages et 3 planch. coloriées. 1860 . . . . 6 fr. 50 c.

NONAT, médecin de la Charité, agrégé à la Faculté de Paris, chevalier de la Légion d'honneur, etc. **Traité pratique des maladies de l'utérus et de ses annexes.** Paris, 1860. 1 fort vol. in-8 de 900 pages avec figures dans le texte . . . . 12 fr.

NONAT. **Traité des dyspepsies,** ou Étude pratique de ces affections, basée sur les données de la physiologie expérimentale et de l'observation clinique. 1 vol. in-8 de 230 pages. Paris, 1862 . . . . 3 fr. 50 c.

PANAS, professeur agrégé à la Faculté de médecine de Paris, chirurgien des hôpitaux, etc. **Des cicatrices vicieuses et des moyens d'y remédier.** In-8 de 134 pages et une planche. Paris, 1863...... 2 fr. 50 c.

PARROT, professeur agrégé à la Faculté de médecine de Paris, etc. **De la mort apparente.** Paris, 1860. In-8 de 80 pages............ 2 fr.

PÉAN, docteur en médecine, ancien interne lauréat des hôpitaux de Paris, etc. **De la scapulalgie et de la résection scapulo-humérale,** envisagée au point de vue du traitement de la scapulalgie. Paris, 1860. In-8 de 92 pages et 20 dessins intercalés dans le texte.... 3 fr. 50 c.

PICARD, docteur en médecine, ancien interne des hôpitaux de Paris, etc. **Des inflexions de l'utérus à l'état de vacuité.** 1 vol. in-8 de 200 pages, avec figures dans le texte. Paris, 1862....... 3 fr. 50 c.

POTAIN, médecin des hôpitaux de Paris, professeur agrégé à la Faculté de médecine. **Des lésions des ganglions lymphatiques viscéraux.** In-8. Paris, 1860.. 2 fr.

POUQUET, docteur en médecine, ancien interne lauréat des hôpitaux de Paris. **De la trachéotomie dans le cas de croup,** considérations pratiques. Mémoire in-8 de 88 pages. Paris, 1863............ 2 fr.

Recueil de questions posées aux examens de médecine. 1er examen de doctorat : Anatomie. — Physiologie. 1re série, comprenant 500 questions. Paris, 1863. 1 vol. in-12 de 105 pages... 1 fr. 50 c.

Recueil de questions posées aux examens de médecine. 2e et 5e de doctorat . 1re série, comprenant 500 questions. Paris, 1863. In-12 de 105 pages... 1 fr. 50 c.
Les autres examens paraîtront successivement.

REGNIER (Raoul), docteur en médecine. **Maladies de croissance.** Grand in-8. Paris, 1860............... .... 2 fr.

RICORD, chirurgien de l'hôpital du Midi, membre de l'Académie de médecine, etc. **Leçons sur le chancre,** professées à l'hôpital du Midi, recueillies et publiées par le docteur A. FOURNIER, ancien interne de l'hôpital du Midi ; suivies de notes et pièces justificatives et d'un formulaire spécial. Deuxième édition, revue et augmentée. Paris, 1860. 1 vol. in-8 de 549 pages... 7 fr.

ROCHARD, médecin de la prison des Madelonnettes, etc. **Traité des maladies de la peau.** Paris, 1863. 1 vol. in-8............ 6 fr.

ROUYER, docteur en médecine. **Études médicales sur l'ancienne Rome.** Les bains publics de Rome, les magiciennes, les philtres, etc. ; l'avortement, les eunuques, l'infibulation, la cosmétique, les parfums, etc. Paris, 1859. 1 vol. in-8............................... 3 fr. 50

ROYET, docteur en médecine, ancien interne des hôpitaux de Paris, etc. **Considérations sur quelques tumeurs abdominales.** Grand in-8 de 86 pages. Paris, 1861............................... 1 fr. 50

SALVA, docteur en médecine de la Faculté de Paris. **Du gaz acide carbonique comme analgésique, et cicatrisation des plaies.** In-8 de 42 pages. Paris, 1860............................... 1 fr. 25

SCHNEIDER, docteur en médecine, médecin de l'hospice de Thionville. **Préparation à l'exercice de la médecine.** Ouvrage destiné spécialement à initier les jeunes médecins aux réalités de la carrière. 1 vol. in-12 de 216 pages. Paris, 1861........................... 2 fr.

SOLARI, docteur en médecine, ancien interne des hôpitaux de Paris. **Maladies de matrice (utérus)**. Conseils pratiques sur les moyens de prévenir ces maladies et sur leur traitement. Paris, 1863. Gr. in-8 de 71 p. 2 fr.

SPERINO (Casimir), professeur d'ophthalmologie à l'Université de Turin, etc. **Études cliniques sur l'évacuation répétée de l'humeur aqueuse dans les maladies de l'œil.** 1862. 1 vol. gr. in-8 de 496 p.. 6 fr.

SUCQUET (J. P.), docteur en médecine de la Faculté de Paris, lauréat de l'Académie des sciences, chevalier de la Légion d'honneur. **Anatomie et physiologie.** Circulation du sang. D'une circulation dérivative dans les membres et dans la tête chez l'homme. Mémoire approuvé par l'Académie impériale de médecine, séance du 18 juin 1861. In-8 et atlas de 6 pl. in-folio, dessin. d'après nature par Lackerbauer. Paris, 1862. 8 fr.

SUCQUET. **De la conservation des traits du visage dans l'embaumement.** In-8. Paris, 1862....................... 1 fr. 50

TRÉLAT, médecin de la Salpêtrière, etc. **La folie lucide, considérée au point de vue de la famille et de la société.** 1 vol. in-8. Paris, 1861............................. 6 fr.

TROELTSCH (DE), professeur agrégé à la Faculté de médecine de Wurzbourg. **Anatomie de l'oreille appliquée à la pratique et à l'étude des maladies de l'organe auditif.** Traduit de l'allemand, avec la collaboration de l'auteur, par le docteur van BIERVLIET. 1 vol. in-12 accompagné d'une planche. Paris, 1863............... 2 fr. 50

TROUSSEAU, professeur de la Faculté de médecine de Paris, etc. **Conférences sur l'empirisme.** Paris, 1862. In-8 de 58 pages.. 1 fr. 50

VAQUEZ, docteur en chirurgie de la Faculté de médecine de Paris. **Chirurgie conservatrice du pied.** Mémoire sur l'amputation de M. le professeur MALGAIGNE (désarticulation astragalo-calcanéenne, ou amputation sous-astragalienne des auteurs); quelques mots sur l'extirpation du calcanéum (opération de Monteggia). Paris, 1859, 1 vol. in-4 de 179 pages, 2 planches lithographiées et 5 figures dans le texte..... 3 fr. 50

VIRCHOW (Rodolphe), professeur d'anatomie pathologique à la Faculté de médecine de Berlin, membre correspondant de l'Institut de France. **La syphilis constitutionnelle.** Traduit de l'allemand par le docteur Paul PICARD, revue, corrigée et considérablement augmentée par le professeur. Paris, 1860. 1 vol. in-8, avec figures dans le texte........... 4 fr.

VULPIAN, médecin des hôpitaux de Paris, professeur agrégé à la Faculté de médecine, etc. **Des pneumonies secondaires.** 1860. In-8 de 94 p. 2 fr.

WECKER, professeur de clinique ophthalmologique. **Traité théorique et pratique des maladies des yeux.** Tome Ier. Premier fascicule: Maladies de la conjonctive, avec 1 pl. Paris, 1863. In-8 de 205 p. 3 fr. 50

Deuxième fascicule: Maladies de la sclérotique, de la cornée, de l'iris et de la choroïde. 1 vol. in-8 de 317 pages avec 3 planches gravées et 18 figures intercalées dans le texte. Paris, 1863.......... 3 fr. 50

YGONIN, docteur en médecine, ancien interne de la Maternité de Lyon, **Des obstacles que le col utérin peut apporter à l'accouchement.** In-8 de 127 pages. Paris, 1863.................. 2 fr.

Paris. — Imprimerie de E. MARTINET, rue Mignon, 2.